REFLEXOLOGY
for Back Pain

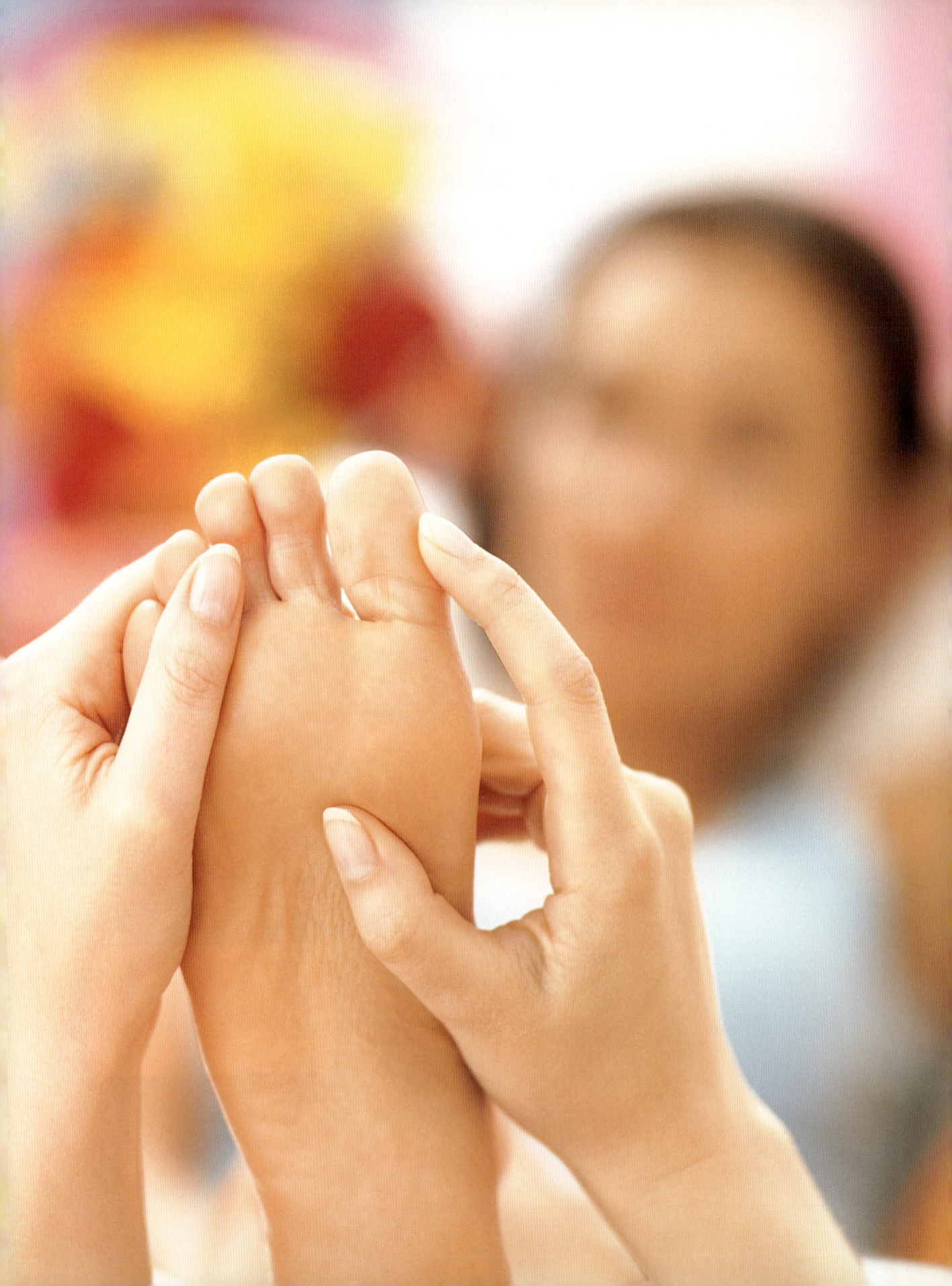

背中の痛みをとる
リフレクソロジー療法

首・上背・肩・手・腰などの痛みに対して、
足の反射区を押すことで神経系を刺激する健康法

アン・ギランダース 著

藤本 知代子 翻訳

A GAIA ORIGINAL

ガイア・ブックスの本は、"自給自足に生きる地球"というガイアの視点を重んじ、読者の皆さまが個人と地球のより良い調和の中で暮らすお手伝いをします。

Editor	Jinny Johnson
Designer	Phil Gamble
Photography	Ruth Jenkinson
Proofreading and index	Lynn Bresler
Co-ordinator	Camilla Davis
Production	Louise Hall
Direction	Jo Godfrey Wood, Patrick Nugent

Copyright © 2005 Gaia Books
Text copyright © 2005 Ann Gillanders

The right of Ann Gillanders to be identified as the author of this work has been asserted in accordance with Sections 77 and 78 of the Copyright, Designs and Patents Act 1988, United Kingdom.

All rights reserved including the right of reproduction in whole or in part in any form.

First published in the United Kingdom in 2005 by
Gaia Books an imprint of
Octopus Publishing Group
2-4 Heron Quays London, E14 4JP

Printed and bound in China

注意

本書は有資格の医師の監督のもとに施される医療的ケアに取って代わるものではありません。健康状態になんらかの変化が起きる前に、必ずかかりつけの医師の診断を受けてください。

リフレクソロジーはきわめて安全な療法ですが、病状について疑わしい場合は専門家の助言を求めることが大切です。重病の人にトリートメントを行ってはいけません。また妊娠14週までの女性や流産の経験のある女性に対しては、とくにトリートメントを行う前に必ず専門のリフレクソロジストに相談しましょう。

Author's Acknowledgements

I would like to thank Jinny Johnson for her untiring help and expertise in editing the text and Phil Gamble for his design skills and photographic excellence. The foot maps were developed in consultation with Jonathan Bispham DO (London) and I'd like to thank him for all his work.

ANN GILLANDERS

Photo credits: All photography of reflexology techniques by Ruth Jenkinson
Other photography: page 12 Digital Vision, page 13 Photodisc, page 14 Paul Forrester

目 次

本書について　　　　　　　　　　　　　　　　　　　　　　　　7

1章　リフレクソロジーと背中・腰の健康　　　　　　　　　　　8
リフレクソロジーの紹介、背中・腰の痛みの種類と原因、
健康な背中を守る、健康的な食事、リフレクソロジーを始めましょう

足の地図（フットチャート）　　　　　　　　　　　　　　　　22
おもな反射点の位置がわかるくわしいフットチャート

2章　足のフル・トリートメント　　　　　　　　　　　　　　30
ウォームアップと全身のためのフル・トリートメント

3章　首の痛みのトリートメント　　　　　　　　　　　　　　68
首のトラブルを改善するトリートメントとセルフヘルプアドバイス

4章　上背のトリートメント　　　　　　　　　　　　　　　　76
上背のトラブルを改善するトリートメントとセルフヘルプアドバイス

5章　肩、腕、手のトリートメント　　　　　　　　　　　　　82
肩と腕と手のトラブルを改善するトリートメントとセルフヘルプアドバイス

6章　下背・腰のトリートメント　　　　　　　　　　　　　　90
下背・腰のトラブルを改善するトリートメントとセルフヘルプアドバイス

7章　ひざとひじのトリートメント　　　　　　　　　　　　102
ひざとひじのトラブルを改善するトリートメントとセルフヘルプアドバイス

8章　慢性的な背中・腰の症状のためのトリートメント　　　106
骨粗鬆症、骨軟化症、椎間板のトラブルなどの症状を改善するトリートメントと
セルフヘルプアドバイス

Useful addresses　　　　　　　　　　　　　　　　　　　　　122
索引　　　　　　　　　　　　　　　　　　　　　　　　　　　123

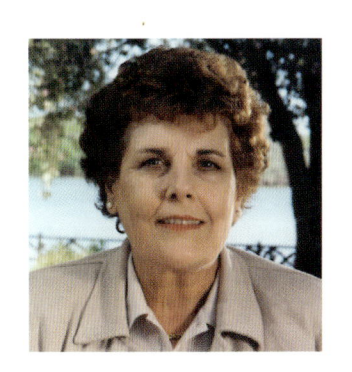

本書について

　手軽でリラックス効果の高いリフレクソロジーは体の治癒力の回復を助けます。足にある反射点を押さえることにより、体内を流れるエネルギーの滞りを取り除き、自然治癒のための経路を開きます。

　私はリフレクソロジストとして仕事を始めて30年以上になります。その間、あらゆる症状を訴える何千人もの人にトリートメントを行い、また多くの人々にリフレクソロジーの技術を教えてきました。他の多くのセラピストも指摘するとおり、背中・腰の痛みは最近扱っているなかでもとても多い症状です。リフレクソロジーはあらゆる種類の背中・腰のトラブルを改善できると考えます。

　本書を利用すれば、痛みを和らげるのはもちろん、受け手の健康状態を向上・促進させるリフレクソロジーの方法を身につけることができます。パートナーや友人と一緒にリフレクソロジーを覚えれば、お互いにトリートメントをしあえます。あるいは、腰痛で悩む身内の方を助けたい人もいるでしょう。目的や状況はなんであれ、リフレクソロジー・トリートメントは、行う人にも受ける人にも喜びをもたらします。

Ann Gillanders.

アン・ギランダース

リフレクソロジーと背中・腰の健康

リフレクソロジーは極めて安全でとても効果的な療法です。足にある特定の反射点を押さえることで効果が現れます。反射点にはそれぞれ対応する臓器や体の部位があります（22-29頁参照）。体のどこかにトラブルがある場合は、足にある反射点が敏感になるはずです。足はあなたの健康状態を的確に語ることができるのです。敏感になっている反射区を適切な力で押すと、神経系を刺激する効果をもたらします。これが痛みを和らげ、神経と血液の流れを促進し、身体機能を正常にし、体と心と精神をリラックスさせるのです。

体の右側と左側

体の右半分にある器官や部位は右足の反射点と、左半分にあるものは左足の反射点と対応します。頭頂から体を通ってつま先までを結ぶ線を想像するとわかりやすいでしょう。

リフレクソロジーは"魂の薬"です。その効能は体や心が抱えるトラブルの根源まで達し、苦しんでいる人にホリスティックなトリートメントを施します。癒しは本来シンプルなものです。手順を難しくしているのは人間なのです。癒しに必要とされるのは、基本的に、きれいで新鮮な水、きれいな空気、できるかぎり添加物や着色料、保存料を含まない自然のものをとる食生活、じゅうぶんな運動、心を静めるために軽く歩ける空間です。

体は自ら健康になろうとします。体にはバランスを保とうとする機能があり、また病気から自分を守るすばらしい力があります。人間の体の働きはまさに驚くべきものなのです。

古代療法

リフレクソロジーは無理をさせない療法ですから、年齢を問わずだれにでも行えます。歴史は何世紀もさかのぼります。古代エジプトの医師の墓として知られるサッカラの古墳の壁画に人々が足に施術しあう姿が描かれており、リフレクソロジーの治癒効果がそのころすでに知られていたことを物語っています。壁画の上には「あなたの望みどおりにします」という意味の文字が刻まれています。

紀元4世紀の中国では鍼治療とともにリフレクソロジーが用いられていたことが知られています。当時の中国の医師ワイ・ホンは、針を打ってから足に圧力をかけると、エネルギーの放出を促し、治癒力を最大に引き出せると気づきました。この療法は1930年代にアメリカ人理学療法士ユーニス・インガムによって西洋に紹介されました。インガムは古代の足の反射区図からリフレクソロジーについて学び、現代に応用できるよう発展させました。

誰のために？

リフレクソロジーはあらゆる年齢の人に効果があります。とくに高齢者のリウマチや関節症などの痛みを和らげるのに有効です。また一人暮らしの高齢者が寂しい思いをしていても、"触れること"のもつ癒しの力によって大きな安らぎを得るでしょう。リフレクソロジーは、アロマセラピーやマッサージ、指圧、ホメオパシーなど他の療法と組み合わせることもできます。本書の図や写真を参考にし手順に従えば、じゅうぶんな知識を身につけ、自信をもって友人や愛する人たちを楽にしてあげられるでしょう。

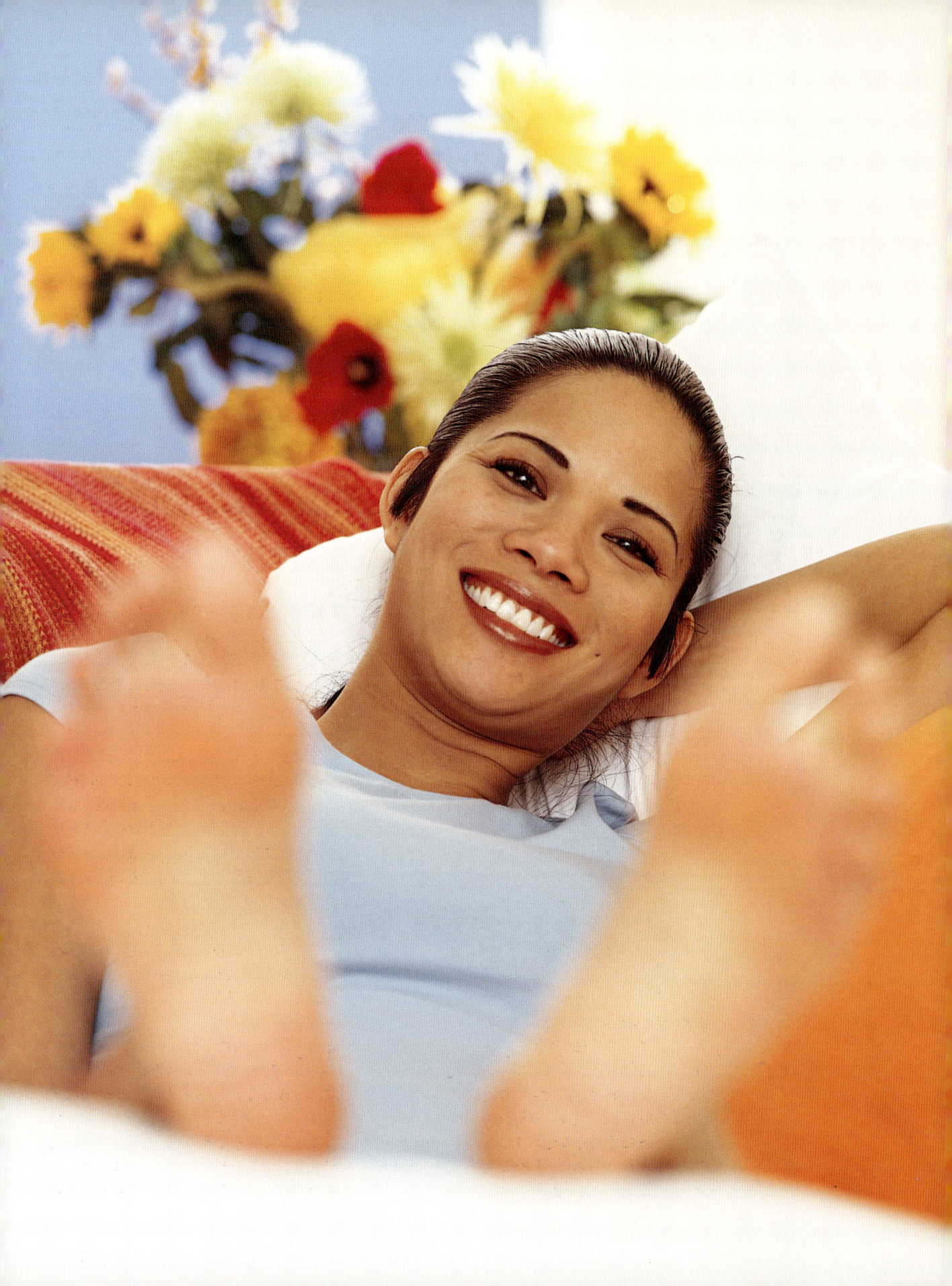

エネルギーゾーン

左右の足に5つずつエネルギーゾーンがあり、背骨の左右に5つずつあるゾーンに対応しています。

ゾーン1：親指
ゾーン2：第二指
ゾーン3：第三指
ゾーン4：第四指
ゾーン5：小指

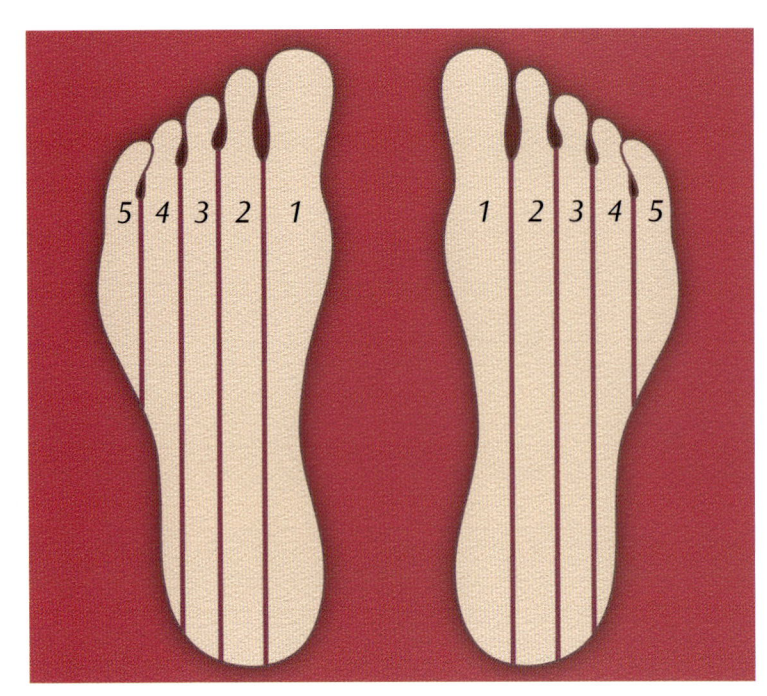

エネルギーゾーン

体のエネルギーゾーンを視覚化すると、リフレクソロジーの働きを理解しやすくなります。人間の体には5組のエネルギーの道があり、それぞれが手と足から頭まで通っています。エネルギーゾーンは背骨をはさんで両側にあり、1から5の番号がついています。リフレクソロジストは、あるゾーンでエネルギーの流れを妨げるトラブルが起きた場合そのゾーン内のどこかで体の健全な機能が乱されていると考えます。そのため、足のそのゾーンを圧すると、ゾーン全体が刺激され、全身で癒し効果を感じられるのです。

リフレクソロジーと背中・腰の痛み

リフレクソロジストやマッサージセラピストの施術を受けるのは、いろいろな健康トラブルのなかでも背中・腰の悩みを抱えている人が多いです。リフレクソロジーは背中・腰のトラブルにたいへん有効な療法です。こわばりがある、動かせないなどの症状をはじめ、坐骨神経痛、腰痛、関節炎、むち打ち、けが、骨粗鬆症、スポーツによる損傷などにも高い効果があります。

日常生活に支障をきたすほどの背中・腰の痛みは、私たちの80％が一生のうちに一度は経験するものです。何日も仕事を休む理由としては頭痛に次いで多く、通院することになる人もたくさんいます。

背中・腰の痛みがこれほど一般的で、また増加の傾向にある理由のひとつとして、人間の身長が短期間にのびたことが挙げられます。成人の平均身長は60年前より2.5～3cmのびています。

単純に考えれば、身長が高くなれば背骨が支える重さも増え、背中のトラブルが起こりやすくなります。身長が1.8m程度に達したら四足動物のように背骨を両端で支えれば、背骨を痛めずにすむのでしょう。

背が低い人、太った人のほうが、背骨のトラブルが少ないのは、背骨の長さが短いことに加え、体脂肪が多いとエストロゲン値が高いためです。エストロゲンは関節を動きやすくし、骨のカルシウム量の維持に役立ちます。

人間の骨格

生きている人間の骨格は強くしなやかな構造です。骨格は約206の骨でできている体の枠組みで、5つの主な機能をもちます。体を支える機能、体内の臓器を保護する機能、筋肉とともに体を動かす機能、血球を作る機能、そしてカルシウムやリンなどのミネラルを蓄え、放出する機能です。

骨格は大きく2つに分けることができます。中軸骨格と体肢骨格です。中軸骨格は、頭蓋骨、脊椎、胸郭、胸骨を指し、体の基本構造をなす骨格です。この中軸骨格に、腕と脚の体肢骨格が上肢帯と下肢帯でつながっています。下肢帯は体の全体重を支えなくてはならないため、特に頑丈です。

骨の形は様々です。臀部からひざまで、また肩からひじまでの長い骨、手足の指の短い骨、頭蓋骨、肩甲骨、骨盤などの平たい骨、そして脊椎を形成する椎骨と呼ばれる不規則な形の骨があります。

脊椎はあえていうなら糸巻きを並べてロープに通したような動きをします。脊椎は5グループの椎骨から成ります。7つの頸椎、12の胸椎、5つの腰椎、5つの仙椎、4つの尾椎です。椎骨のひとつひとつは軟骨で覆われ、椎骨と椎骨の間には椎間板があります。椎間板は繊維軟骨でできた厚い円盤状のもので、中心に柔らかい軟骨

が入っています。椎間板は椎骨どうしが接する部分にかかる衝撃を和らげ、保護し、脊椎にとって緩衝材の役割をしています。

脊椎の構造はきわめて柔軟にできています。私たちは前後左右に体を曲げたり、首をまわして頭を動かしたり、床を見下ろしたり、天井を見上げたりできます。しかも、そのような動きを1日に何度も繰り返しているのです。

脊椎の基部は仙腸関節によって骨盤にV字状についています。脊椎の両側に上から下までつながる強い筋肉があり、脊椎を支えています。事故やけがのとき、これらの筋肉の強度のおかげで脊椎は守られます。

椎間板の損傷

加齢や運動不足が原因で、背骨を守る筋肉がゆるむと、椎間関節と椎間板がずれることがあります。そこに過度の負担がかかると、椎間板の外側の膜が破れ、中心部の柔組織が押し出され、激しい痛みを引き起こします。これが椎間板ヘルニアです。

椎間板には神経がないためそれ自体が痛むわけではありません。椎間板がずれて脊椎の両側からのびる神経根を圧迫し、痛みを引き起こすのです。

加齢によっても椎間板は摩耗し、薄くなります。高齢になると背が低くなるのは加齢により椎骨間の幅が減るからです。脊椎の形が悪いと、椎間板が圧迫されて形がなくなり、最終的にはかたくなった軟骨の縁だけになってしまうことがあります。

退化した椎間板は離れているべき2つの椎骨の動きを邪魔することがあります。そのため脊椎が体のどこかを支えようとすると神経根を圧迫します。そのとき締めつけるような痛みが放射状に脚に走ることがあります。これが坐骨神経痛という症状です。

椎間板を健康に保つためには、1日最低1gのカルシウムと、ビタミンD、C、Eを適度にとりましょう。椎間板組織の治癒には、さらにビタミンEを多くとる必要があります。

脊椎と椎骨

脊椎は体の中心を支える柱です。頭蓋骨底部から骨盤上部まで連なる柔軟な骨の柱です。椎骨という26の骨から成ります。各椎骨はゲル状の物質の入った線維質の椎間板にはさまれ守られています。

椎骨の中心を通る脊髄は、脳から腰椎までのびています。脊椎から出ている一対の神経があらゆる身体機能に刺激を伝えます。

背骨のカーブ

背骨には3つのゆるやかなカーブがあります。頸椎と腰椎はわずかに前方にカーブし、胸部はわずかに後方にカーブしています。カーブしていることで、脊椎は衝撃や転倒から保護されています。

(7) 頸椎 C1–C7
(12) 胸椎 T1–T12
(5) 腰椎 L1–L5
(5) 仙椎
(4) 尾椎

背中・腰痛の種類と原因

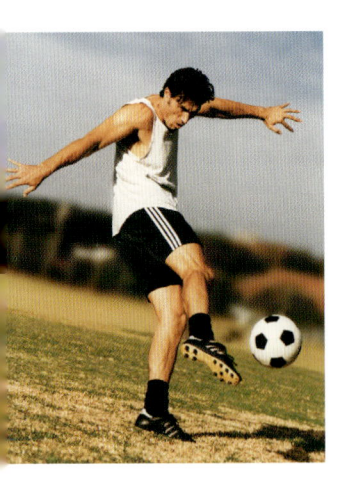

背中・腰の痛みを引き起こす主な原因は2つあります。ひとつは身体的負担とストレスおよびその影響、もうひとつは加齢あるいは関節炎などの病気による脊椎の悪化です。また、妊娠や姿勢の悪さが原因となる場合もあります。

身体的負担とストレス

筋肉の機能は、筋肉がついている骨を動かすことです。またある部分が動いているときに動かない部分を支える働きもします。たとえば、腕や脚を動かすとき、背中の筋肉が体をしっかりと支えています。2つの骨が結合している部分を関節といい、関節のところで骨と骨をつないでいるのが靭帯です。靭帯は負担がかかりすぎると切れて痛みを起こすことがあります。

腱や筋肉はけがや使いすぎで簡単に傷つき、それによって背中・腰の痛みが起こることもよくあります。腱は筋肉と比べて周囲に流れる血液が少ないため、損傷を受けると治りにくいのです。"肉離れ"といって、筋肉の繊維の一部が切れたように感じることがあります。これが肩を痛める一般的な原因です。重い物を正しく持ち上げないと、体にトラブルを起こすことがよくあります。その炎症が治まり、痛めた部分が癒えるまで、腕を上げたり、回したりしにくくなるでしょう。

ウォームアップを
背中の損傷を防ぐため、スポーツや激しいエクササイズの前には軽いウォームアップのストレッチをすることが大切です。

リウマチ性関節症

リウマチ性関節症と変形性関節症は、痛みがある、動かすことができない、場合によっては腕や脚が変形するという点で似ていますが、原因は異なります。リウマチ性関節症は自己免疫性の病気であるのに対して、変形性関節症は関節の磨耗が原因であることが多く、高齢者によく見られます。リフレクソロジーはどちらの症状にも効果があり、痛みを和らげ、慢性的な炎症を抑え、体の治癒力を高めます。

リウマチ性関節症は不自由な状態が長く続く病気です。多くの場合、症状は手、手首、足などの小さい関節に出ますが、背骨の関節に出ることもあります。背骨に症状が出るのは最後のことが多く、まず首が痛んで動かせなくなり、次第に下の背骨へと広がっていくのがほとんどです。

人間の免疫機能は感染性の病気の侵入から体を守ろうと働くものですが、リウマチ性関節症の場合は逆の働きをします。関節、とくに関節の内側、関節と骨を動きやすくする滑膜を攻撃するのです。

リウマチ性関節症の初期症状は、突然の発熱とインフルエンザによく似た症状(高熱、関節の痛み、気分の落ち込み、全身的な脱力感)です。リウマチ性関節症の患者は、疲れやいらいらを感じるとよくいわれます。症状は数週間から数か月かけて進行することがあり、"燃え尽きる"こともあります。症状が消え、何年も潜伏していることもあります。

この病気は女性のほうがかかりやすく、この違いはおそらく女性ホルモンによってもたらされる遺伝的な要因によるものと考えられます。両親や祖父母、兄弟姉妹にこの症状がある人はかかりやすいといえます。リウマチ性関節症は、高齢者ではなく、たいてい30歳から60歳の人に発症します。

一般に、リウマチ性関節症は、"自然のままの"未加工の食品を食べる社会ではあまり見られず、いわゆる洋食を食べる社会でよく見られます。北欧諸国ではより深刻な傾向があります。

リウマチ性関節症に効くハーブ

消炎作用にすぐれたハーブは数多くあり、リウマチ性関節症の治癒を促します。

- フィーバーフュー(ナツシロギク)は炎症を抑えるため、発熱、関節炎、偏頭痛に昔から使われてきました。
- クルクミンは、ターメリック(ウコン)に含まれる黄色の色素で、すぐれた消炎作用があります。
- 朝鮮人参は病気による肉体的、精神的疲労を緩和します。
- デビルスクローは関節痛を和らげるといわれています。

それが気候によるものか、遺伝的要素によるものか、あるいは局地的な感染症によるものかはまだよくわかっていません。

全粒穀物、野菜、繊維を多く含み、肉、糖分、精製された炭水化物、飽和脂肪を制限した食生活はリウマチ性関節症に有効であるようです。特定の食物アレルギーと関係がある場合もあり、とくに小麦、トウモロコシ、牛乳やその他の乳製品、牛肉、ナス科の植物（トマト、ジャガイモ、ナス、トウガラシ類、タバコ）などがよくあげられます。サバ、サケ、イワシ、ニシンなどの冷水魚を食べると炎症が抑えられることがあり、また定期的に肝油をとると良いという人もいます。ビタミンCとE、亜鉛、セレンもまた症状を抑えるのに役立ちます。

痛みやこわばりを抑える薬としてはアスピリンが一般的です。その他にも様々な鎮痛薬、消炎剤がありますが、これらは残念ながら消化器系に大きな影響を及ぼします。同様の効果があるハーブでも不快感を緩和できます。

変形性関節症

変形性関節症は関節の退行変性の症状です。おもに高齢者に見られ、調査によると50歳以上では80％の人がある程度の変形性関節症の症状が出ていることが示されています。

変形性関節症は、45歳以下では男性に多く見られ、45歳を過ぎると女性の方に10倍も多く見られるようになります。

変形性関節症はリウマチ性関節症ほど複雑でなく、症状を抑えやすい病気ですが、一度患うと一生つきあうことになります。臀部、ひざ、またとくに背骨など体重を支える関節が影響を受け、症状が進行するにつれ、手足にも痛みが出ます。幸い外科技術が大きく進歩したおかげで、股関節と膝関節の置換手術は成功率が高く、一般的な治療法や代替療法では効果が出ない場合は、手術をすれば何年間か関節の動きを楽にできます。

変形性関節症は少しずつ始まります。朝の関節のこわばりがよく初期症状になります。症状が進行するにつれ、動かすと痛むようになり、たいてい動かし続けると悪化し、休むと緩和されます。

子供の背中

骨密度は子供時代に決まります。子供時代の適切な食事と、じゅうぶんな運動が強い骨格を作ります。悪い習慣によって背中にトラブルが起きるのは、驚くほど早いです。

シェイエルマン病は脊椎の病気で、最近子供に増えています。これは骨がまだ柔らかい時期、とくに十代の前半に椎骨が圧迫され、頸椎と腰椎に痛みが現れます。

この病気が増えている背景には、子供や十代の若者が脂肪分と糖分が高く、繊維の少ない偏った食事をとる傾向にあることがあげられます。

学校で席につくときの悪姿勢や本で重くなっているかばんを持ち歩くことも原因のひとつと考えられます。

喘息の症状がありステイロイドを使わなければならない子供は骨のカルシウムが減少します。ステロイドは、多くの鎮痛薬や抗うつ薬と同様に、骨密度に影響します。

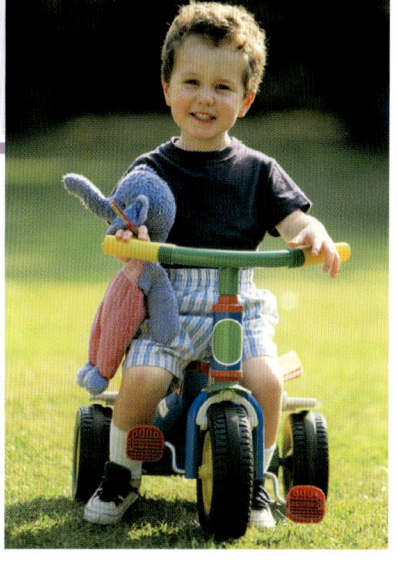

糖尿病や若年性関節症の子供は将来骨粗鬆症になる可能性が高くなります。

人間の寿命が長くなり、関節が摩耗することが増えています。ベッドから出る、立ち上がる、歩く、かがむなどの動作で、1日に何回腕や脚を動かすかを考えてみてください。

関節を守るためには体重を増やしすぎてはいけません。体重が増えると、それだけ全身の関節にかかる負担が大きくなり、まず臀部、ひざ、足首の体重を支える関節から痛めることになります。年を重ねるにつれ、骨は薄くなり、ストレスや負担が余分にかかると耐えられなくなっていくのです。

変形性関節症の痛みは深刻です。鈍く永続的な痛みから鋭く刺すような痛みまで様々です。大切なのは動かすことです。長く座っていれば、こわばりと痛みが増します。

リウマチ性関節症に効くとされるあらゆる食餌、ハーブ、またミネラルのサプリメントを、変形性関節症の痛みを和らげるためにとるのもいいでしょう。

坐骨の痛み

腰回り、臀部、脚、腿の裏に症状が現れ、痛みは足首まで広がることもあります。

坐骨神経痛は、誰もがかかり得る背中の痛みのなかでもとくに重いものです。一般的な原因は腰椎の椎間板の磨耗です。

坐骨神経は、体の中でもっとも大きい（小指ほどの太さ）神経であるため、一度炎症が起こると、抑えることがひじょうに難しいのです。アイスパック（82頁参照）は大変有効ですので、1日に数回患部にあてて使いましょう。

その他の原因
物を持ち上げる

ひざを曲げずに腰を曲げて重い物を持ち上げると、腰椎に負担がかかります。大切なのは持ち上げる物ではなく、持ち上げ方です。物を持ち上げるときには、必ずひざを曲げましょう。

運動不足

骨の健康を保つためには運動が必要です。運動をすると骨がカルシウムを吸収する力が大いに向上します。運動は定期的にしなくてはなりません。毎日20分元気よく歩き、週に3日はストレッチや体調を整える運動を行うようにすれば、腰痛を防げます。

拒食症

十代の頃に拒食症になった人は、やがて骨量が減少するでしょう。長期間、カロリーを抑えたダイエットを続けることも同じです。骨密度の低下は将来背中の痛みの原因となります。

過度の運動

若い女性ダンサーや運動選手の中には過度なトレーニングのせいで、一時的に月経が止まる人がいます。このような時はエストロゲンとプロゲストロゲンの自然なバランスが大きく崩れているため、後の人生で骨折や背中の痛みが起こりやすくなります。

婦人科系のトラブル

背中の痛みは婦人科系のトラブルと混同されることがあります。何度か妊娠経験のある女性の場合、膣壁に脱が生じることがあり、これが後に背中の痛みの原因になることがあります。背中の痛みがあるときは可能性を考えて医師の診察を受けましょう。

腰痛？

仕事を休む理由でもっと多いのが腰痛です。ほぼ誰もが一生に一度は腰痛に悩まされます。

背中・腰の痛みを和らげるヒント

- 夜、背中・腰の痛みのせいで数時間で目が覚めてしまうときは、体を横にして、ひざを上げてできるだけ体に引き寄せて寝ます。腰椎をのばせます。
- 就寝前、はちみつ入りのカモミールティーを飲み、塩分の高い食品を避けます。塩分は副腎を刺激し、それがさらに筋肉を刺激し、痛みを起こします。
- エプソム塩を入れた入浴は昔ながらの方法ですが、背中の痛みに効果があります。大さじ山盛り2杯のエプソム塩を熱い湯に入れ、毛穴を開かせて炎症を引き出します。入浴後すぐに温かいベッドに入り、体を冷やさないようにします。
- レタスの葉には微量の催眠・鎮痛効果のある成分が含まれているため、痛みを和らげる薬として古くから利用されています。細切りにしたたっぷりのレタスにタマネギの薄切りと水またはスープストックを加えてスープにするとより効果が上がります。

背中を健康に保つ

姿勢

座り方、立ち方、寝方は、背中の健康に影響します。

- 長時間同じ姿勢で座るのは避けましょう。定期的に立ち上がり歩き回るようにします。前かがみの姿勢で何時間もコンピュータの前に座っていると、肩、首、腕が痛むことがあります。仕事でコンピュータを使う場合は、画面を目の高さにし、まっすぐに向かいます。見上げる状態で入力を続けていると首の筋肉に影響を及ぼし、やがては首の痛みだけでなく頭痛の原因にもなります。
- 毎日何時間も車を運転する仕事をし腰痛の悩みがあるなら、腰のくぼみにぴったりとそう小さなクッションをあてるとよいでしょう。この目的で作られた整形外科用の腰椎サポートクッションも市販されています。
- 胸を張って歩きましょう。頭の上に物をのせてバランスをとるつもりで歩きます。
- ベッドは快適で、しっかりと体を支えるものを選びましょう。マットレスの下に板を入れると、背骨がまっすぐになり背中・腰の痛みが和らぐという人もいます。
- ハンモックで眠ると驚くほど快適です。ハンモックは背骨を半分曲げた状態にするため大きな安心感を与え、緩やかな横揺れが骨盤をほぐします。

正しい靴をはく

靴も背骨の健康に影響します。十代から青年期の若い人はことさらです。

ヒールが高く、幅の狭い靴をはくと、体重がかかるのは、重さを支える"台"となるかかとではなく、つま先になります。すると前かがみになり、腰椎への負担が大きくなります。ハイヒールは特別な場面では良いですが、できればいつも足の指が動かせる幅のある、かかとの低い靴をはきましょう。スニーカーは足を楽にし、よい姿勢を保つのに最適です。

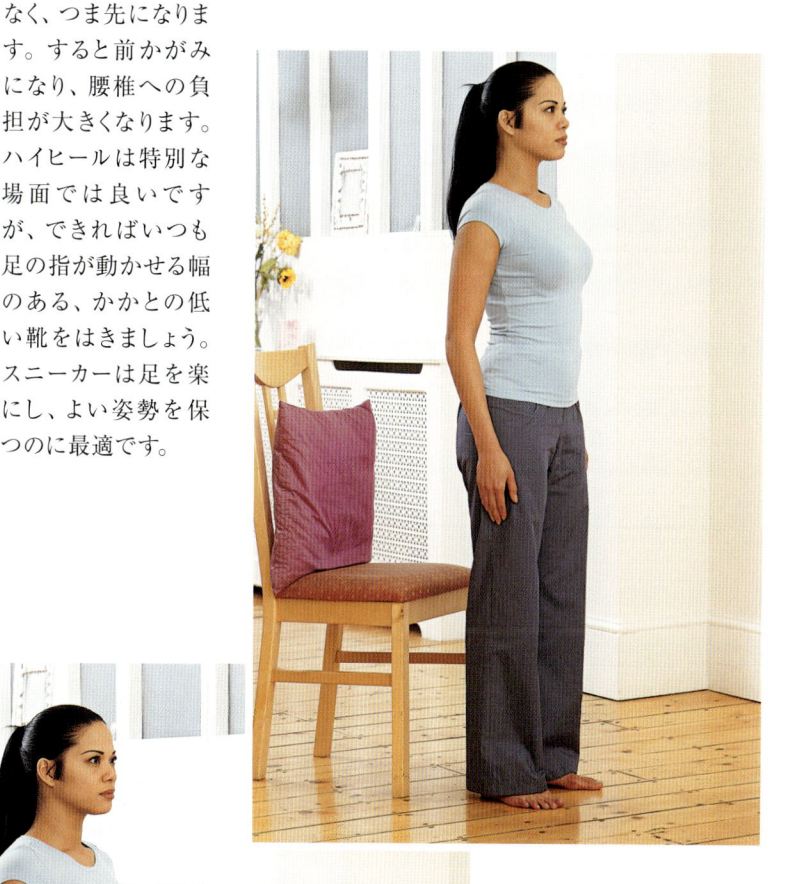

胸を張って立つ

胸を張って立ちます。頭の上に本をのせてバランスをとるような気持ちで歩きます。

座る

背骨をしっかりと支える座り心地の良い椅子を選びます。背筋をのばし、頭が腰のちょうど上にバランスよく位置するよう深く腰かけます。前かがみにならないように。

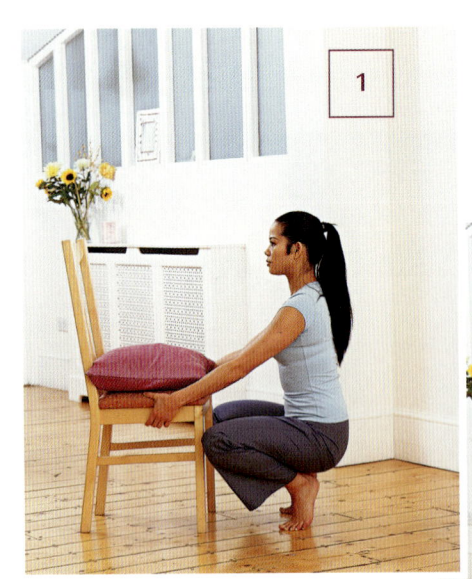

1. しゃがむ

腰を曲げないこと。ひざを曲げ、持ち上げる物の近くにしゃがみ、底を持ちます。

2. 立ち上がる

背中をまっすぐにしたまま、腰ではなく脚の筋力を使い、物を体の近くで持ちながら、注意して立ち上がります。

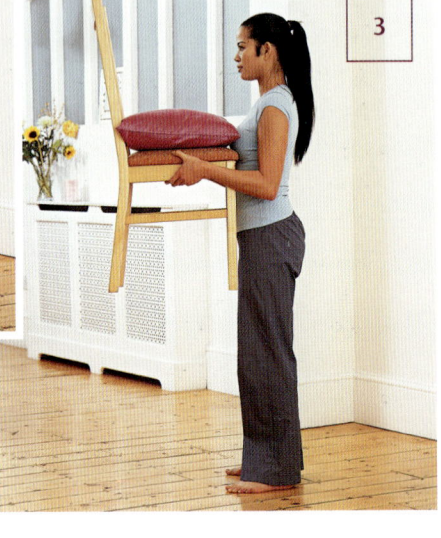

3. まっすぐに立つ

立ち上がるとき、物は体の近くに寄せたままにします。背中に負担がかからないよう、背筋をのばしてバランスよく立ちます。

背中を守る

背中・腰の健康のために大切な約束があります。

- コーヒー、アルコールの量を減らし、タバコをやめます。これらは体がカルシウムを吸収する能力を減退させます。また喫煙は脊椎への血液の流れも妨げます。
- 野菜、果物をたくさんとり、脂肪、動物性食品の少ない食生活を心がけましょう。一般にベジタリアンは肉を食べる人よりも骨量の減少が少ないです。
- 必要であれば多少の減量を心がけましょう。体重が重すぎると絶えず背中に負担がかかります。ジャガイモをたくさん入れた袋をしばらく体につけてみれば、余計な体重がいかに背骨に負担をかけるかがわかります。
- 定期的に歩き、週3回は適度な運動をしましょう。
- ロッキングチェアを手に入れましょう。やさしい前後の揺れが気持ちを落ち着かせ、緊張して疲れた背中を楽にします。揺れが長く続くほど、痛みの伝わりがさえぎられるという実験結果があります。
- 物を持ち上げるときは、足をできるだけ物に近づけ、ひざを曲げ、肩をそらせぎみにしてしゃがみます。腰ではなく脚で持ち上げます。このような安全な持ち上げ方をすれば腰にかかる負担をなくせます。
- たんすの一番下の引き出しを開けるときは、絶対に腰を曲げず、ひざを曲げてしゃがむか、ひざをつきます。
- 車のシートをチェックしましょう。たいていのシートは設計が悪く、多くの人の背中・腰痛の原因となっています。シートを正しい位置に合わせます。ハンドルから遠すぎると背中と肩の筋肉を痛めます。腕をのばしきらずにハンドル操作ができる位置にシートを合わせます。長時間運転するときは定期的に休憩し、車からおりて2、3分歩き回るようにします。できれば、事故が起こったときのむち打ち防止用のシート枕をとりつけましょう。
- 腰を冷やさないようにしましょう。冬はスカートやズボンと上着の間があかないようにします。この部分を冷やすと背骨付近の筋肉がけいれんを起こし、痛むことがあります。

健康な背中のための食事

健康な背中のための食事

できるだけ自然の物を食べることが背中も含めた体の健康の秘訣です。新鮮な果物や野菜、豆類、全粒パンや玄米をたっぷりととりましょう。揚げ物や加工食品は避けます。ほとんどが塩分、飽和脂肪、添加物を多く含んでいます。糖分は免疫機能を弱らせ、骨密度を低下させるため、とりすぎてはいけません。

骨密度を上げる

十代の若者が先のことを考えるはずはありませんが、その十代のときこそが健康な骨の作られる時期なのです。十代のころに運動をしてカルシウムをたっぷり含んだ健康的な食事をとることで、将来、背中・腰のトラブルや骨粗鬆症、骨折になる危険を減らせます。

20歳から35歳の間、健康は当たり前のものと考えがちですが、実はこの時期に健康な体を作り上げることで、後に背中・腰のトラブルを起こりにくくすることができます。骨量がピークに達する35歳前後までまだ骨は作られ続けています。骨量が多ければ、骨粗鬆症になりにくいのです。

年を重ねるにつれ、骨密度は低下し始め、若いときに骨量を上げておかなければ、トラブルが起こりだします。代謝が遅くなり、その上運動不足から体重の増加が問題となり、背中の痛みを悪化させます。積極的に定期的なウォーキングやスポーツをできないのであれば、体重維持のため、カロリー摂取量を1日約300カロリー減らすことが必要です。

カルシウムとマグネシウム

カルシウムは骨や歯に多く含まれるミネラルです。平均的な人間の体に含まれるカルシウムは約1キログラムで、それを維持するためには1日約1グラムの摂取が必要です。乳製品はすべてカルシウムを含みますが、消化があまりよくなく、鼻づまりや呼吸困難が起きる人もいます。また、牛乳、チーズ、バターによるタンパク質のとり過ぎは、カルシウムを失うことにもつながるのです。イワシやアーモンド、大豆、ヒヨコ豆、ブロッコリ、ホウレンソウなどの濃い緑色の野菜からとるのが望ましいです。

マグネシウムは筋肉を正常な状態にする、健康な背中・腰に必要な栄養素のひとつです。緑色の野菜や全粒穀物に含まれています。

酸を作る食品を避ける

酸を作る食品は血液を酸性にし、背中の痛みを起こす原因となります。酸を作る食品はアルコール、赤身の肉、糖分の多い食品、そして精製小麦粉を使った食品などです。

ベリー類を食べる

サンザシ、ブラックベリー、ブルーベリー、チェリー、ラズベリーなど、色の濃いベリー類にはフラボノイド(厳密にはプロアントシアニジンとアントシアニジン)が含まれ、体内のコラーゲンを安定させ強化するすばらしい働きをします。コラーゲンは骨に含まれる主要なタンパク質構造であり、健全な値を保つことが大切です。

ビタミンとミネラルのサプリメント

骨の健康を助けるサプリメントをとりましょう。

1日の推奨摂取量
カルシウム:1g
マグネシウム:500mg
ピリドキシン
　(ビタミンB6):100mg
葉酸:1mg
ビタミンB12:1mg

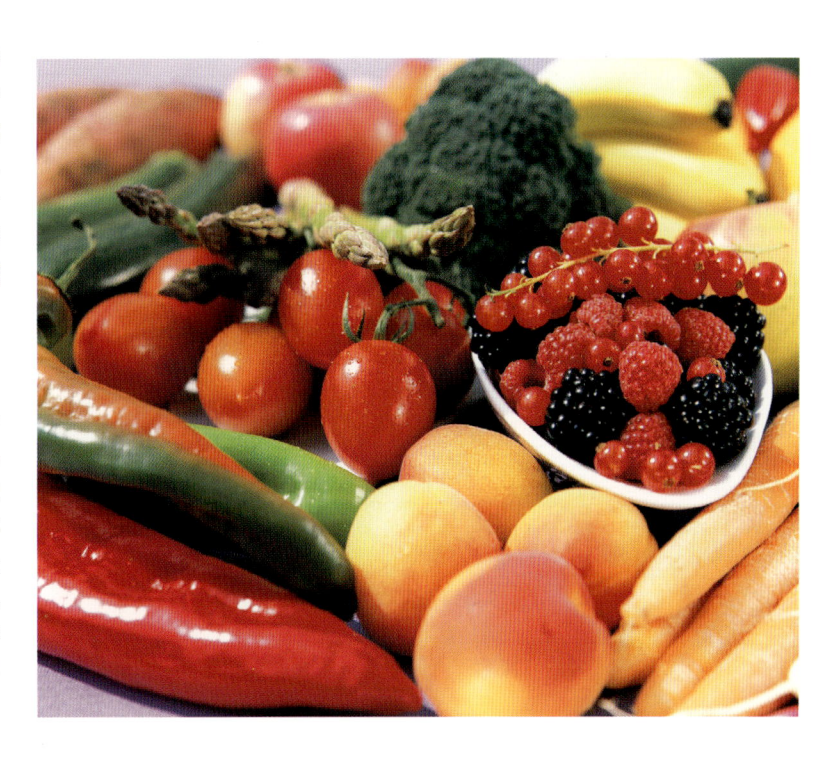

リフレクソロジーを始めましょう

お互いにトリートメントを

　パートナーや友人とお互いにトリートメントを行ったり、受けたりしましょう。親しい人とのこうした時間の共有やスキンシップは、それ自体が癒しの体験であり、はかりしれない実りをもたらします。

　暖かく快適な部屋で行うのが理想です。受ける人は楽な椅子に座り、脚を上げ、行う人のひざの上においたクッションに足をのせます。特別な道具は何も要りません。手だけでいいのです。好みで足を柔らかくする保湿剤を使いますが、つけすぎると滑りやすくなるので気をつけます。オイルは使用しません。足の反射点に正確に触れることが難しくなるからです。始める前に、必ず手を清潔にして、爪は短くきれいに切っておくようにします。これはとても大切で、爪が長かったりギザギザだったりすると、受ける人はとても不快です。

基本のテクニック

　リフレクソロジーには4つの基本テクニックがあります。「クリーピング（指をはわせる）」、「フッキングアウト（外側にカーブを描く）」、「ローテーティング（指をまわす）」、「スパイナルフリクション（脊椎の摩擦）」の4つです。これらのテクニックを実際に行い、マスターしたという自信がもてるまで練習します。

　押す強さは相手にあわせます。強く圧迫するのを好む人もいます。受ける人が反射点に反応を感じる程度に力を込めて押しますが、痛みを感じると強すぎます。一般に健康な人のほうが高齢者や体調の悪い人よりも強い力で押します。

　かならず右足から始め、左足に移ります。指示がない限り、1つの反射区を2回ずつ、まず内側から外側へ、次に外側から内側へ押します。背中・腰の痛みには、少なくとも週2、3回フル・トリートメントを行うと効果的です。

足のガイドライン

足のどの部分が体のどの部分に対応しているかを示すガイドラインです。反射点はすべてこれらのガイドラインの内側にあります。
A：横隔膜ライン
B：ウエストライン
C：骨盤ライン
D：靭帯ライン
E：肩ライン

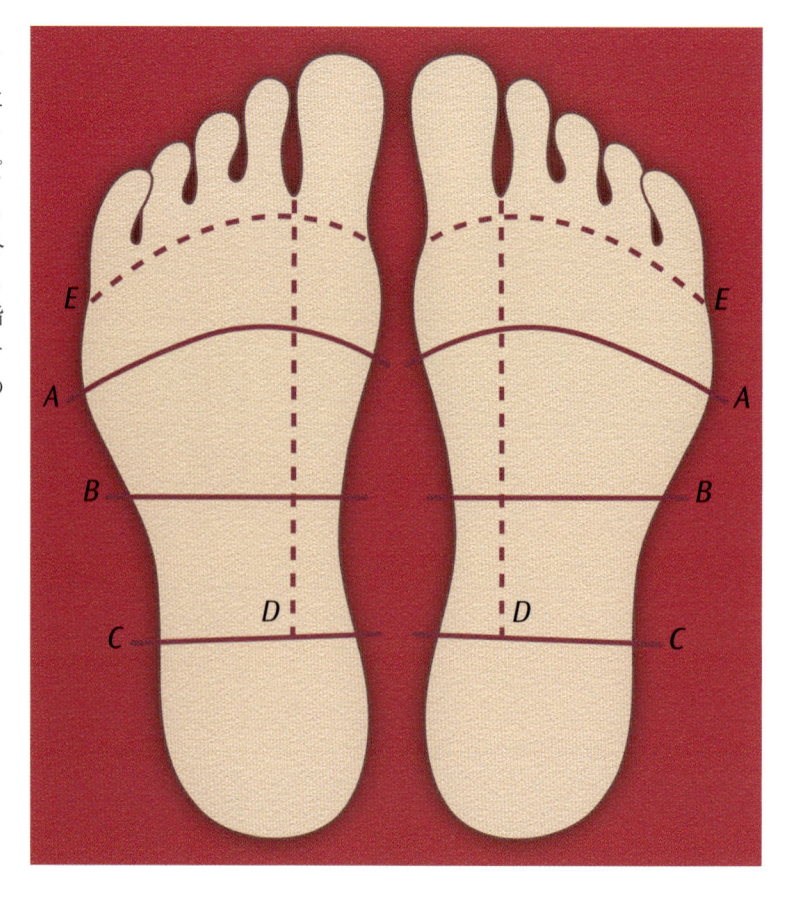

裏側とは、立ったとき地面に触れる部分です。

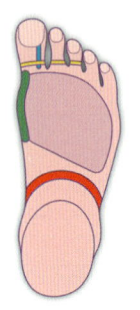

甲側とは、上から見下ろしたときに見える部分です。

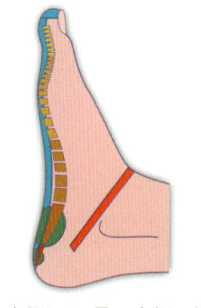

内側とは、足の内側の縁、親指に沿った部分です。

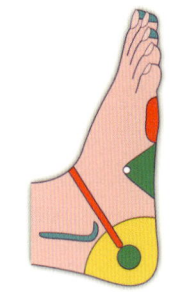

外側とは、足の外側の縁、小指に沿った部分です。

リフレクソロジーと背中・腰の健康 **19**

クリーピング1
イモムシが動くように、指を前にはわせます。軽く曲げて、指の腹で行います。指の腹のやや脇のほうを使えば、爪が入りこみません。

クリーピング2
細かな動きでゆっくりと丹念に親指をはわせます。

クリーピング3
針がいっぱい刺さった針刺しを想像して指を動かします。親指を少しずつ前にはわせながら、針を1本1本刺しこむように親指を浮かせて押していきます。できるだけ小さく動かします。

クリーピング4
クリーピングは指を前にはわす動きです。後ろへは動かしません。

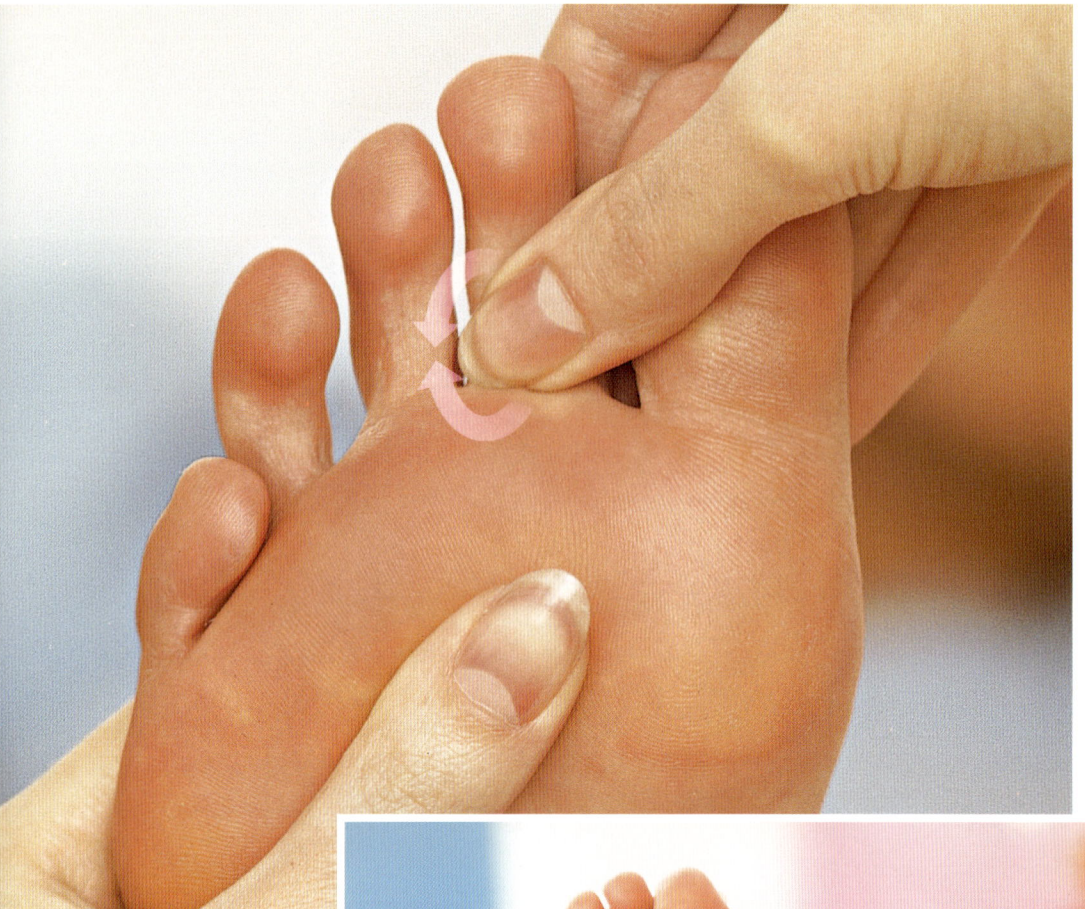

ローテーティング

親指の腹を反射点にあてます。小さく、しっかりとした動きで、親指を内に向かって、つまり背骨の方向へ、まわしながら押します。最大の効果が得られるように数秒間押したままにします。

スパイナル
フリクション

脊椎を刺激して温める特別なテクニックです。手のひらを足の内側にあて、力を入れて上下にさすります。

リフレクソロジーと背中・腰の健康 **21**

オーバーグリップ

右足に行うときは、左手で足首を持ちます。このとき親指を外側にします。右手で足を内向きにまわします。左足には手を逆にして行います。

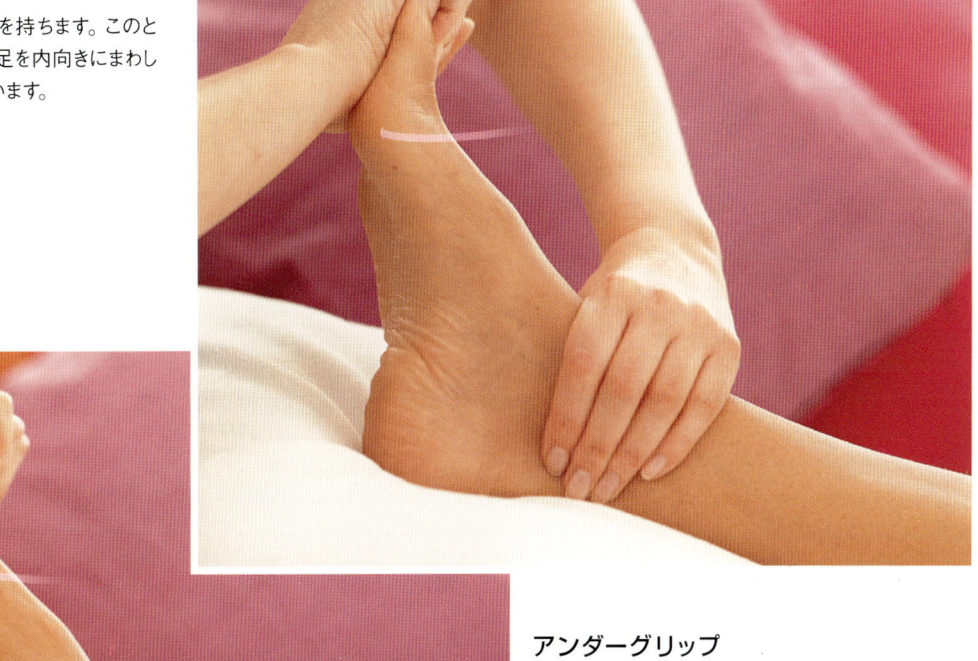

アンダーグリップ

右足に行うときは、左の手のひらでかかとを支えます。右手で足を内向きにまわします。左足には手を逆にして行います。

フッキングアウト

足の外側、骨盤ライン（18頁参照）の近くにある、回盲弁（大腸と小腸の結合部にある）に刺激を与えるために用いるテクニックです。反射点を左手の親指でしっかりと押さえます。親指の腹で押しながら、Jの字を描くつもりで、鉤針のような形に動かします。フッキングアウトのテクニックは目と耳のリフレクソロジーにも用います。

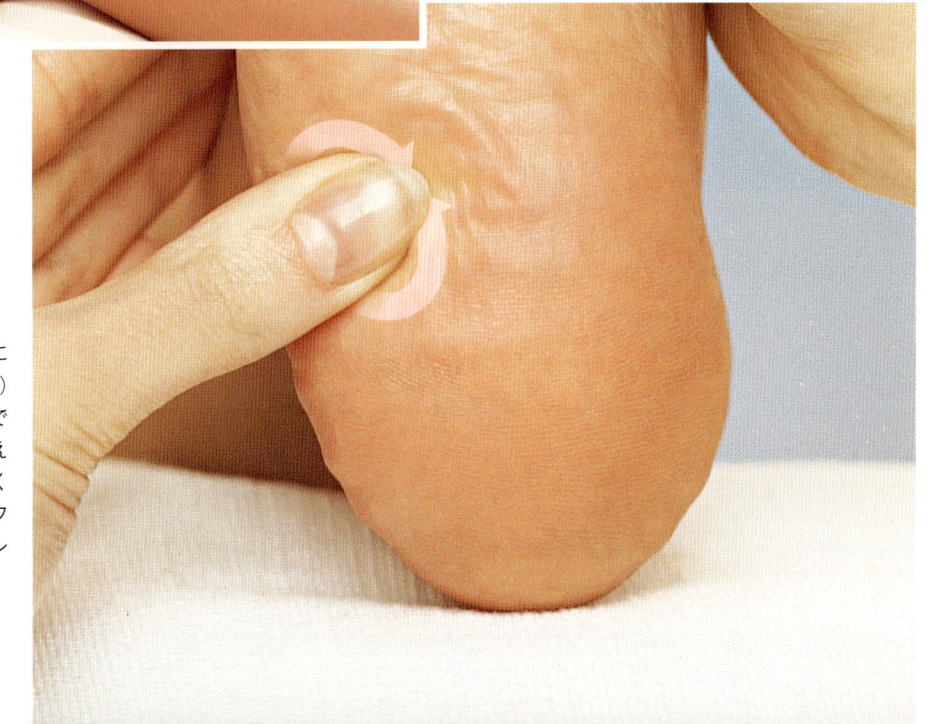

足の裏側

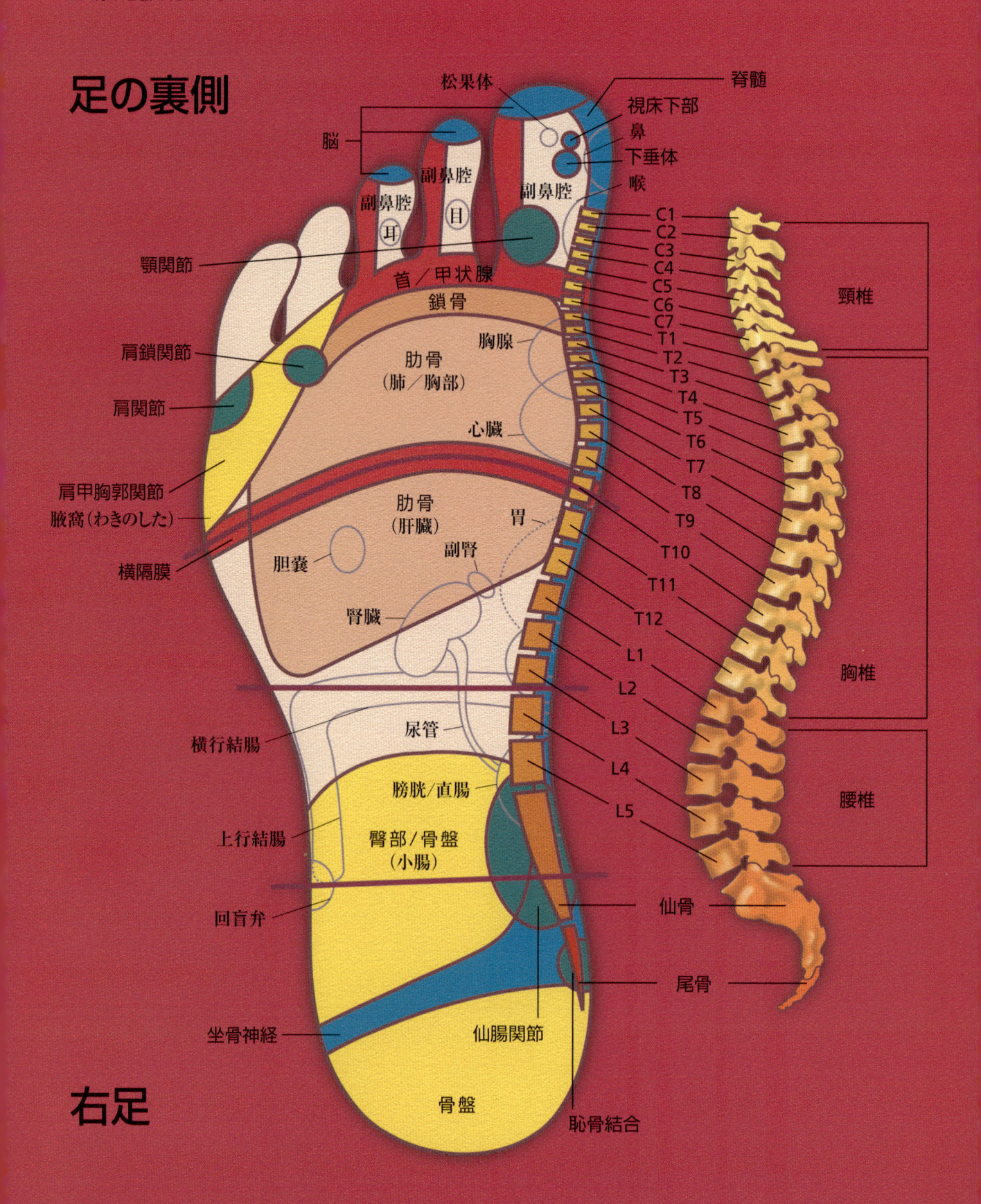

右足

- 脳
- 松果体
- 視床下部
- 脊髄
- 鼻
- 下垂体
- 副鼻腔
- 耳
- 目
- 副鼻腔
- 喉
- 顎関節
- 首／甲状腺
- 鎖骨
- 肩鎖関節
- 胸腺
- 肩関節
- 肋骨（肺／胸部）
- 心臓
- 肩甲胸郭関節
- 腋窩（わきのした）
- 肋骨（肝臓）
- 胃
- 横隔膜
- 胆嚢
- 副腎
- 腎臓
- 横行結腸
- 尿管
- 膀胱／直腸
- 上行結腸
- 臀部／骨盤（小腸）
- 回盲弁
- 坐骨神経
- 仙腸関節
- 骨盤
- 恥骨結合

脊椎ラベル：
- C1, C2, C3, C4, C5, C6, C7
- T1, T2, T3, T4, T5, T6, T7, T8, T9, T10, T11, T12
- L1, L2, L3, L4, L5
- 仙骨
- 尾骨

- 頸椎
- 胸椎
- 腰椎

足の地図（フットチャート）　23

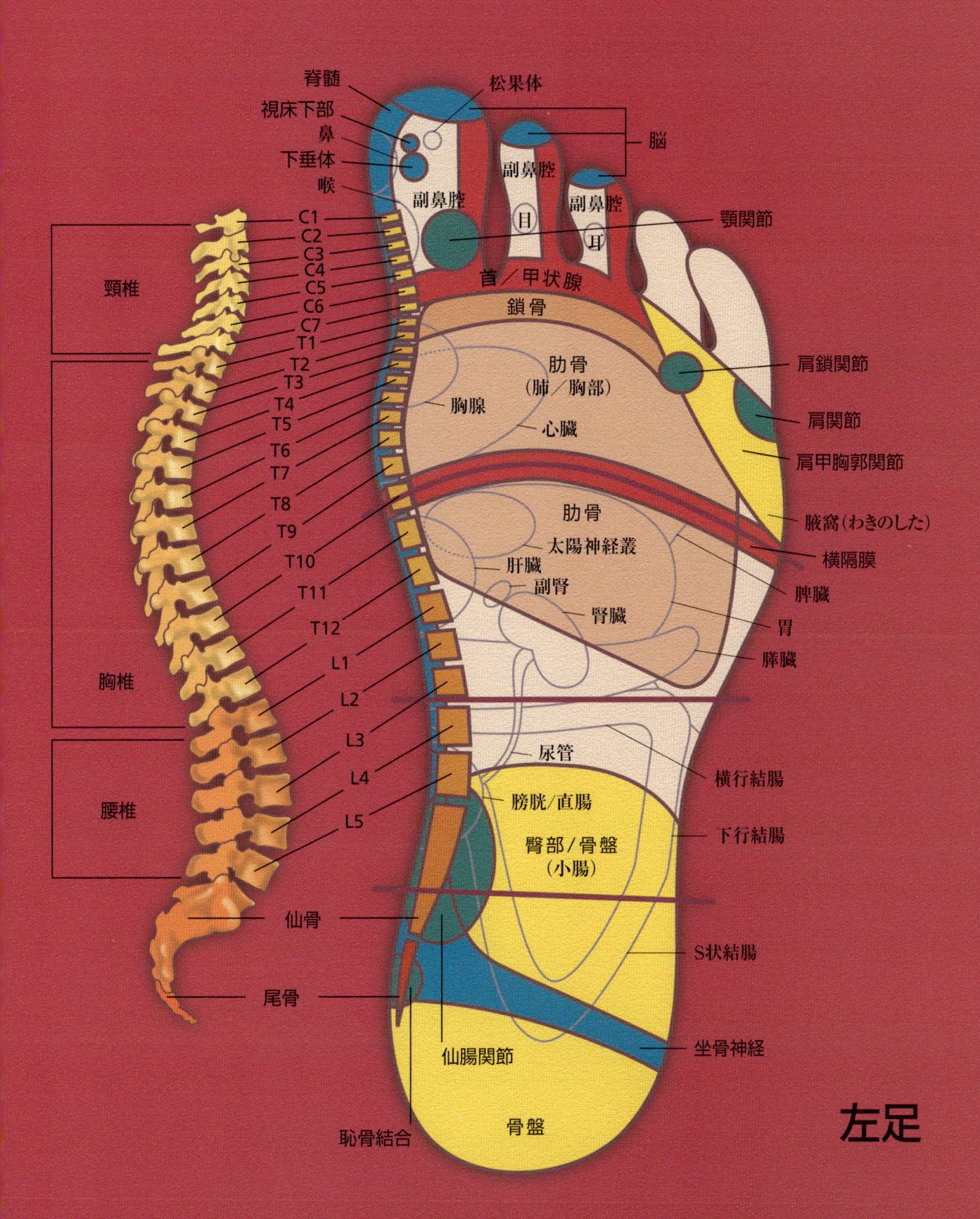

左足

脊髄　松果体
視床下部　脳
鼻　副鼻腔
下垂体
喉　副鼻腔
副鼻腔　目　耳
顎関節
C1
C2
C3
C4
頸椎
C5
C6
C7
首／甲状腺
T1　鎖骨
T2
T3　肋骨（肺／胸部）
T4　肩鎖関節
T5　胸腺　肩関節
T6　心臓
T7　肩甲胸郭関節
T8
T9　肋骨　腋窩（わきのした）
T10　太陽神経叢　横隔膜
胸椎　T11　肝臓　脾臓
T12　副腎　胃
L1　腎臓　膵臓
L2
L3　尿管
L4　横行結腸
腰椎　L5　膀胱／直腸　下行結腸
臀部／骨盤（小腸）
仙骨
S状結腸
尾骨　仙腸関節　坐骨神経
恥骨結合　骨盤

足の甲側

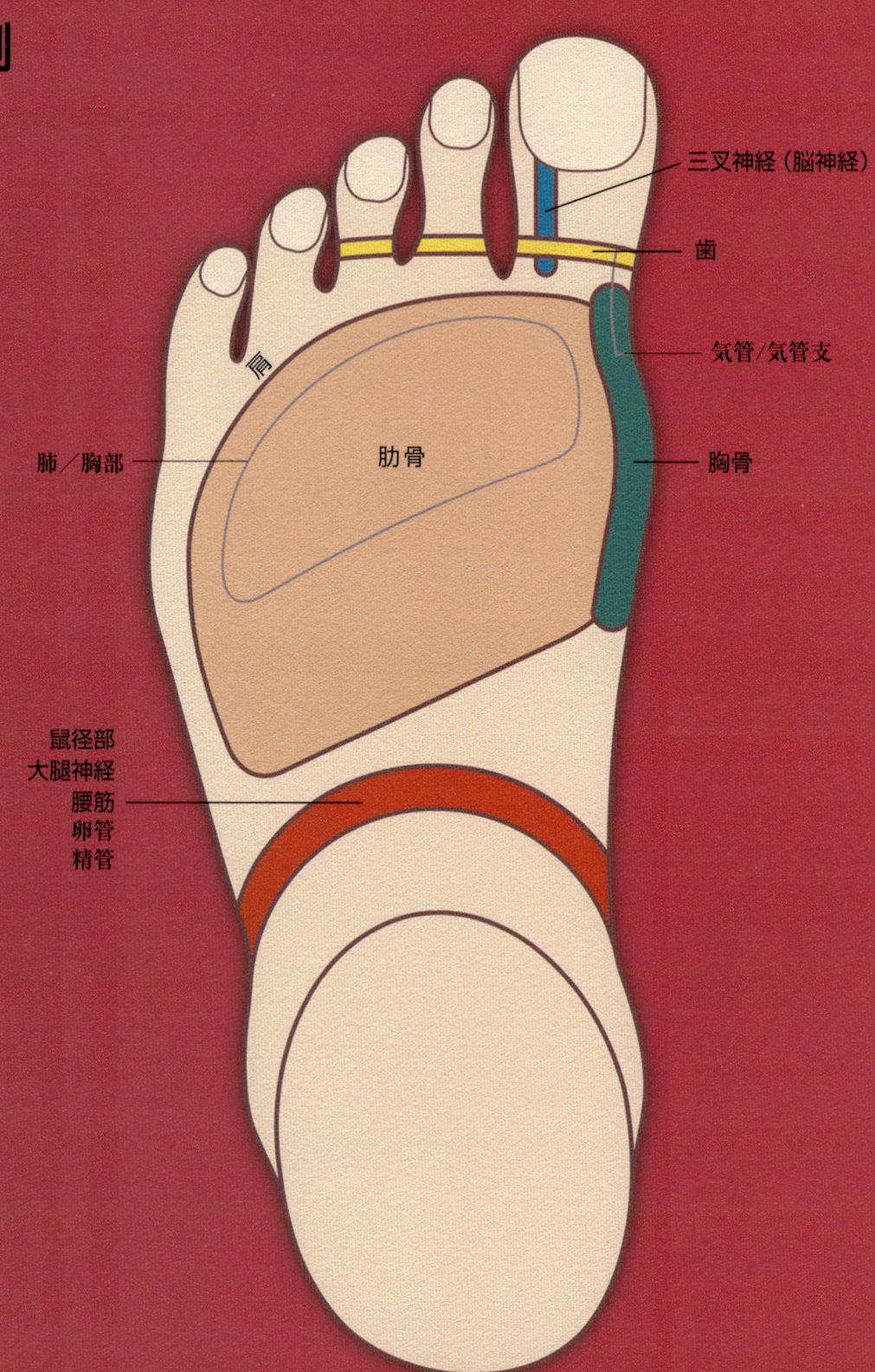

三叉神経（脳神経）

歯

気管／気管支

胸骨

肺／胸部

肋骨

鼠径部
大腿神経
腰筋
卵管
精管

左足

足の地図（フットチャート） 25

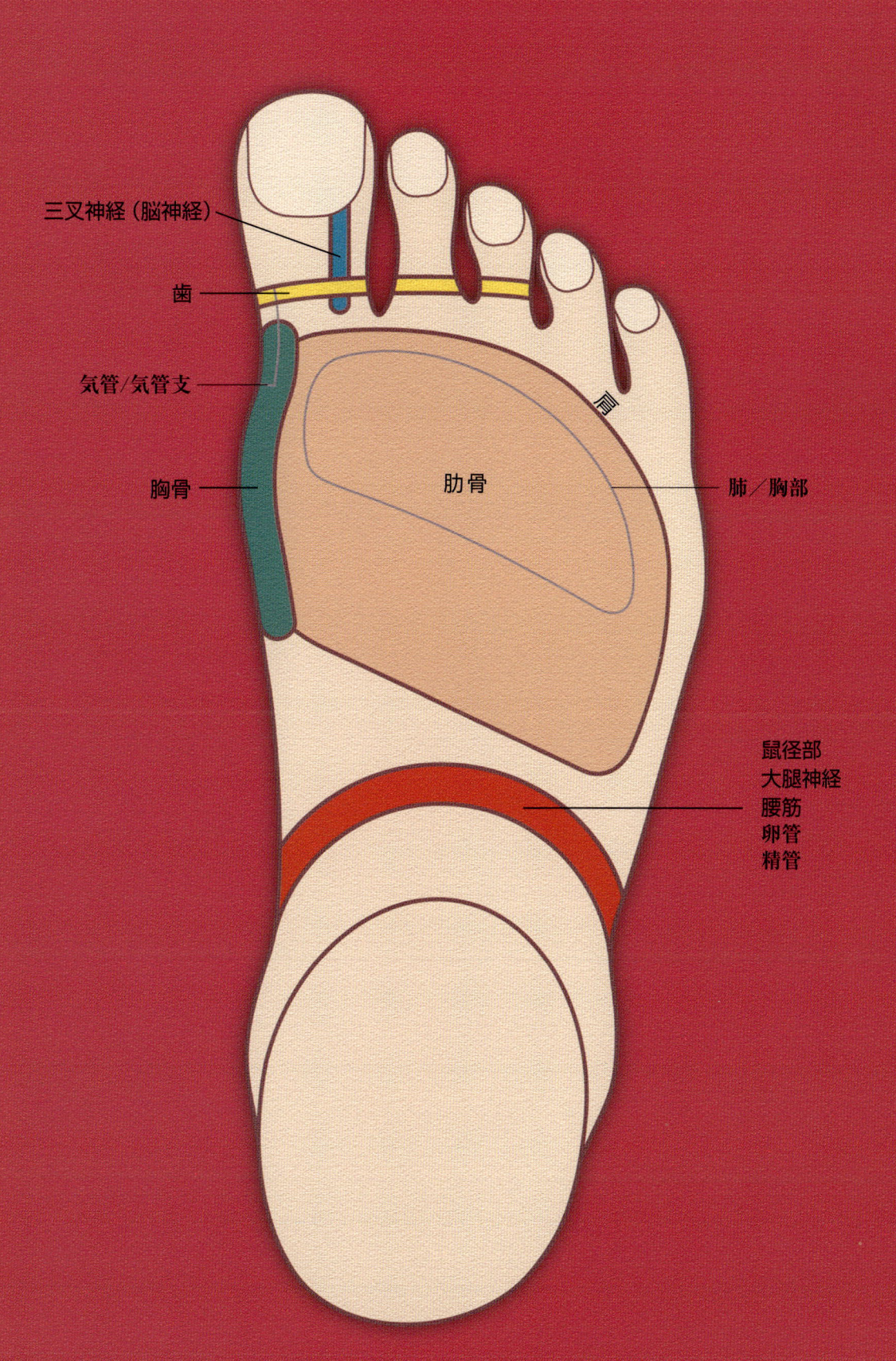

三叉神経（脳神経）
歯
気管／気管支
胸骨
肋骨
肩
肺／胸部
鼠径部
大腿神経
腰筋
卵管
精管

右足

足の内側

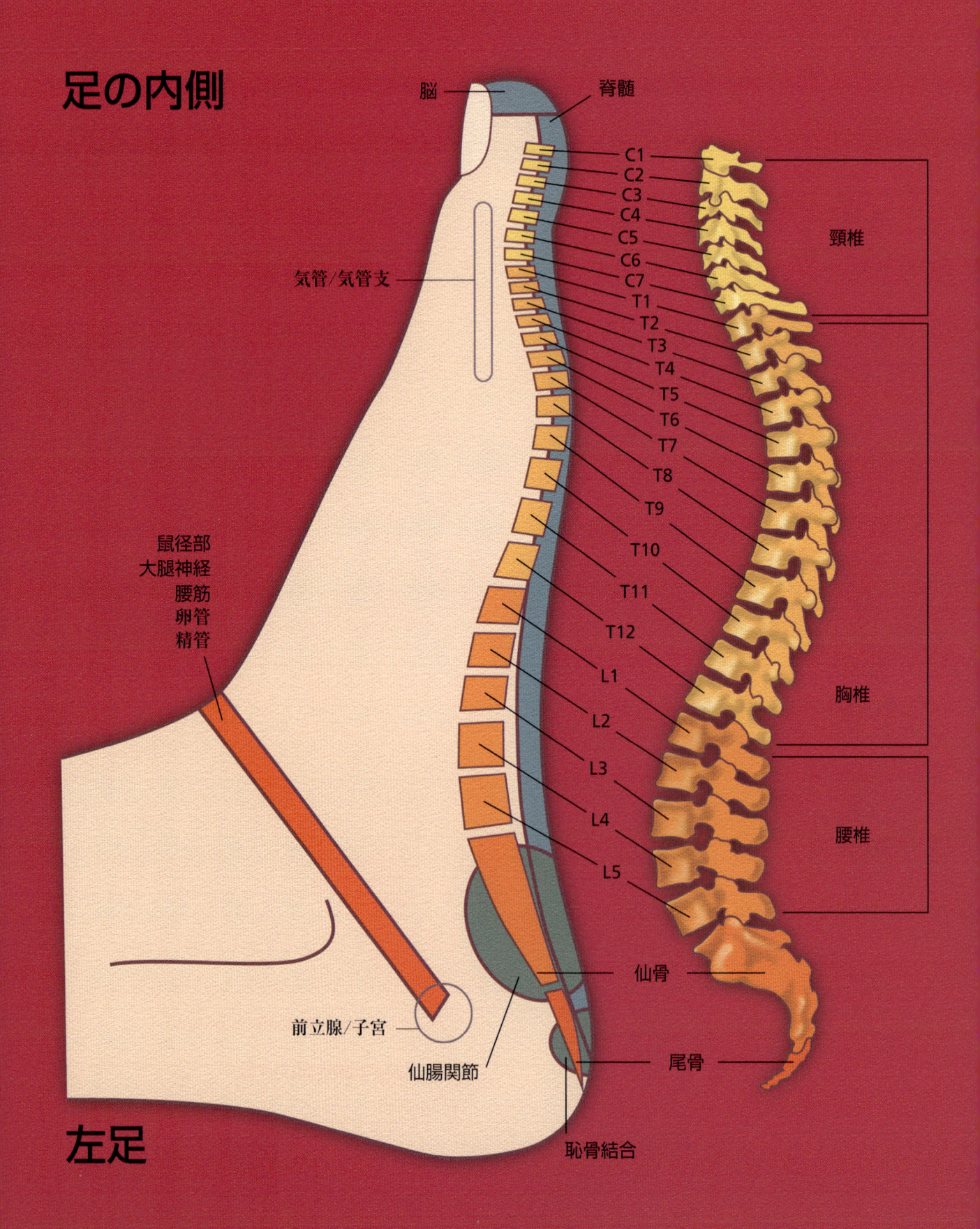

- 脳
- 脊髄
- C1
- C2
- C3
- C4
- C5
- C6
- C7
- T1
- T2
- T3
- T4
- T5
- T6
- T7
- T8
- T9
- T10
- T11
- T12
- L1
- L2
- L3
- L4
- L5
- 気管/気管支
- 頸椎
- 胸椎
- 腰椎
- 鼠径部
- 大腿神経
- 腰筋
- 卵管
- 精管
- 仙骨
- 尾骨
- 前立腺/子宮
- 仙腸関節
- 恥骨結合

左足

足の地図（フットチャート） **27**

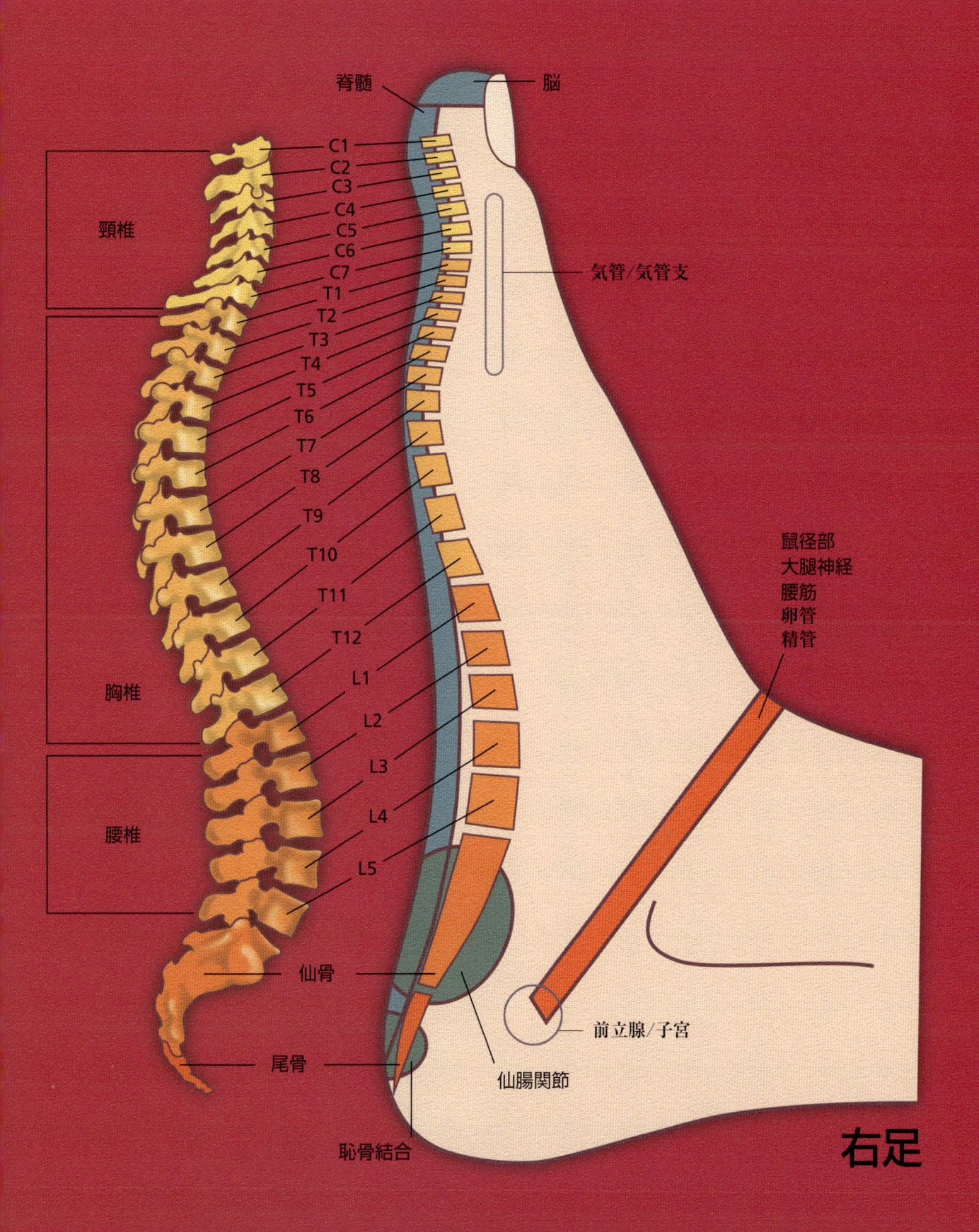

- 脊髄
- 脳
- C1
- C2
- C3
- C4
- C5
- C6
- C7
- T1
- T2
- T3
- T4
- T5
- T6
- T7
- T8
- T9
- T10
- T11
- T12
- L1
- L2
- L3
- L4
- L5
- 頸椎
- 胸椎
- 腰椎
- 気管/気管支
- 鼠径部
- 大腿神経
- 腰筋
- 卵管
- 精管
- 仙骨
- 尾骨
- 仙腸関節
- 前立腺/子宮
- 恥骨結合

右足

足の外側

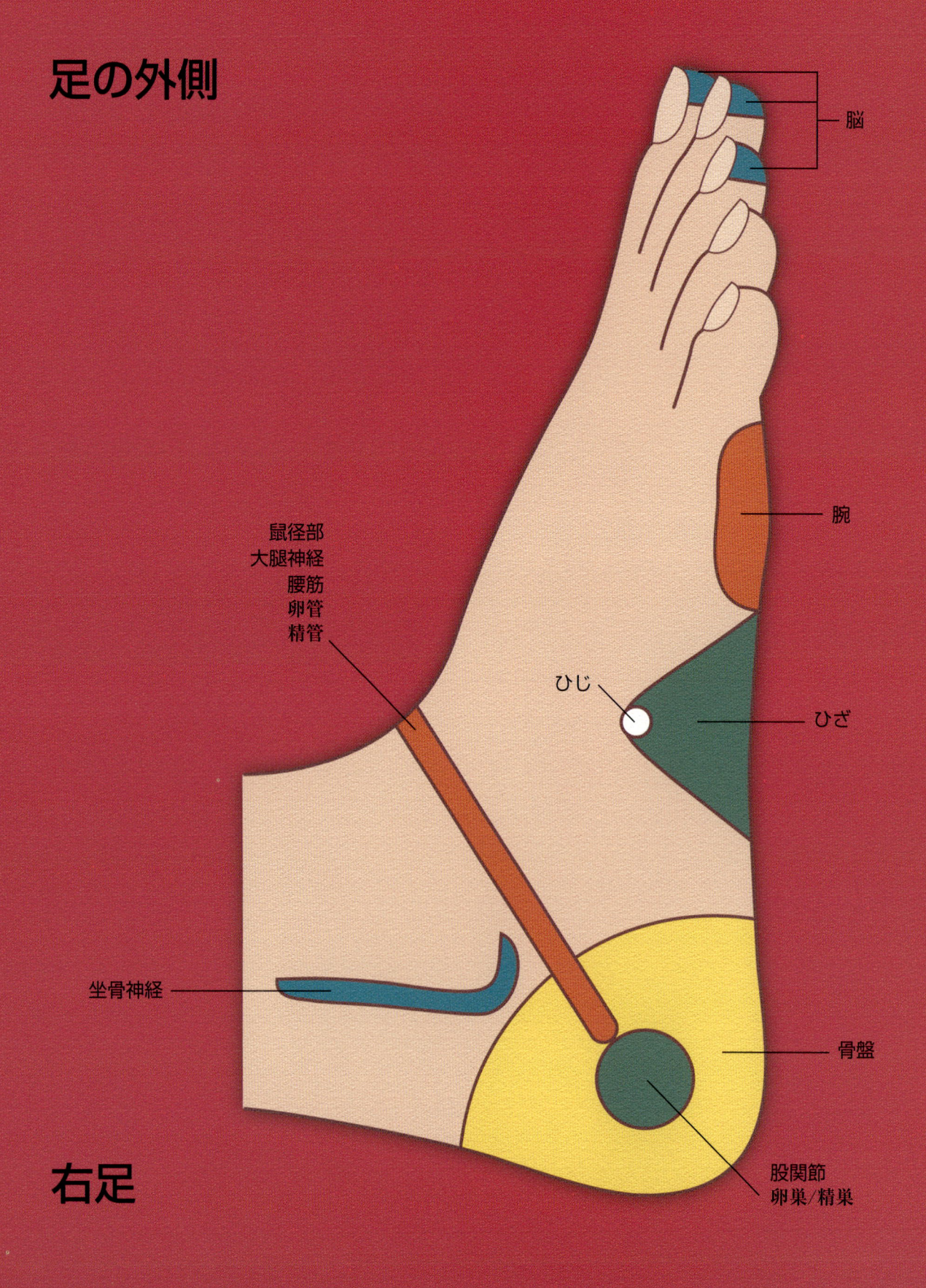

- 脳
- 腕
- ひじ
- ひざ
- 鼠径部
- 大腿神経
- 腰筋
- 卵管
- 精管
- 坐骨神経
- 骨盤
- 股関節
- 卵巣/精巣

右足

足の地図（フットチャート）　29

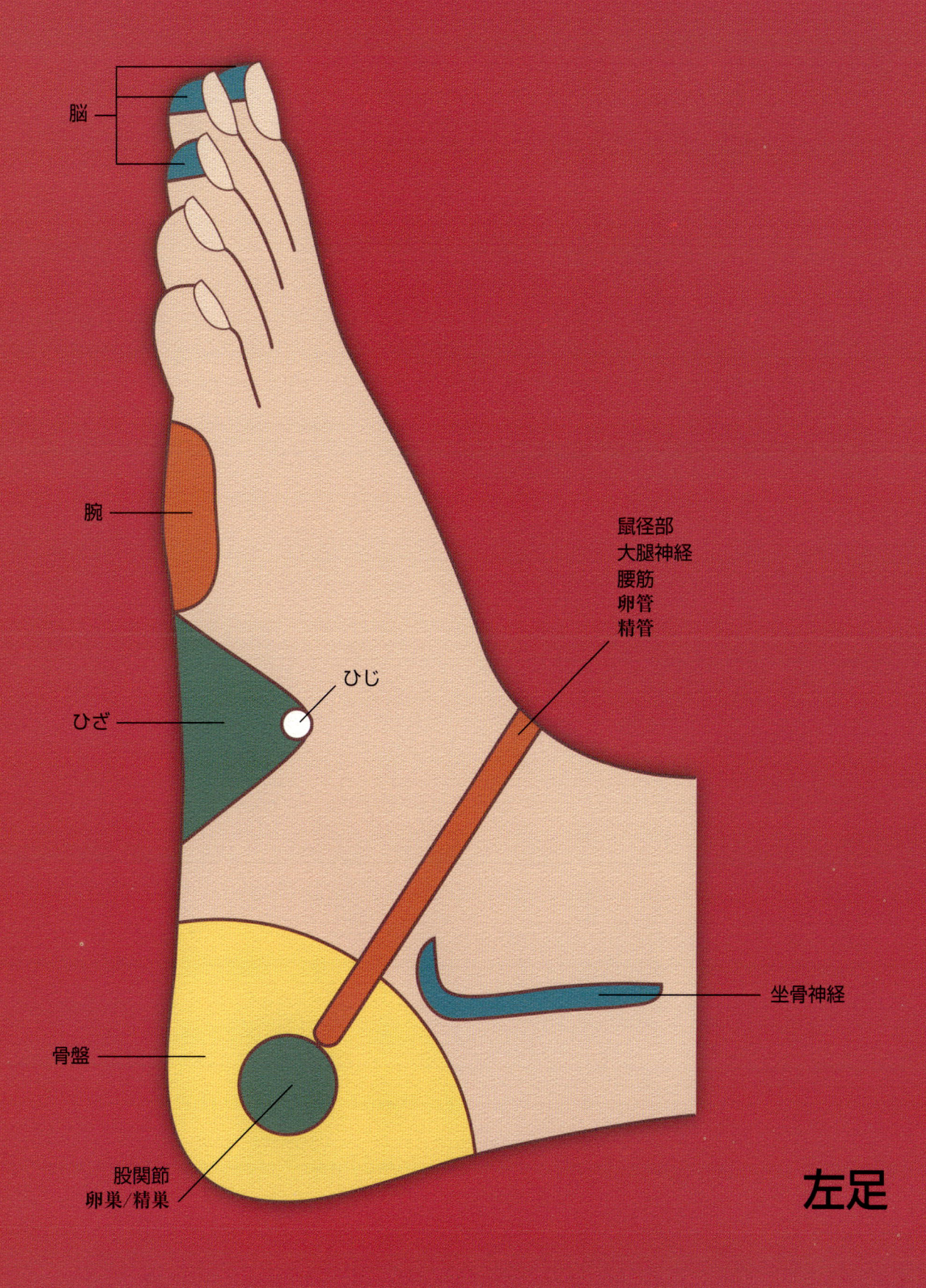

脳

腕

ひざ

ひじ

鼠径部
大腿神経
腰筋
卵管
精管

骨盤

股関節
卵巣/精巣

坐骨神経

左足

足のフル・トリートメント

リフレクソロジーはホリスティックな療法です。そのため背中・腰の痛みを治癒するときも、まず全身のためのフル・トリートメントを行うことが大切です。これは症状の出ている部位のトリートメントの後に行ってもかまいません（3章から8章を参照）。フル・トリートメントは約45分かかります。痛みや動かしにくい部分が体の左右どちらかであっても、トリートメントは両足に行います。必ず右足から始め、手順がすべて終わってから、左足に移ります。基本的に、2回ずつ各反射区に働きかけます。特に敏感になっている反射点があれば繰り返し行います。

横隔膜のリラックス
右足から始めます。右手の親指を横隔膜ライン（18頁参照）にあてます。親指で押しながら、足の外側へとずらしていきます。同時に押している親指にかぶせるように足の先を曲げます（1）。

リフレクソロジーの場合、受ける人が緊張や不安を感じると、それが足に伝わり敏感になるため、施術しにくくなります。そこで、必ず足のリラクゼーション・エクササイズから始めます（30-39頁を参照）。そうすれば受け手の緊張が和らぎ、足も柔らかくしなやかになります。

リフレクソロジーをはじめて行う人にとっては、リラクゼーション・エクササイズは足の正しい扱い方を学ぶよい機会でしょう。足で特に敏感になっている部分がある場合に行い、トリートメント中にも2、3度繰り返し行えます。

受ける人に楽な椅子に座ってもらいます。サンベッドようなリクライニングできる椅子ならなおよいでしょう。行う人のひざに大きなクッションを置き、受ける人の足をのせます。静かななかでトリートメントを受けたい人もいれば、気になるところなどそっとおしゃべりしたい人もいます。受け手が望んでいる方法にあわせます。

フル・トリートメントが一番効果的ですが、時間がない場合や緊急の場合は、症状のある部位に対応する主要な反射区を扱うだけでもいいでしょう。適していると思う内容、また受け手が一番気持ちよいと感じる内容にします。

フル・トリートメントの後は、柔らかくなった反射区があまり敏感ではなくなり、その後のトリートメントがより効果的になるでしょう。

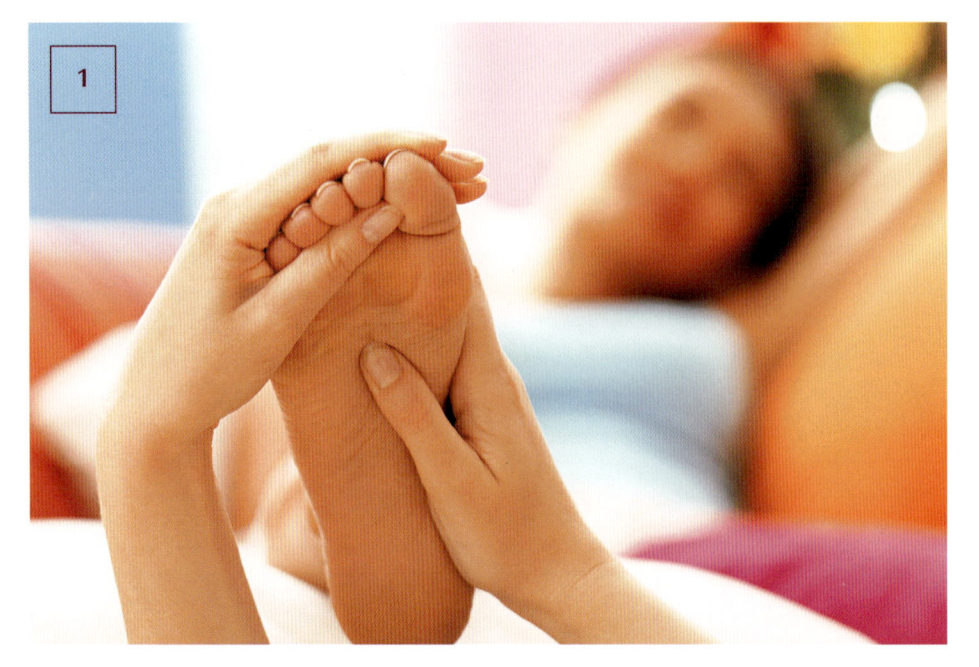

1

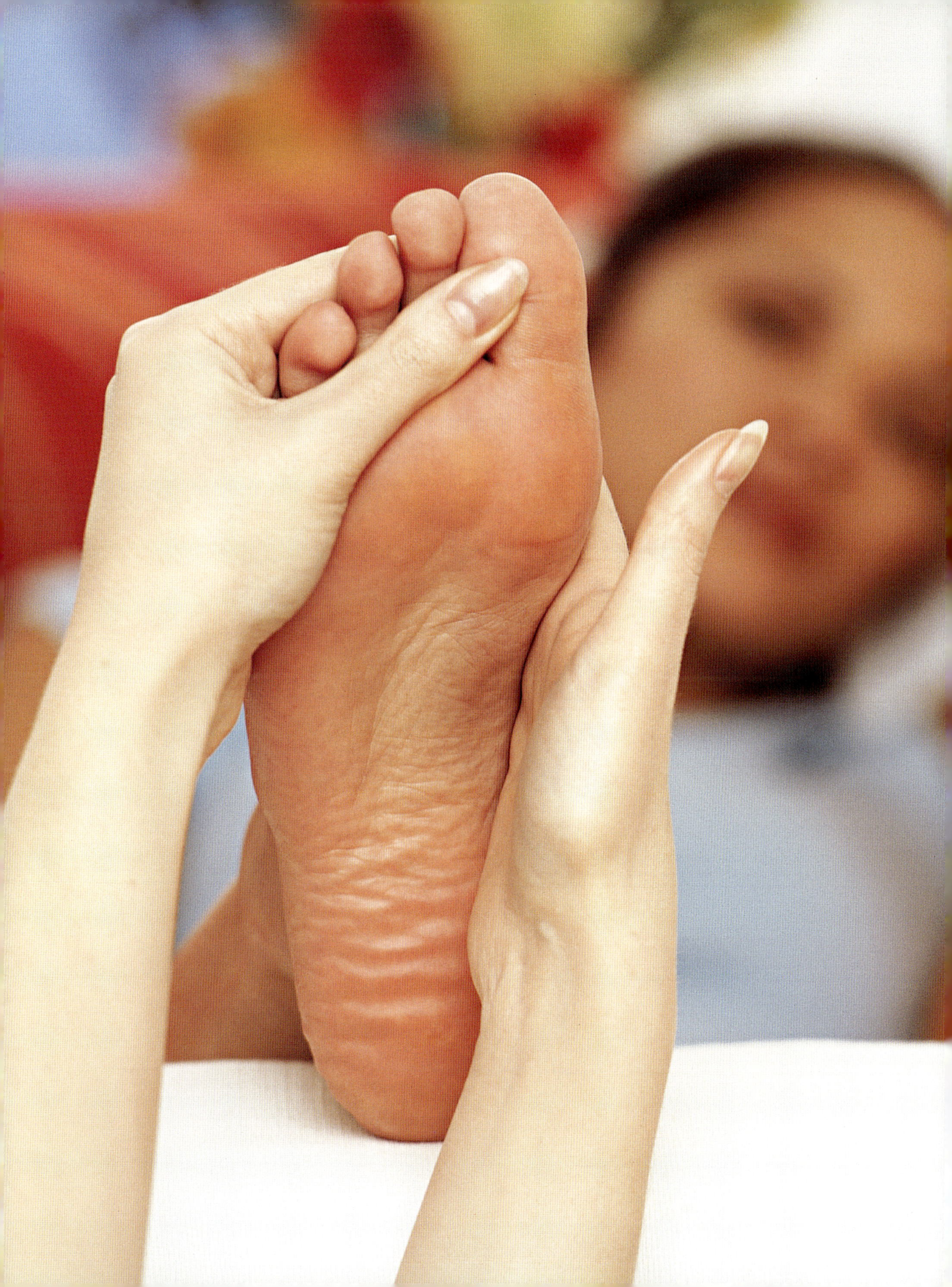

左右のリラックス

両手で右足を支え、手のひらの間を左右に、優しく素早く揺らします（2A、2B、2C）。左足にも行います。

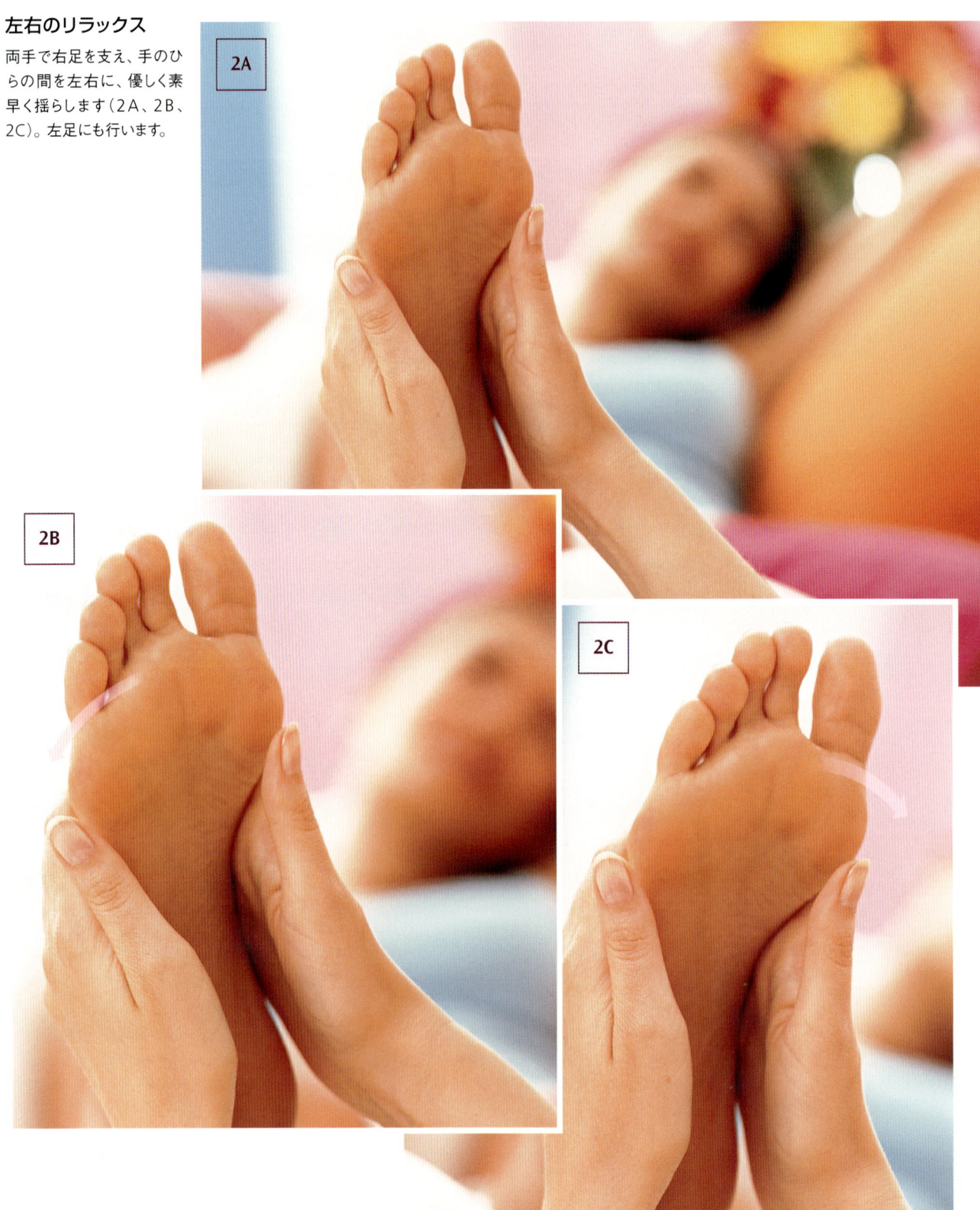

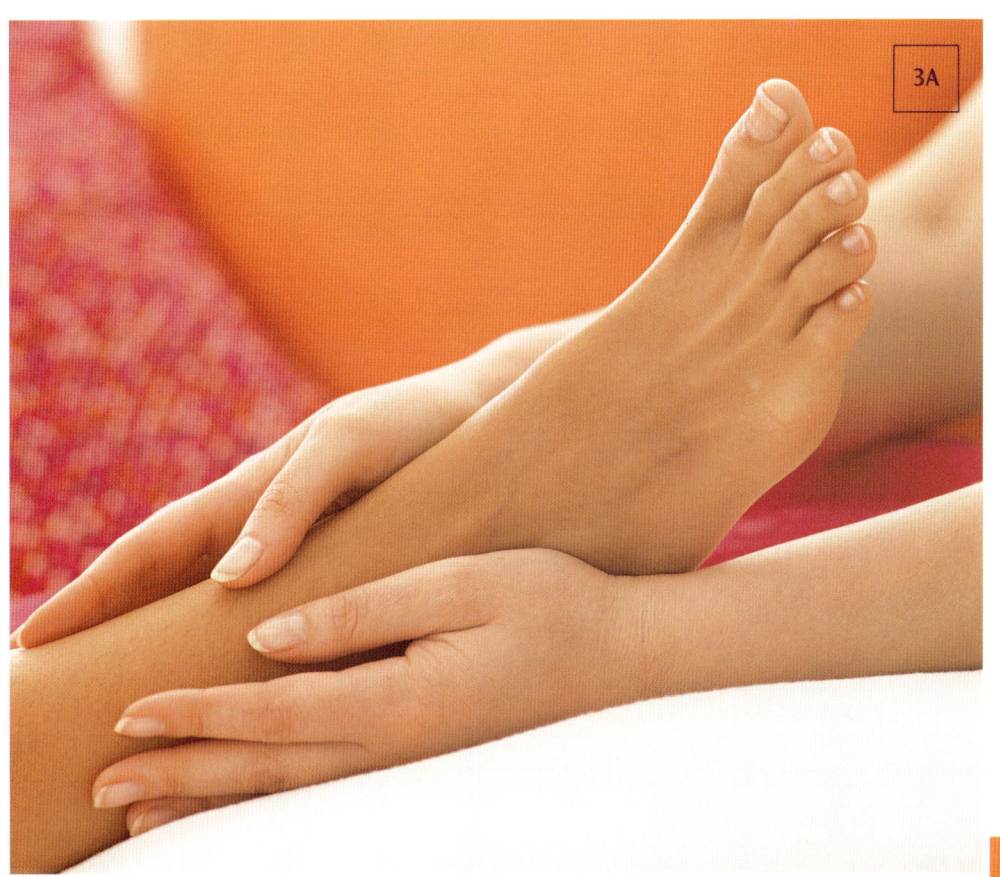

足首をほぐす

足の関節炎にとくに効果的です。両手で足首を包み、親指の腹をくるぶし骨にあてます。優しく素早く足を左右に揺らします。手首の力は抜いておきます。足を無理に左右に動かさず、優しく揺らします(3A、3B)。

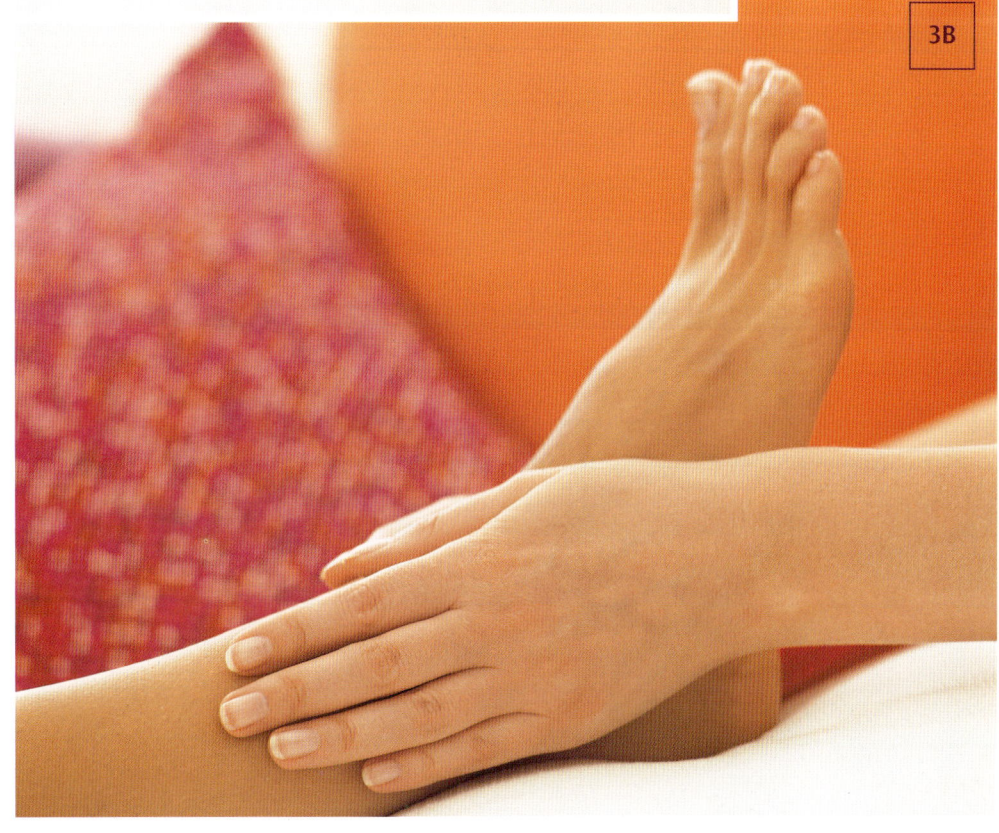

中足骨をもむ

右足から始めます。右手のこぶしで、足の裏を押します。同時に、左手で足先を握り、パン生地をこねるようにもみます。手をかえて左足にも行います(4)。

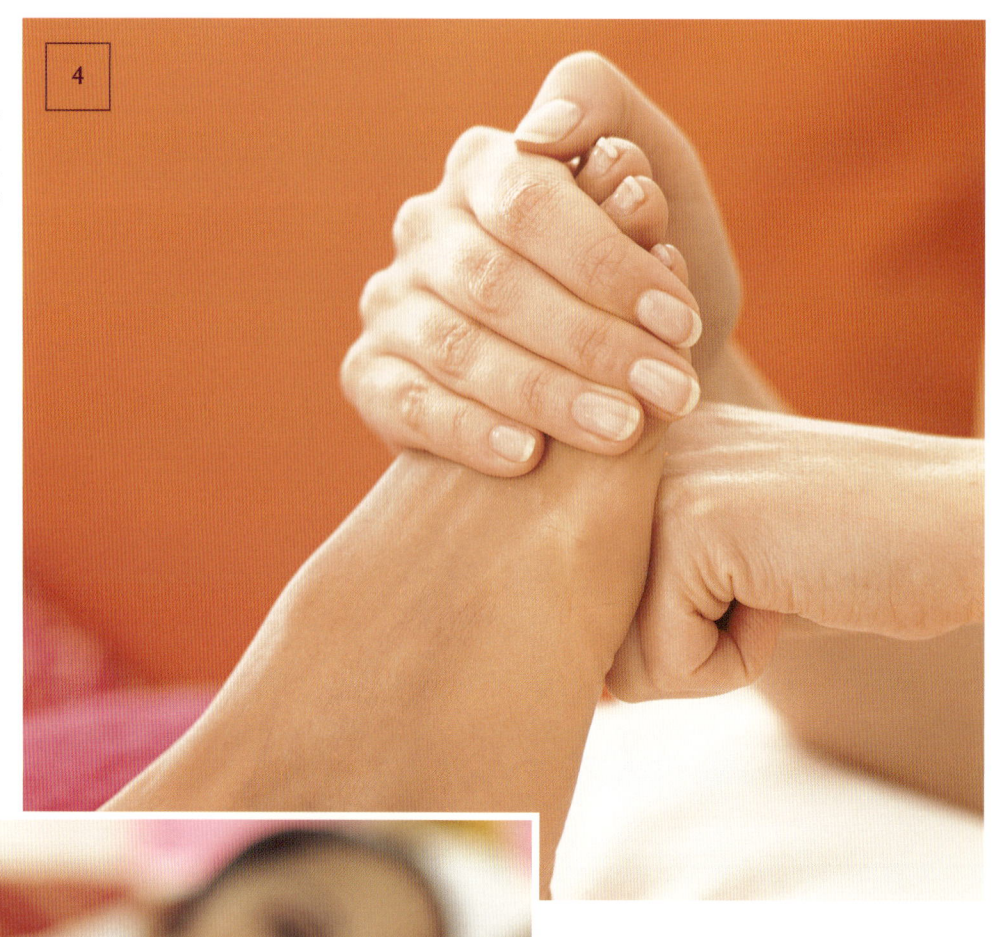

エネルギーを与える

中枢神経系と脊椎を活気づける反射点が、足の内側の一番狭い部分にあります。左手で足を支え、右手の親指でしっかり押します。5数える間、背骨に向かってローテーティング(20頁参照)を行います。一度止めて、繰り返します(5)。

スパイナルフリクション

脊椎を刺激し温めます。手のひらで足の内側を、力を入れて上下にさすります(6)。

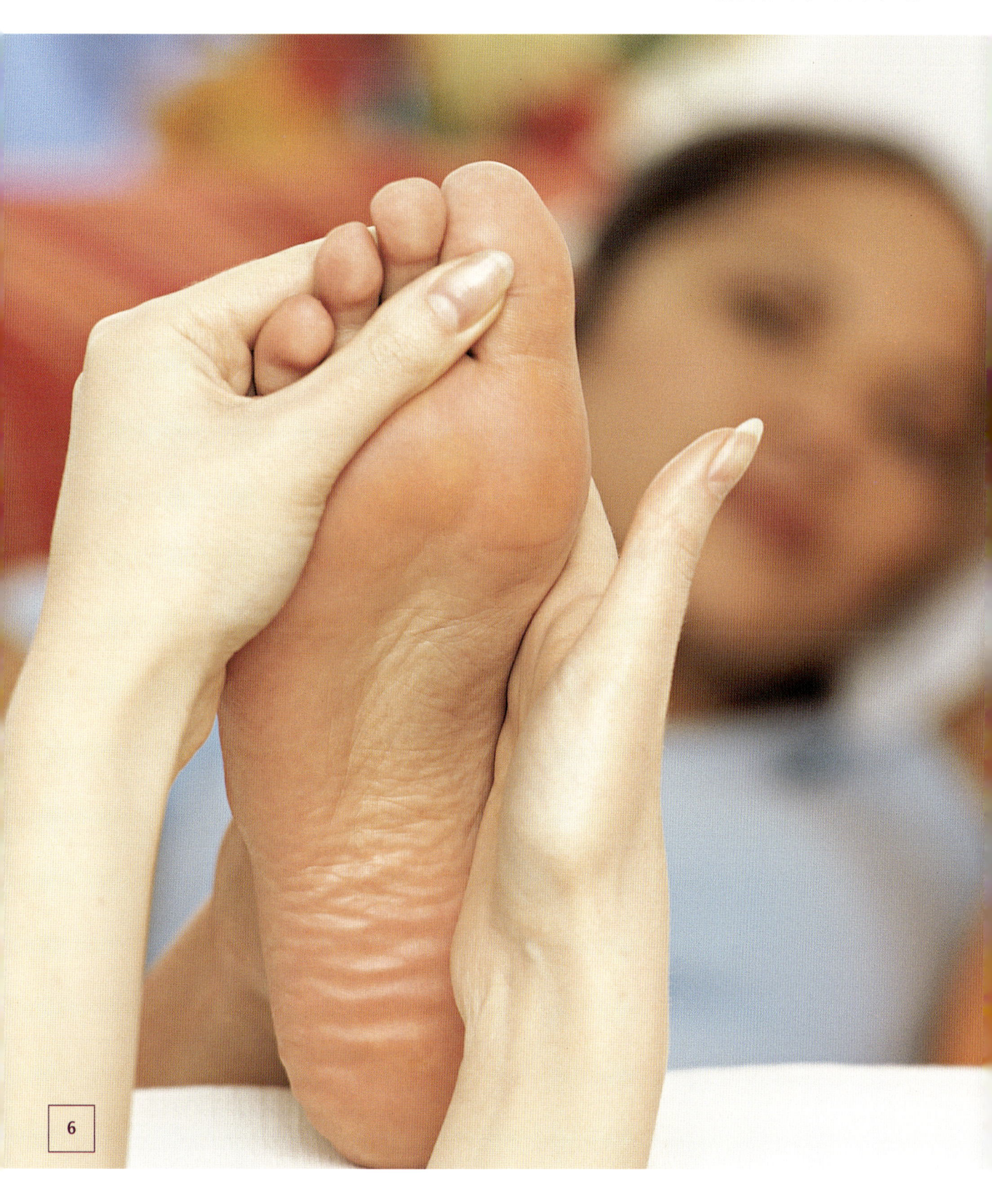

足のフル・トリートメント **35**

7A

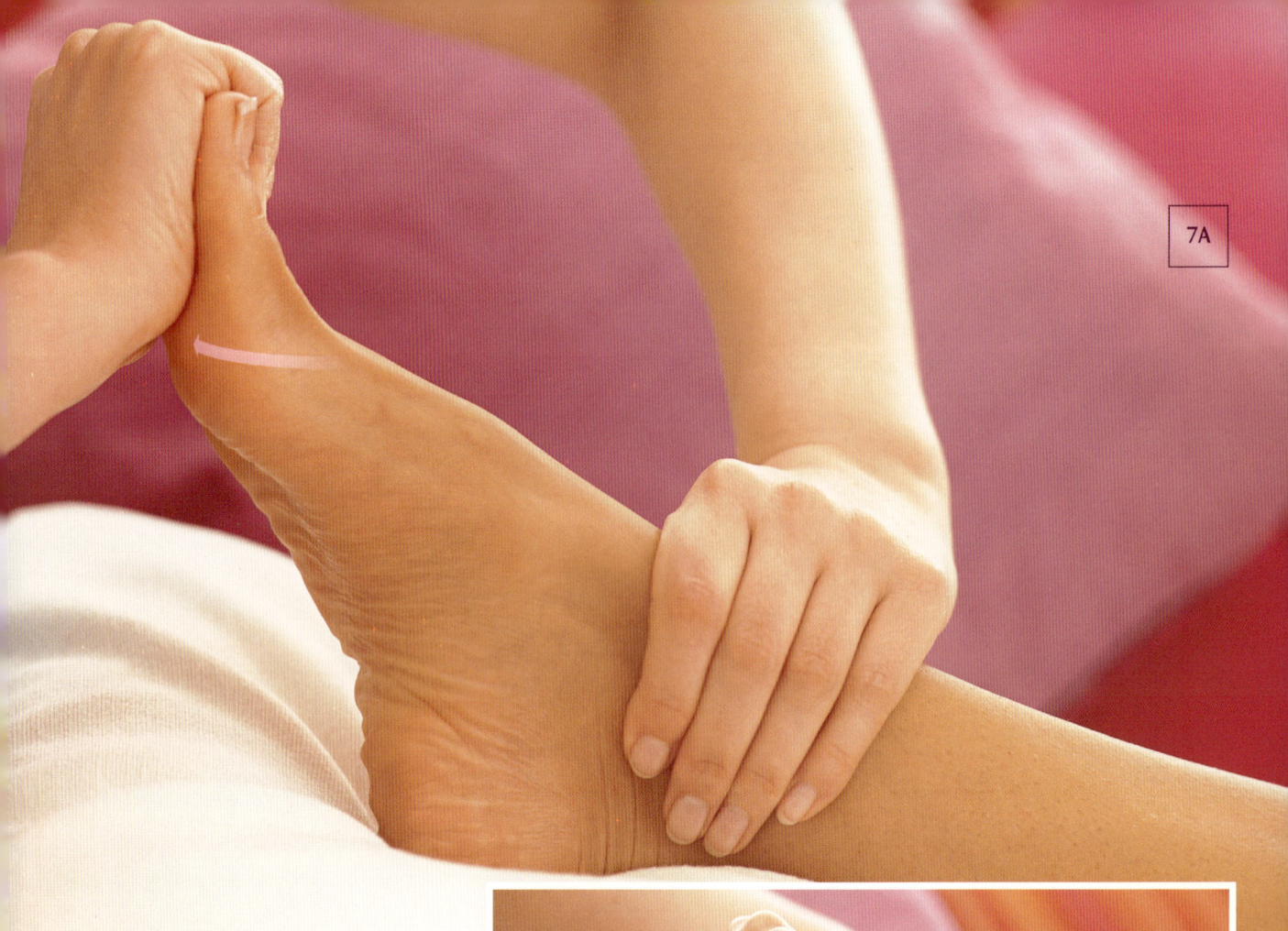

まわす（オーバーグリップ）

足首の腫れをしずめ、楽にするリラクゼーション・トリートメントです。右足から始めます。左手で足首を前から支えます。親指は必ず足の外側にあてます（7A）。右手で足を内向きに、背骨に向かってまわします（7B）。左足は、右手で足首を持ち、左手でまわします。

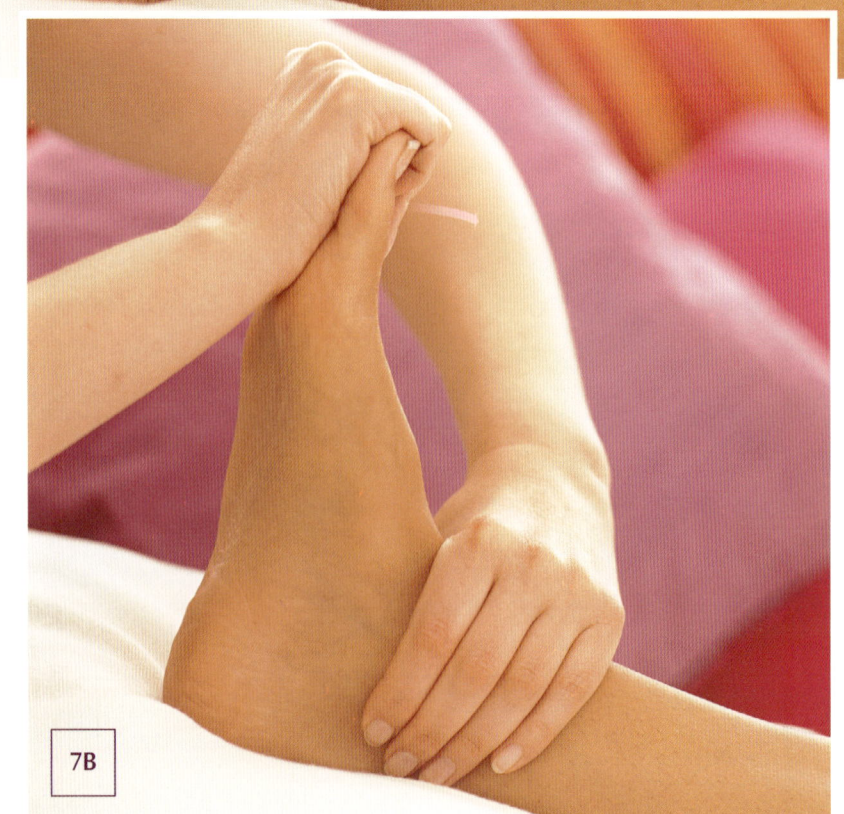

7B

足のフル・トリートメント 37

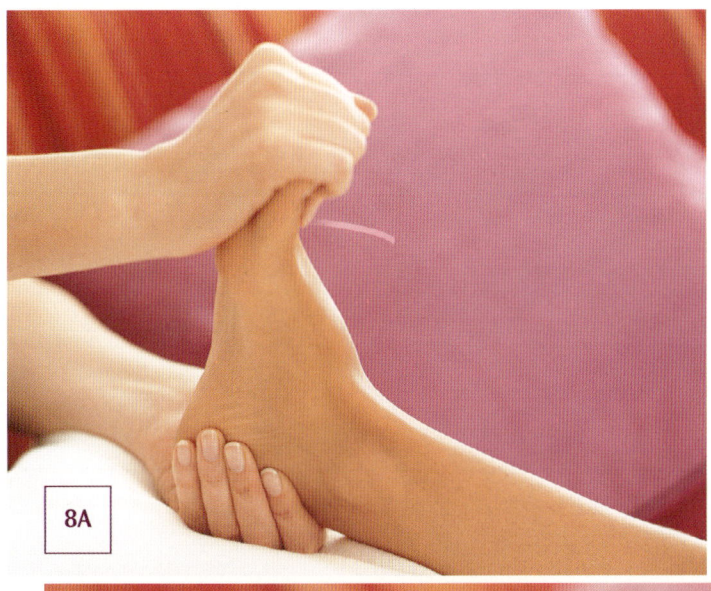

まわす（アンダーグリップ）

左手で右足のかかとを支えます（8A）。
右手で足を内向きに、背骨に向かって優しくまわします（8B）。
次に右手で左足のかかとを支え、左手でまわします。

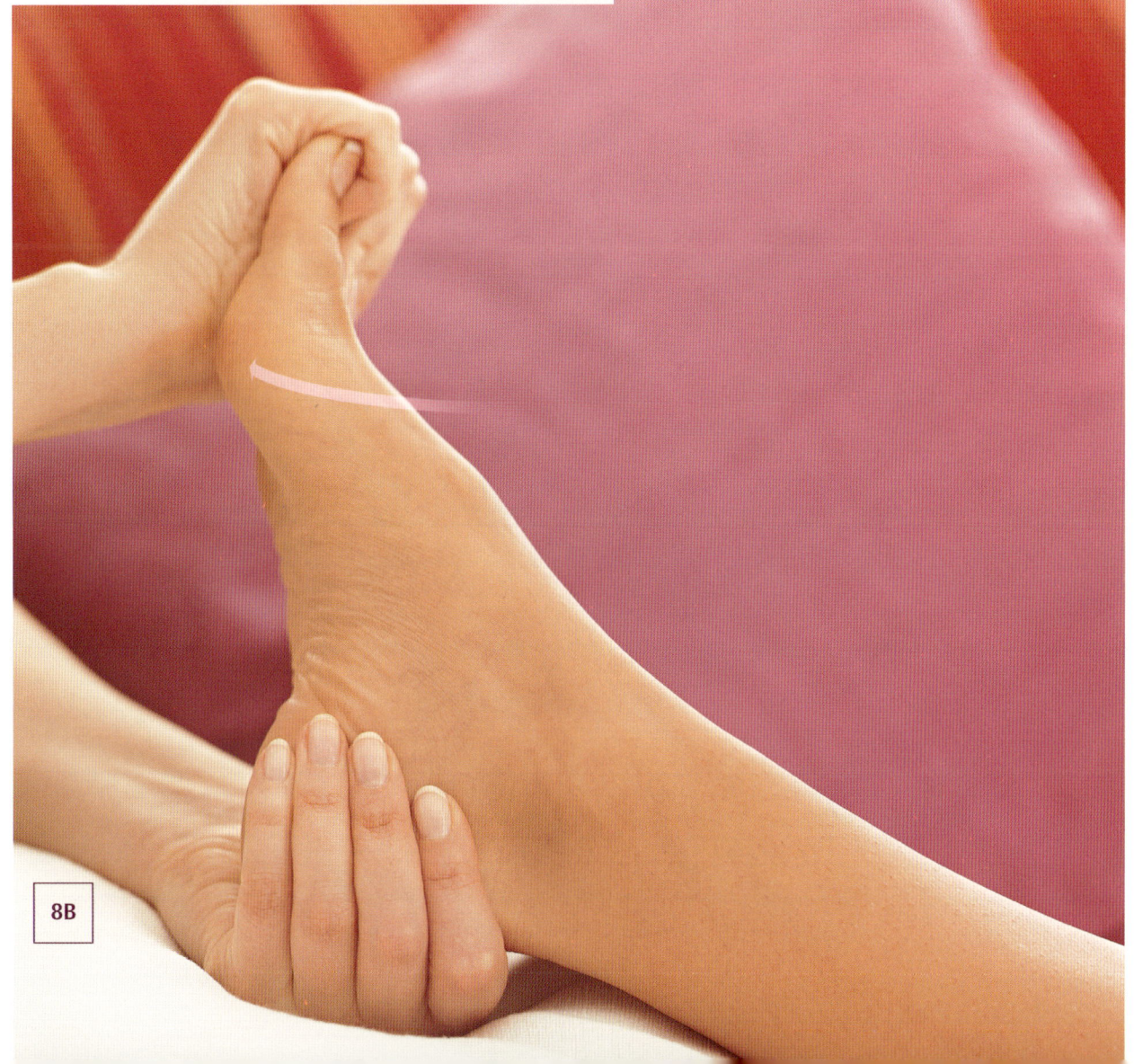

8A

8B

9A

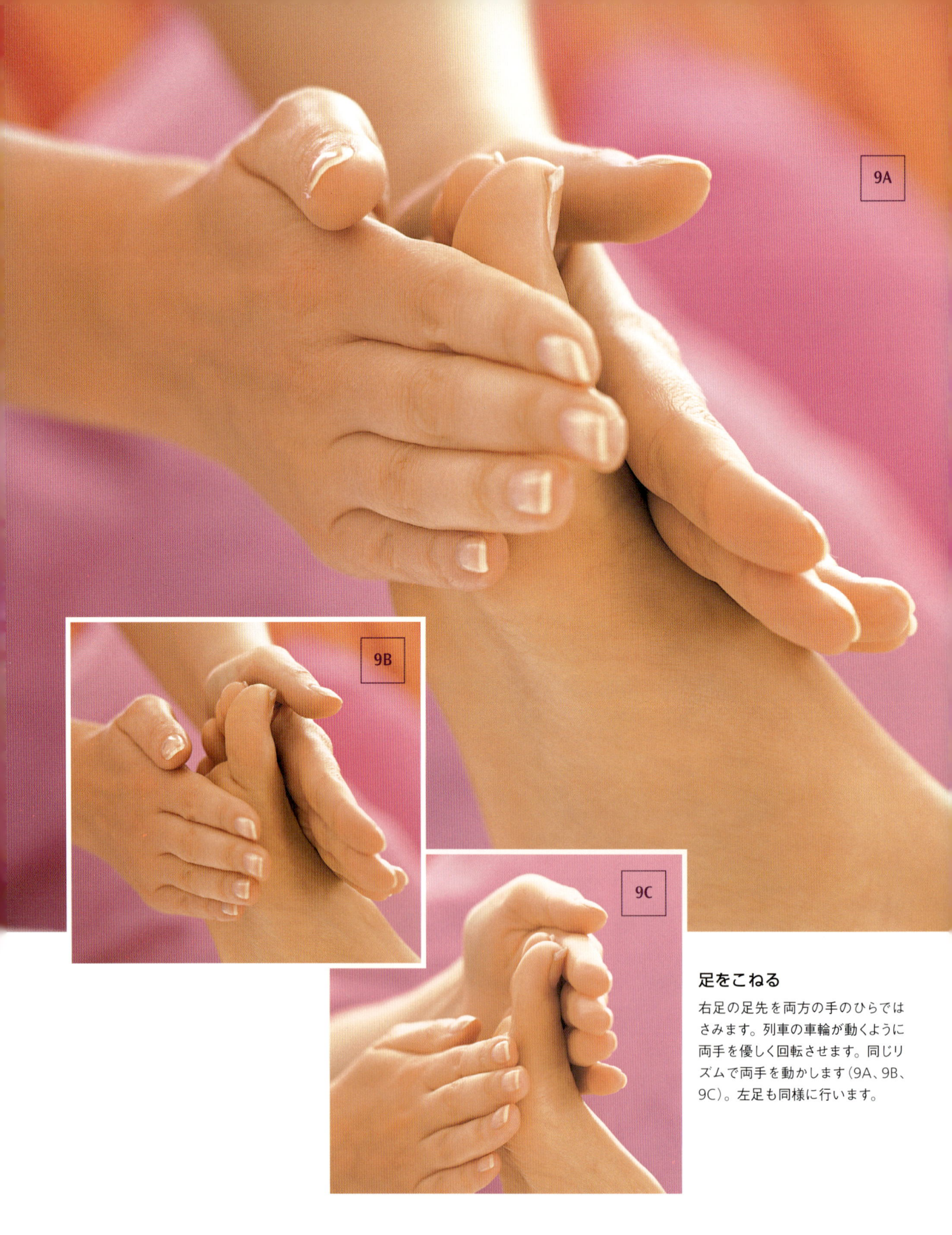

9B

9C

足をこねる

右足の足先を両方の手のひらではさみます。列車の車輪が動くように両手を優しく回転させます。同じリズムで両手を動かします（9A、9B、9C）。左足も同様に行います。

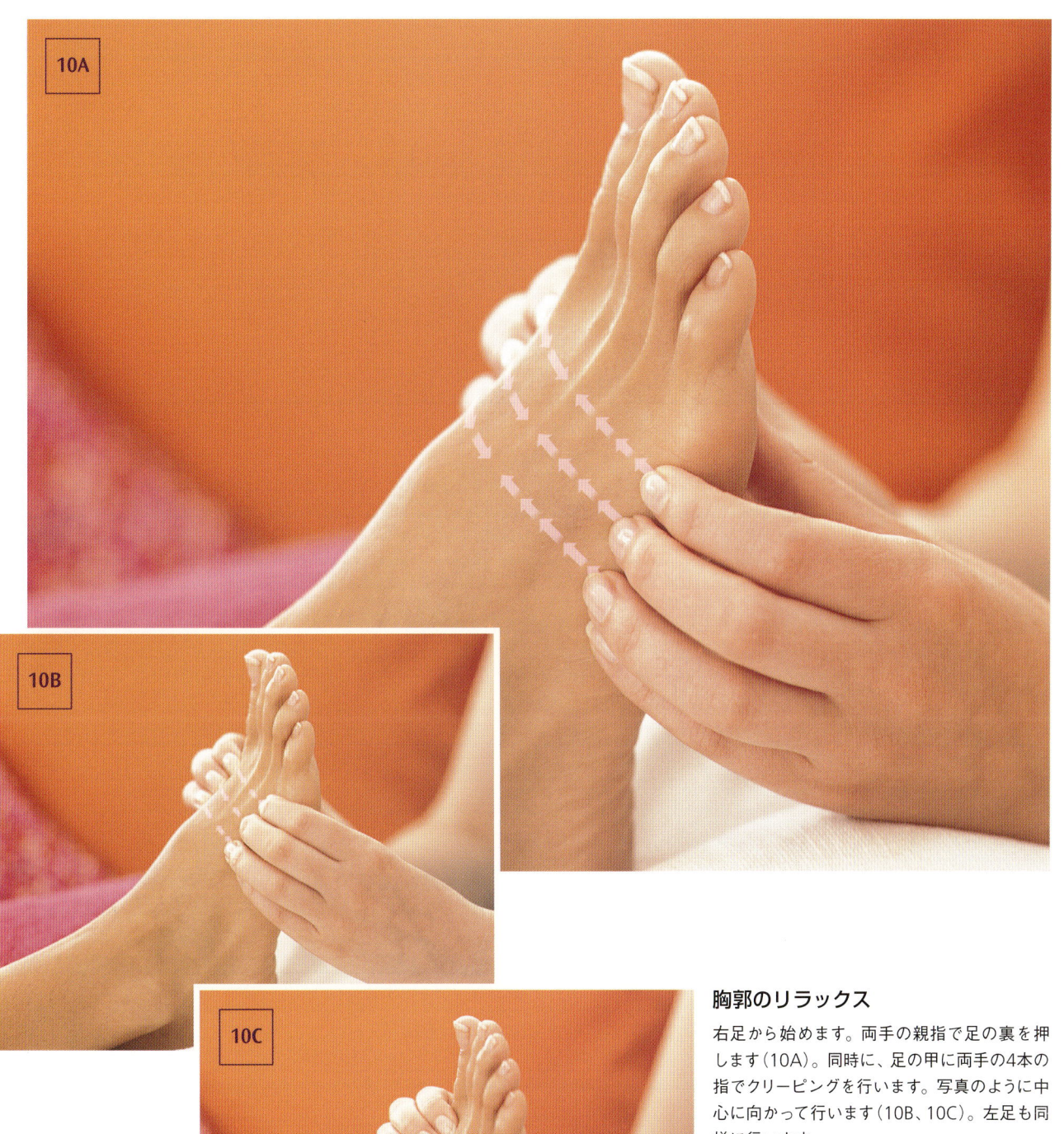

足のフル・トリートメント　39

胸郭のリラックス

右足から始めます。両手の親指で足の裏を押します（10A）。同時に、足の甲に両手の4本の指でクリーピングを行います。写真のように中心に向かって行います（10B、10C）。左足も同様に行います。

足がほぐれたら、全身のためのトリートメントを始めましょう。

胸部と肺
（足の裏側）

左手で右足を支えます。右手の親指で足裏の指の骨と骨の間に上向きにクリーピングを行います(11)。手をかえて左足にも行います。

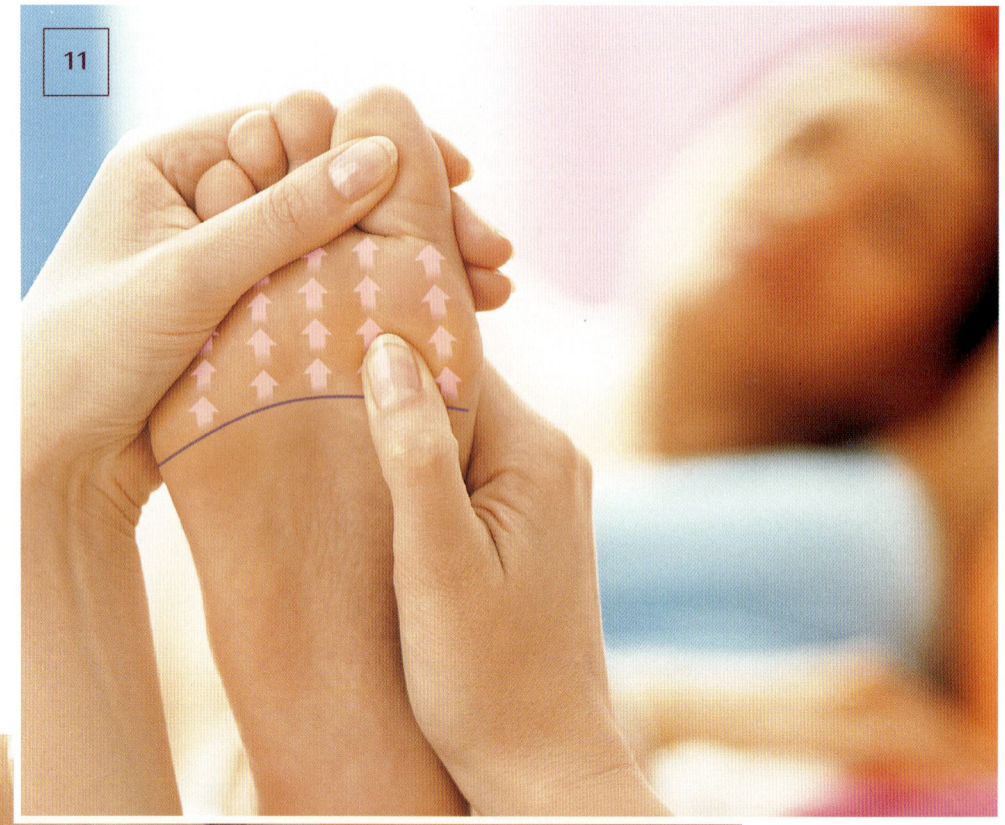

胸部と肺
（足の甲側）

左手のこぶしで右足の裏側を押します。右手の人差し指で、足の甲の指の骨と骨の間に下向きにクリーピングを行います(12)。手をかえて左足にも行います。

副鼻腔

左手で右足を支えます。右手の親指で足の指に順番に上向きにクリーピングを行います。親指の付け根から始め、1本ずつ行います（13A、13B、13C）。小指が終わったら、手をかえて、小指から親指へと行います。また手をかえて左足にも同様に行います。鼻と喉の反射区、松果体、下垂体、視床下部の反射区は、親指の副鼻腔の反射区と近い位置にあるため、同時にトリートメントを行いましょう。

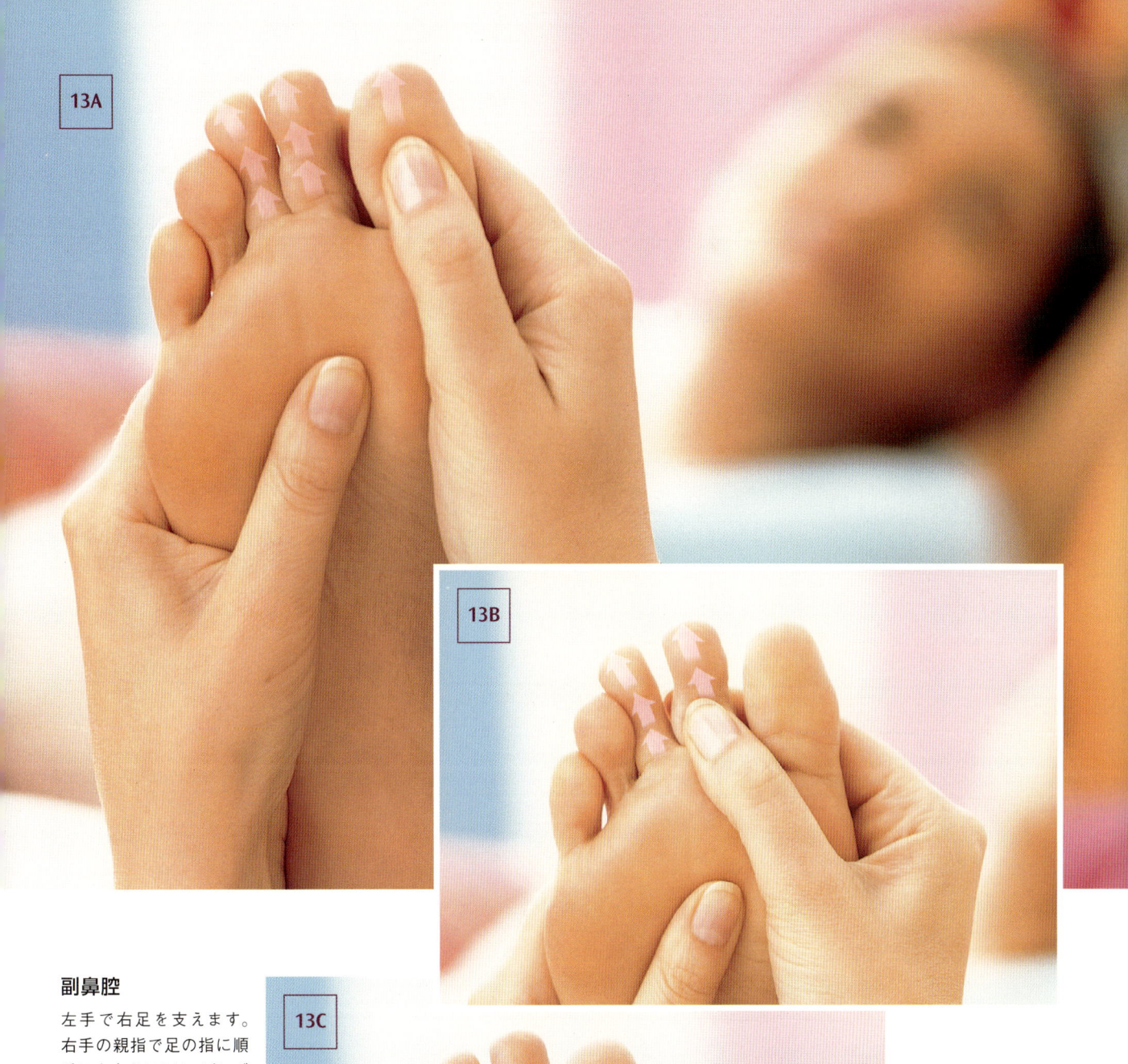

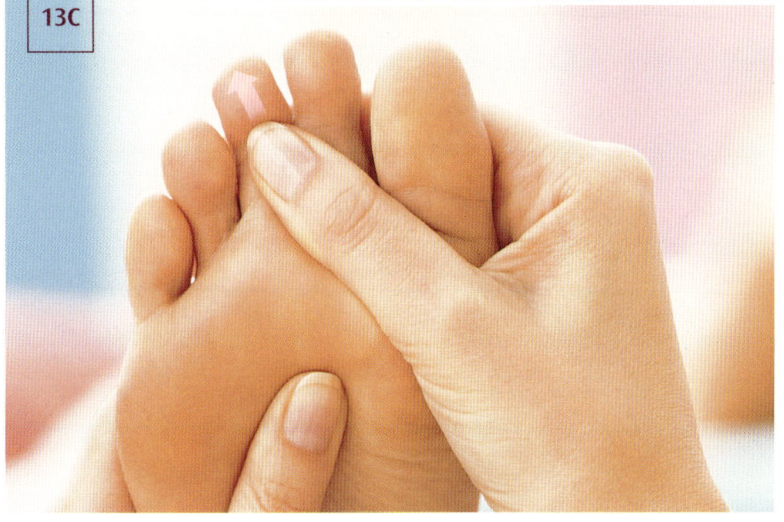

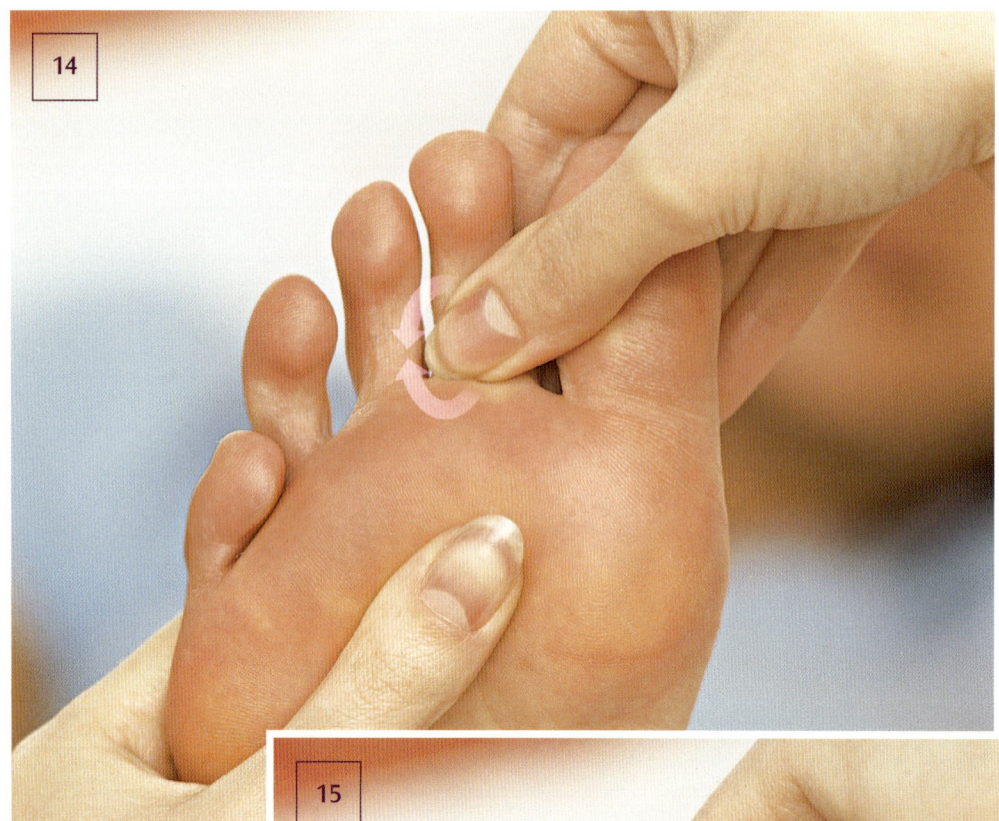

目

左手で右足を支えます。右手の親指を第二指の第一関節の下にあて、反射区に小さくローテーティングを行います（14）。手をかえて左足にも行います。

耳

左手で右足を支えます。右手の親指を第三指の第一関節の下にあて、反射区に小さくローテーティングを行います（15）。手をかえて左足にも行います。

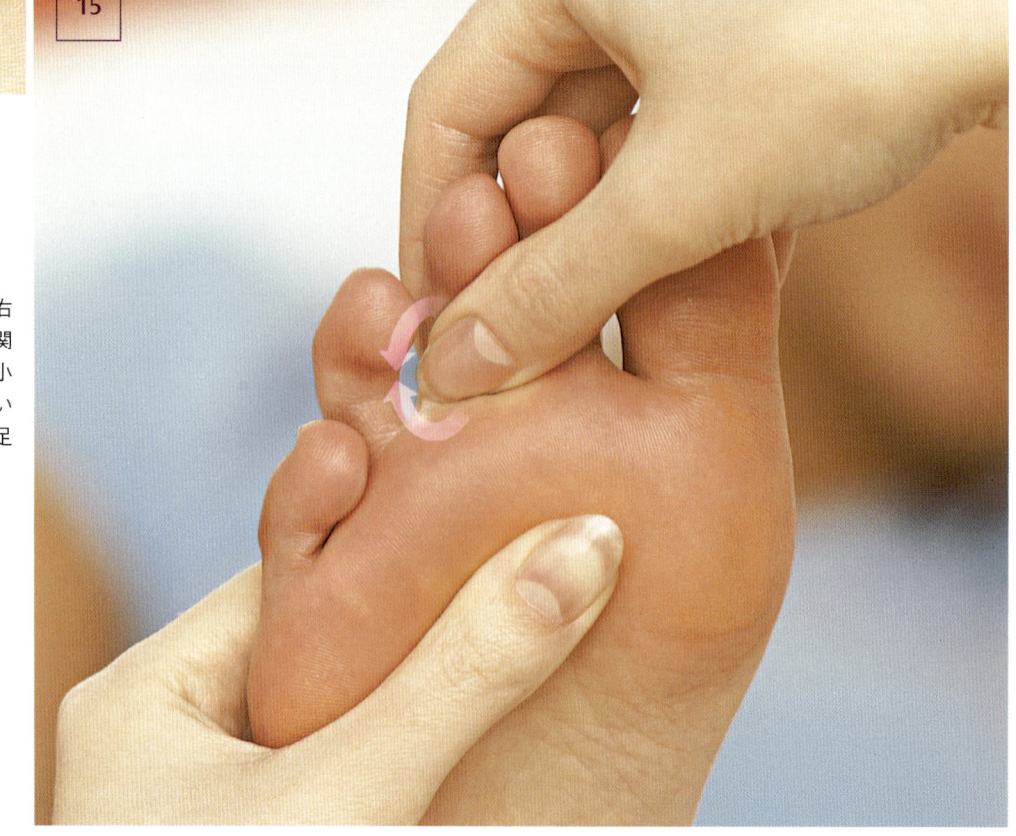

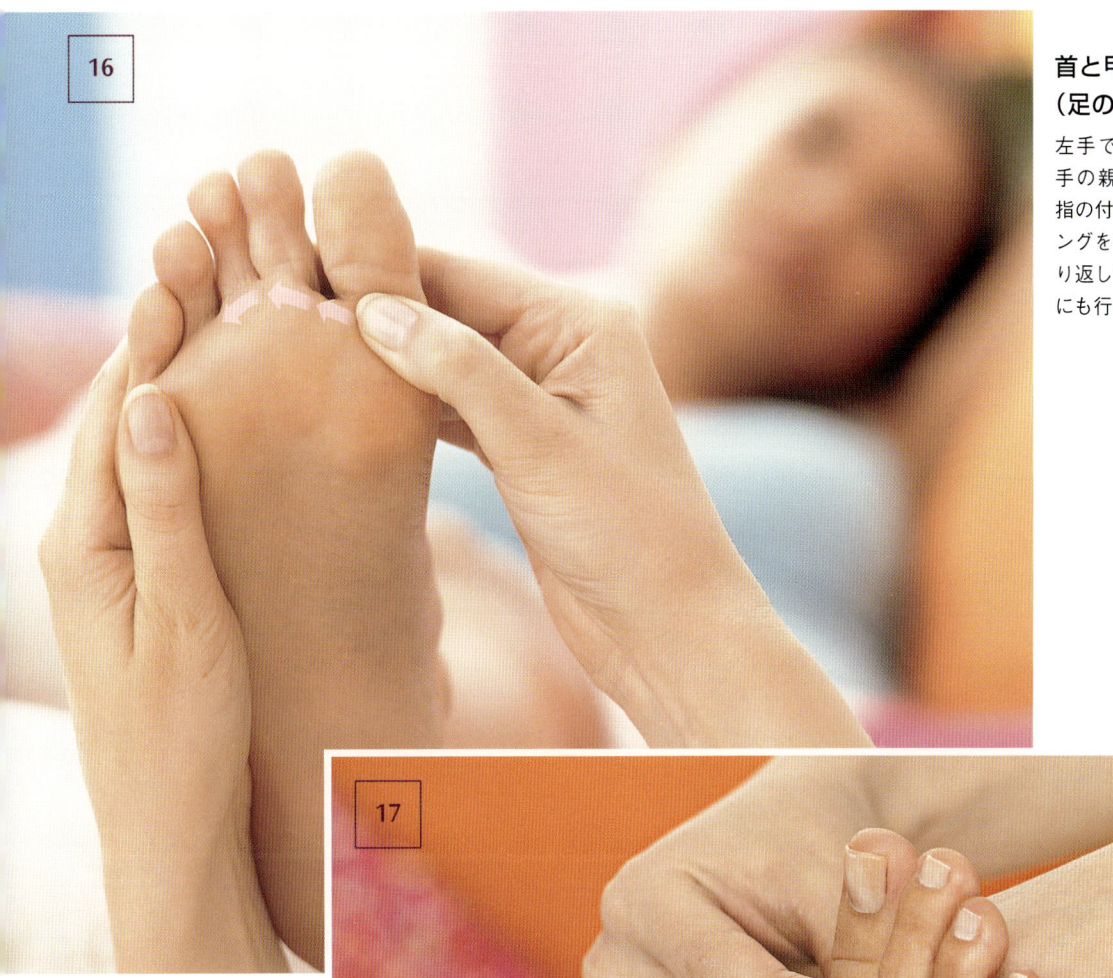

足のフル・トリートメント　43

16

首と甲状腺
（足の裏側）

左手で右足を支えます。右手の親指で、親指から第三指の付け根の部分にクリーピングを行います（16）。3回繰り返します。手をかえて左足にも行います。

17

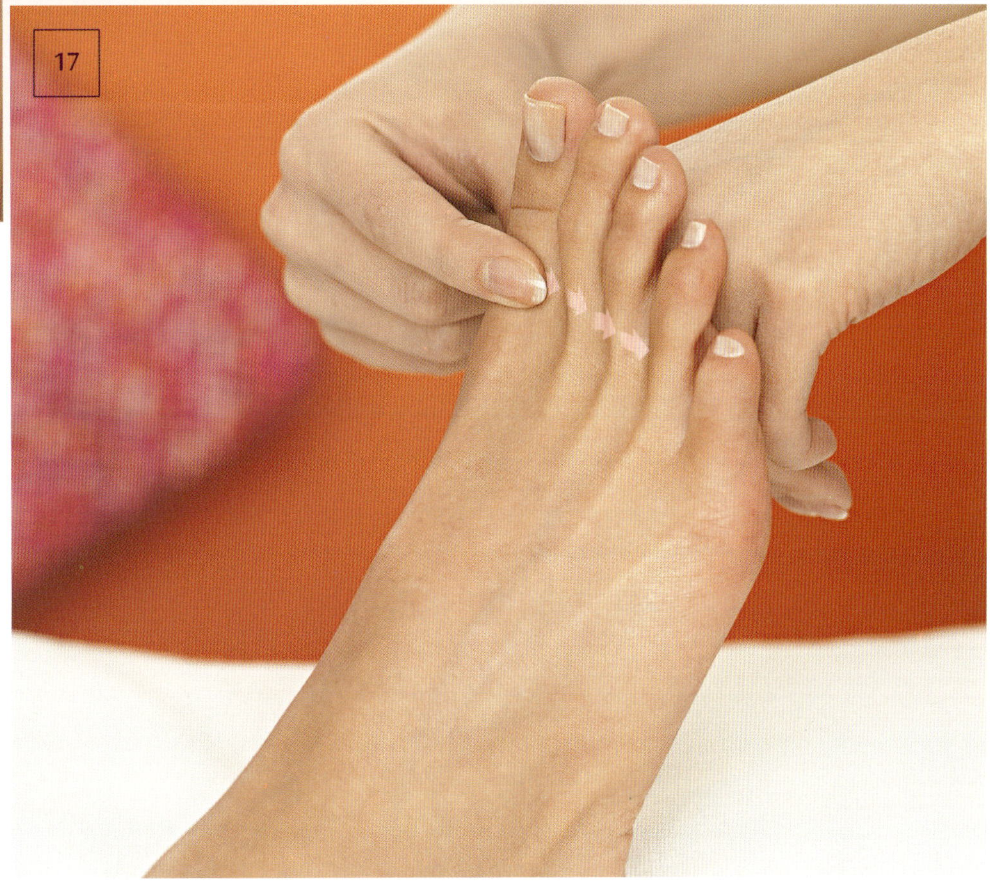

首と甲状腺
（足の甲側）

左手のこぶしで右足を支えます。右手の人差し指で、親指から第三指の付け根にクリーピングを行います（17）。3回繰り返します。手をかえて左足にも行います。

尾骨

右手で右足先を支えます。左手の4本の指で、かかとの内側に上向きにクリーピングを行います（18A、18B）。手をかえて左足にも行います。

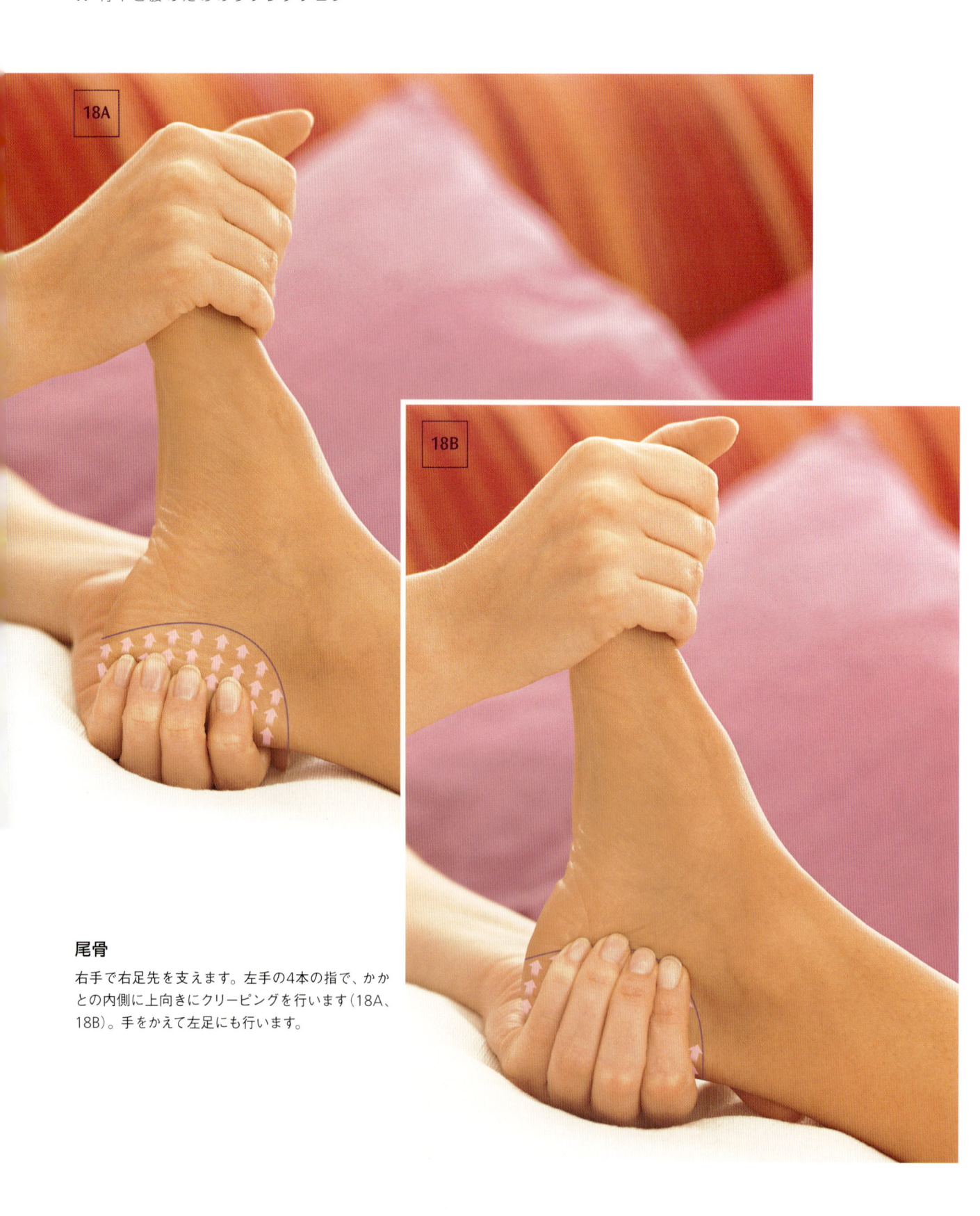

足のフル・トリートメント 45

臀部と骨盤

左手で右足先を支えます。右手の4本の指で、かかとの外側に上向きにクリーピングを行います（19A、19B）。手をかえて左足にも行います。

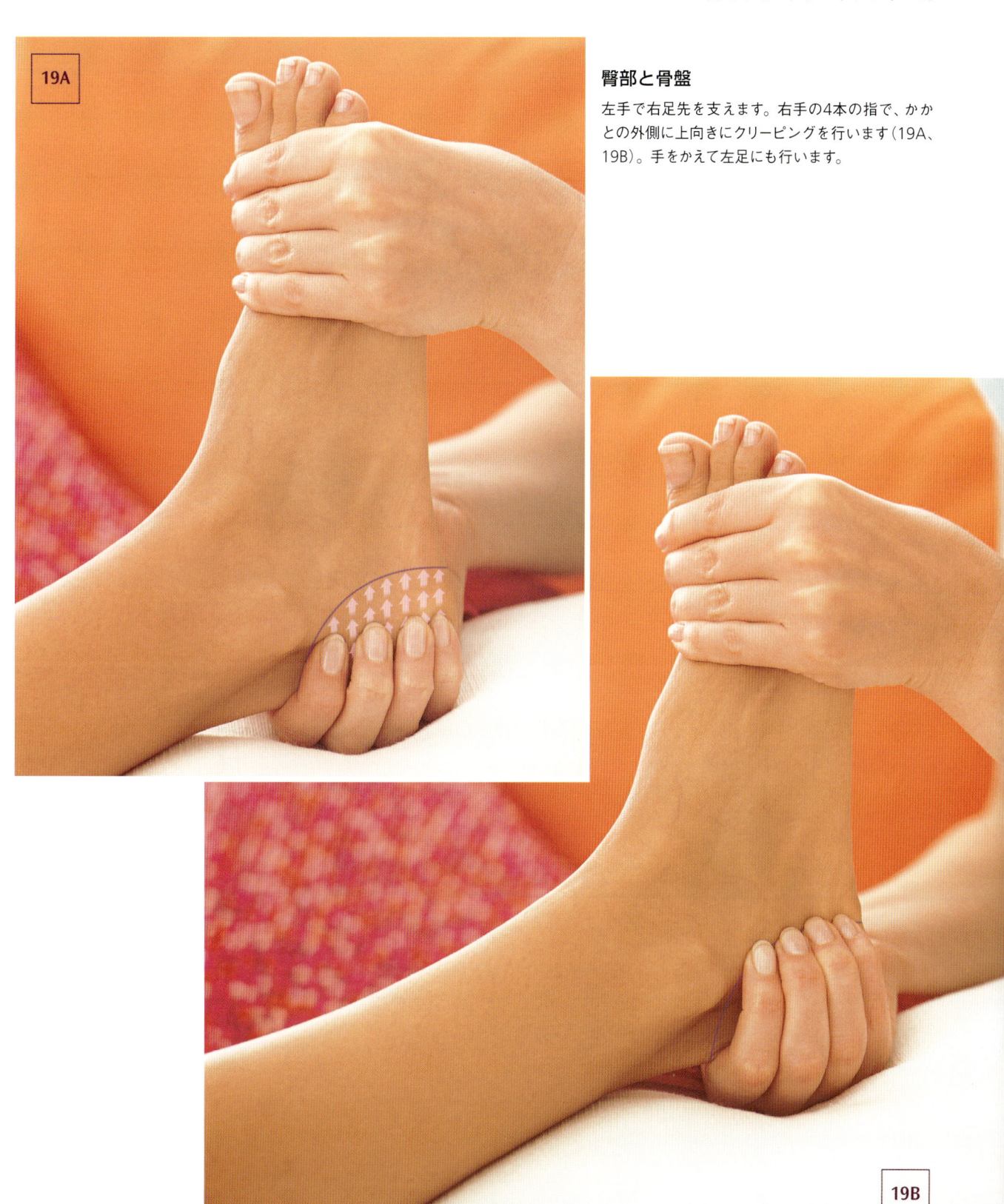

脊椎

左手で右足を支えます。右手の親指で、足の内側のかかとから上向きにクリーピングを行います（20A、20B、20C）。

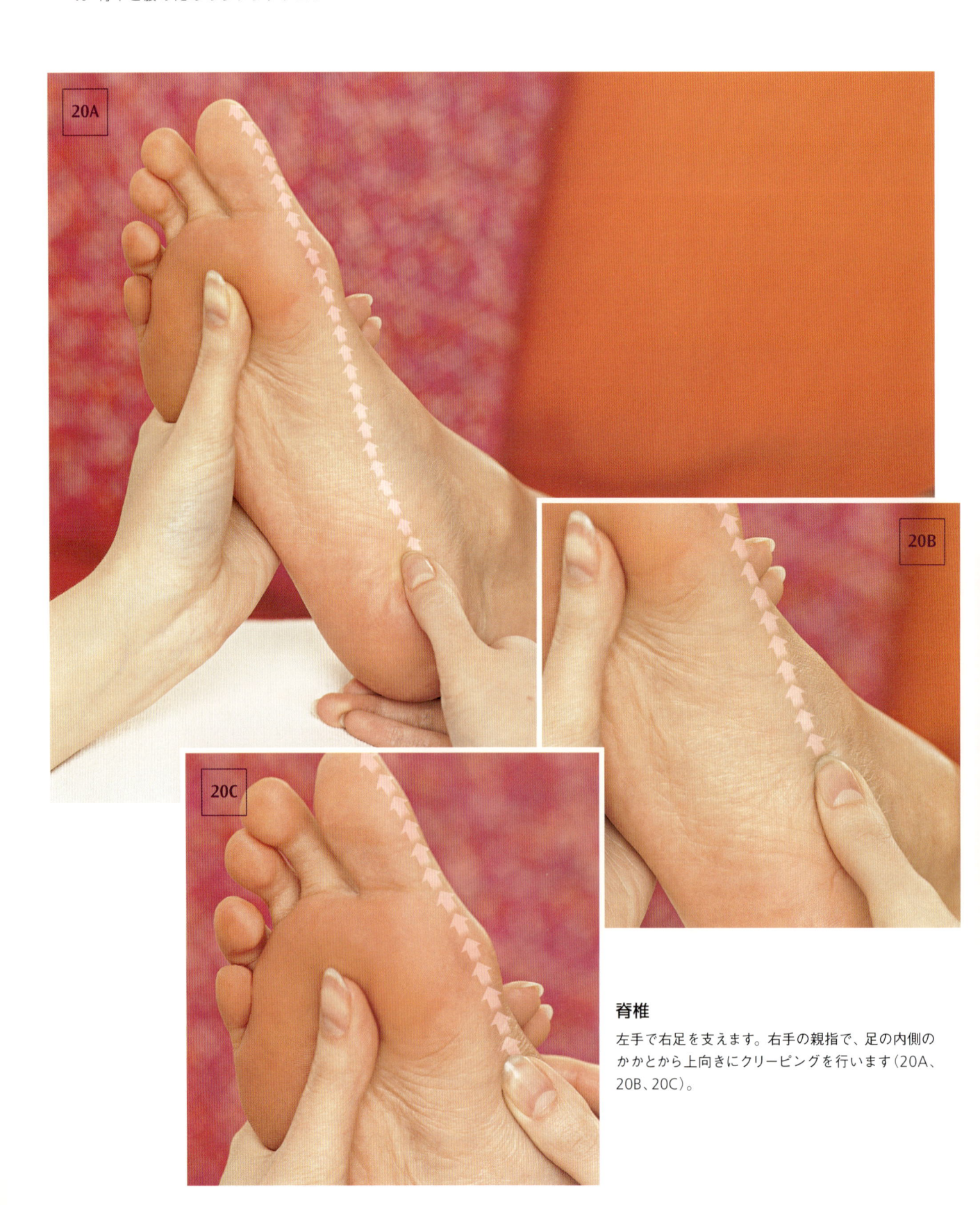

足のフル・トリートメント 47

脊椎

引き続き、親指まで足の内側にクリーピングを行います（20D、20E）。手をかえて左足にも行います。

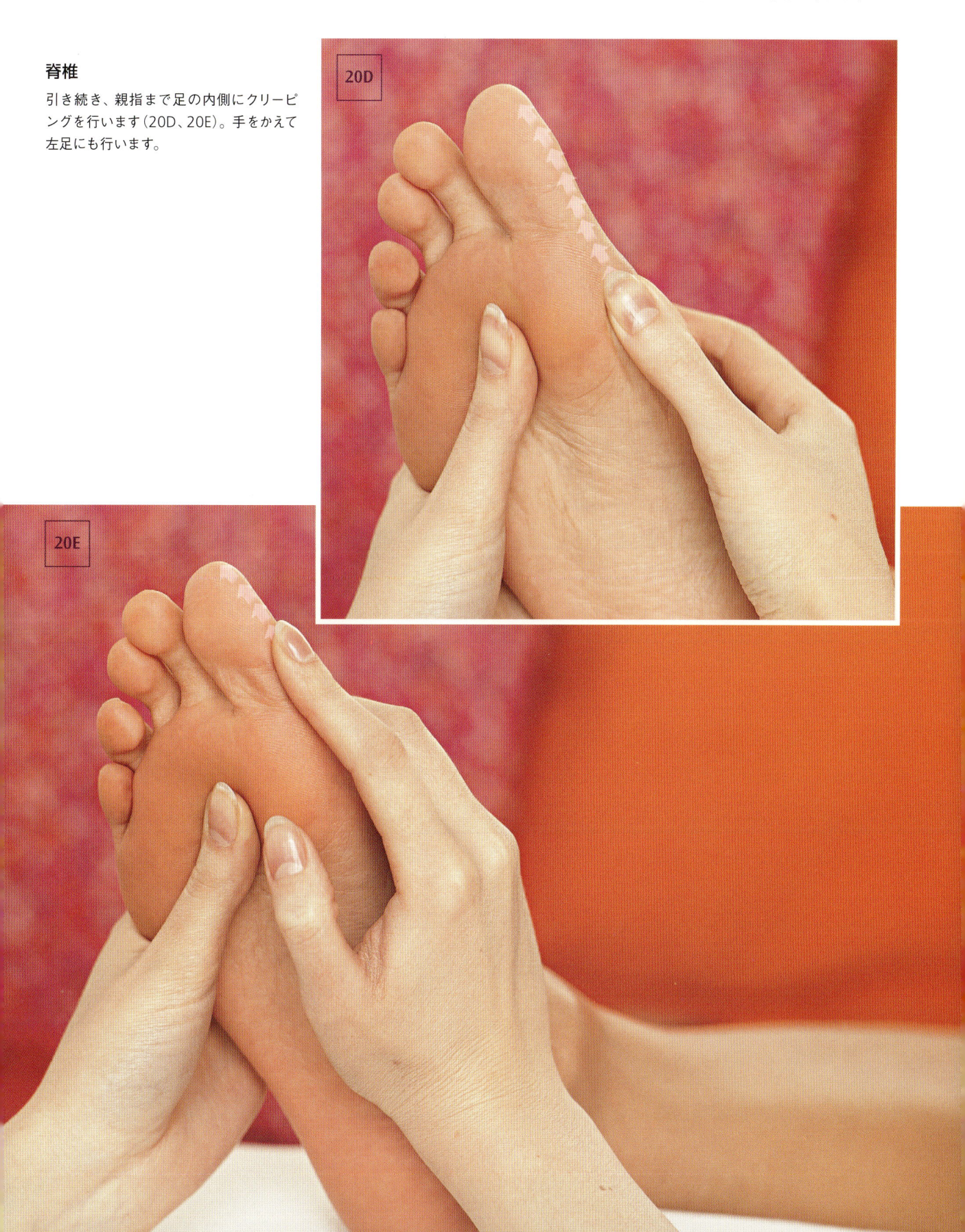

20D

20E

慢性的な首のトラブル

左手で右足を支えます。右手の親指で、足の親指から第三指までの外側を下に向かって押していきます（21A、21B、21C）。手をかえて左足にも行います。

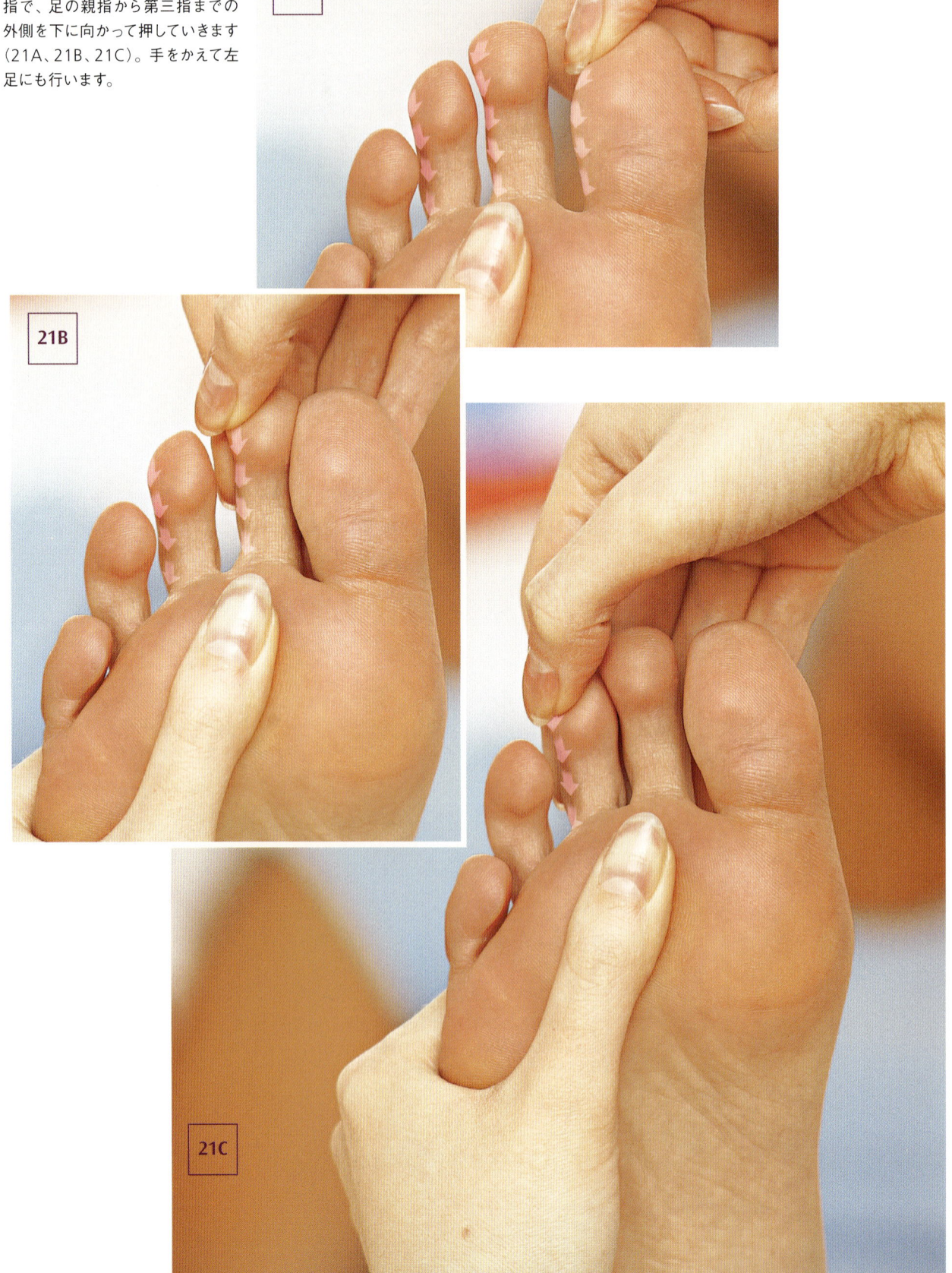

首をまわす

左手で右足を支えます。右手の親指を使って、親指から第三指までを順番に上に引いてまわします（22A、22B、22C）。手をかえて左足にも行います。首のこりにとくに効きます。

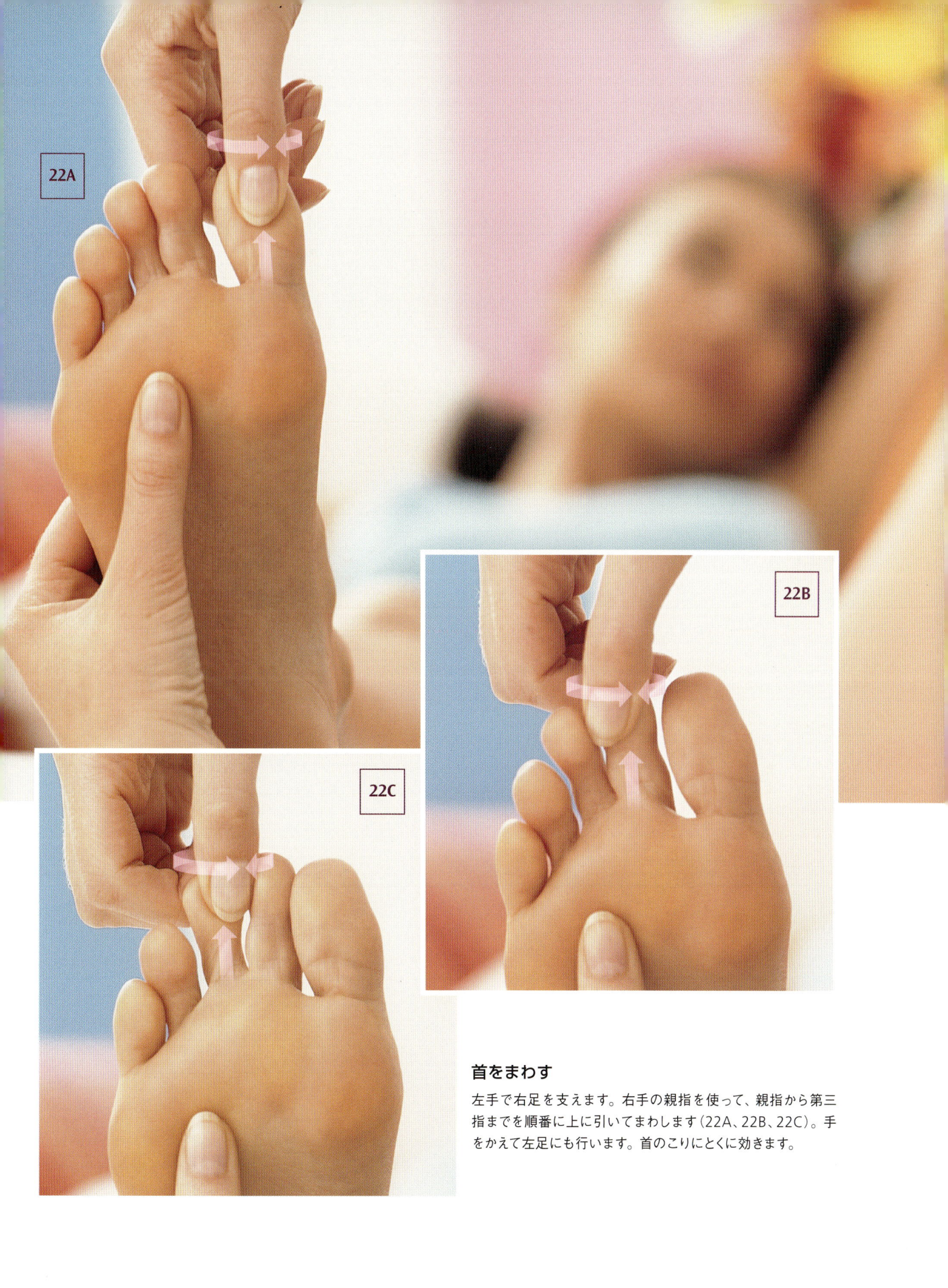

23A

23B

顔
左手のこぶしで右足の裏を押します。右手の人差し指で、親指から第三指までの上にクリーピングを行います（23A、23B、23C）。手をかえて左足にも行います。

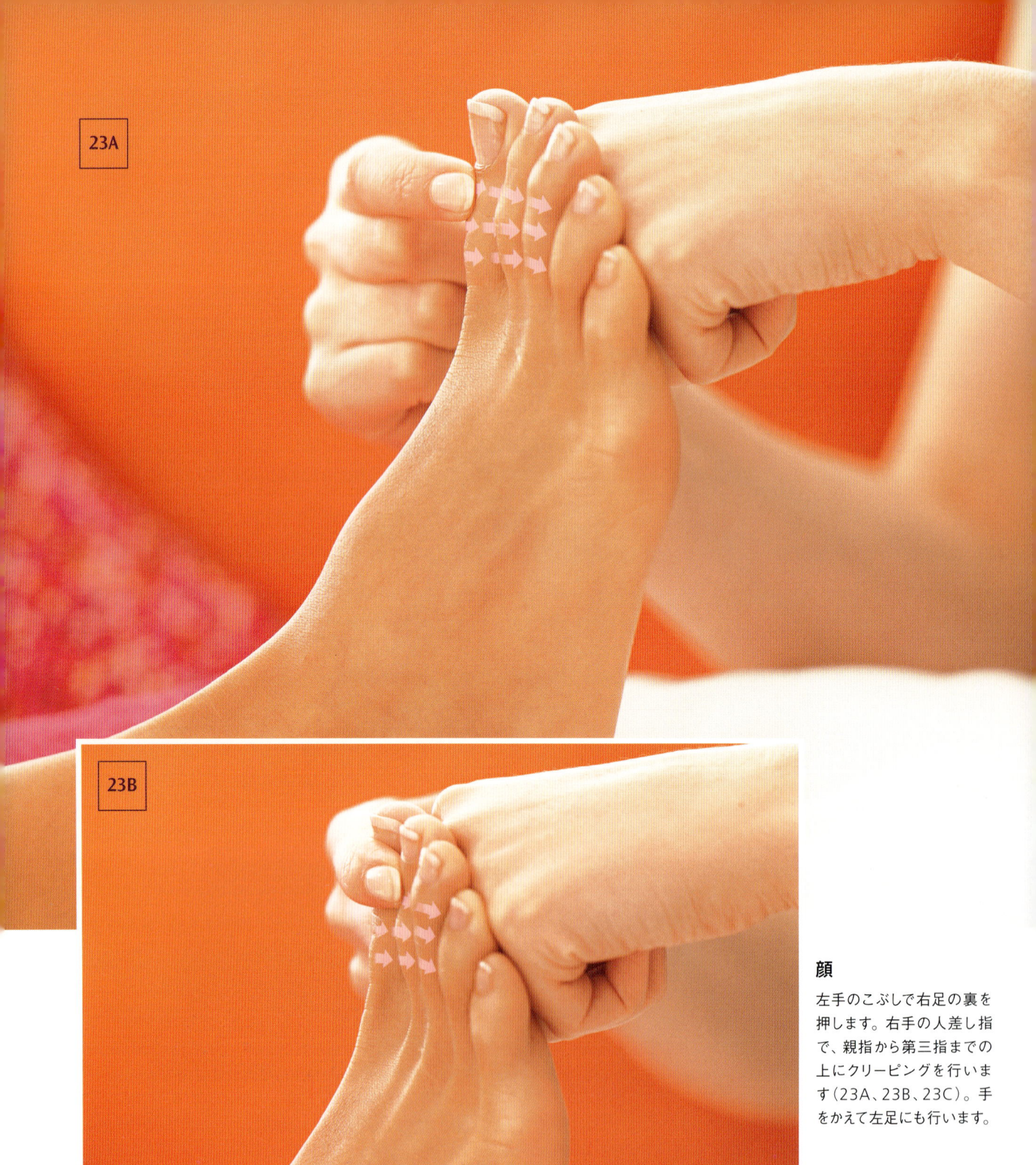

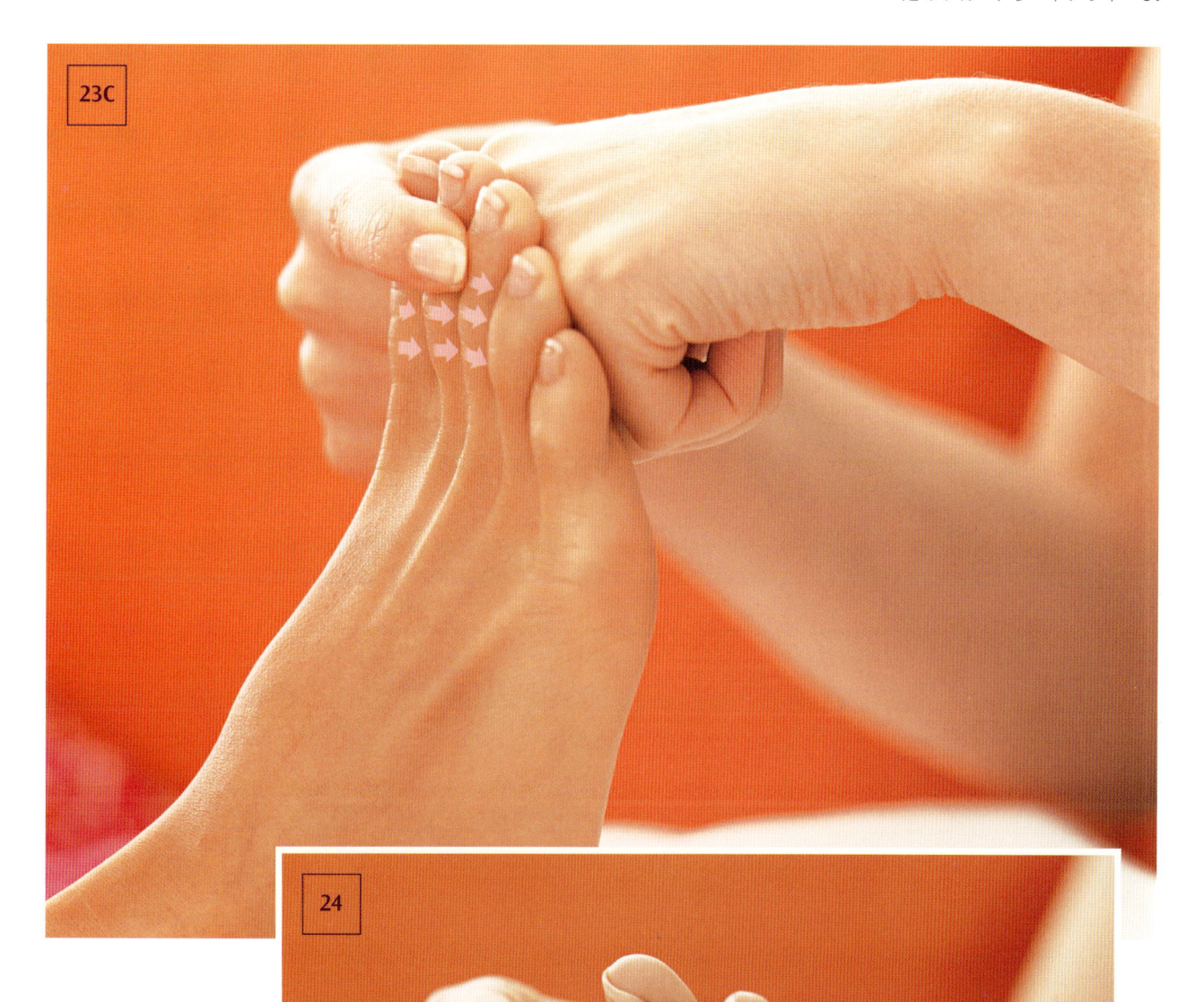

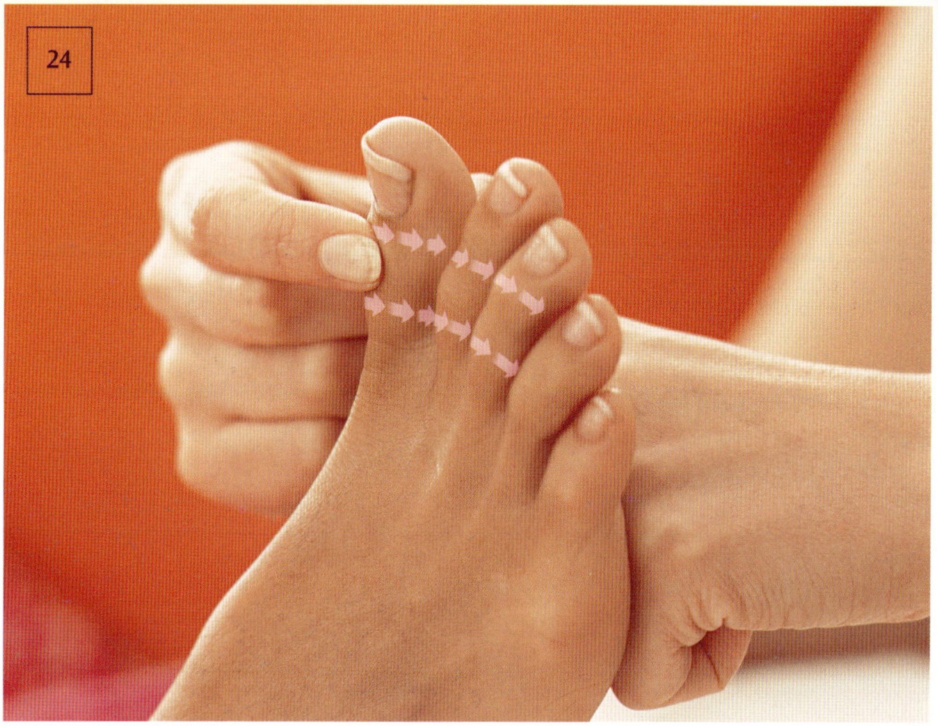

23C

24

歯

歯医者に行くまでの痛みや、歯の治療を受けた後の痛みを和らげます。左手のこぶしで右足を支えます。上の歯の痛みには、人差し指で親指から第三指までの爪の根元を押していきます（24）。下の歯には、親指から第三指までの付け根から0.5cm上を押していきます。手をかえて左足にも行います。

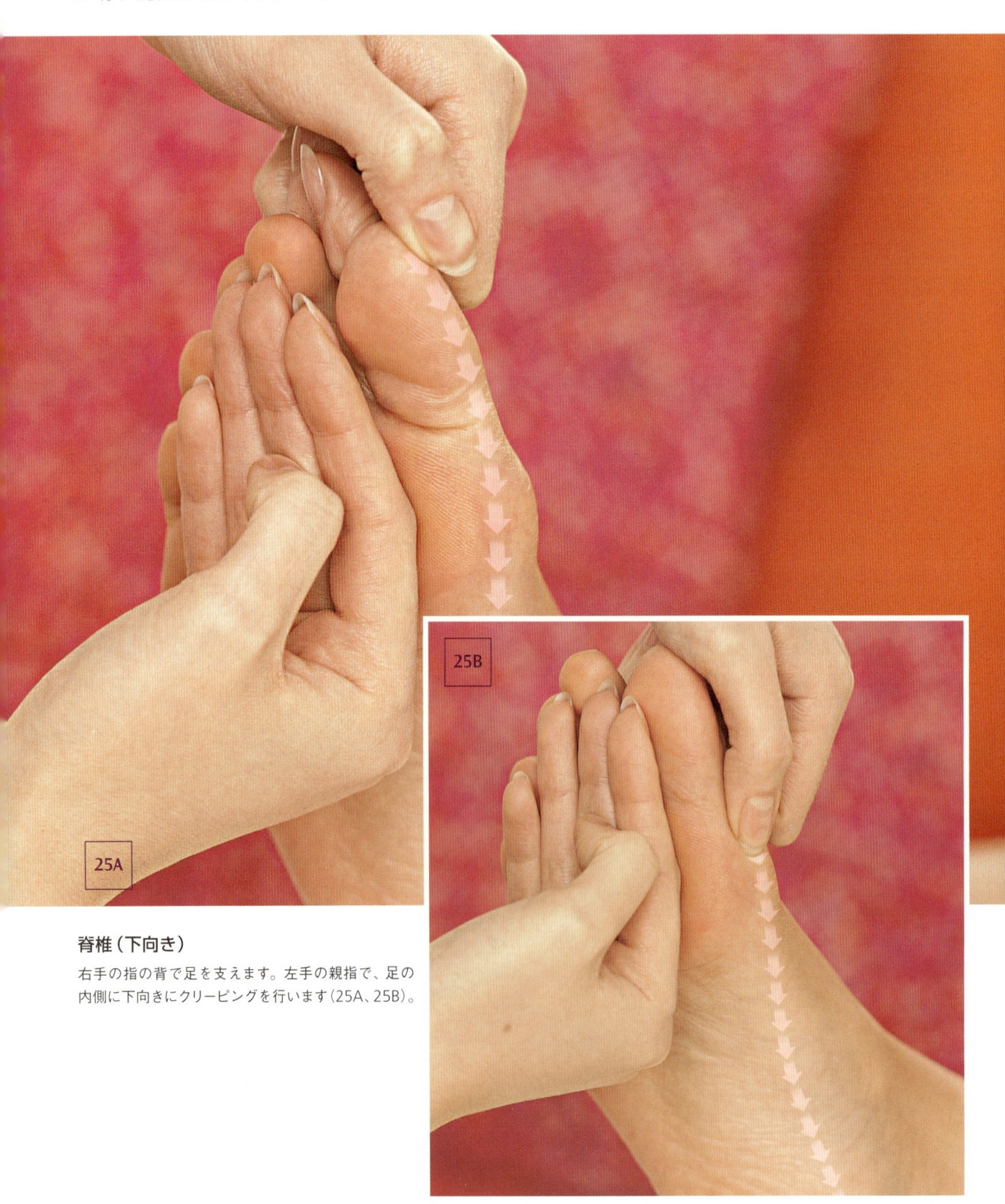

脊椎（下向き）

右手の指の背で足を支えます。左手の親指で、足の内側に下向きにクリーピングを行います（25A、25B）。

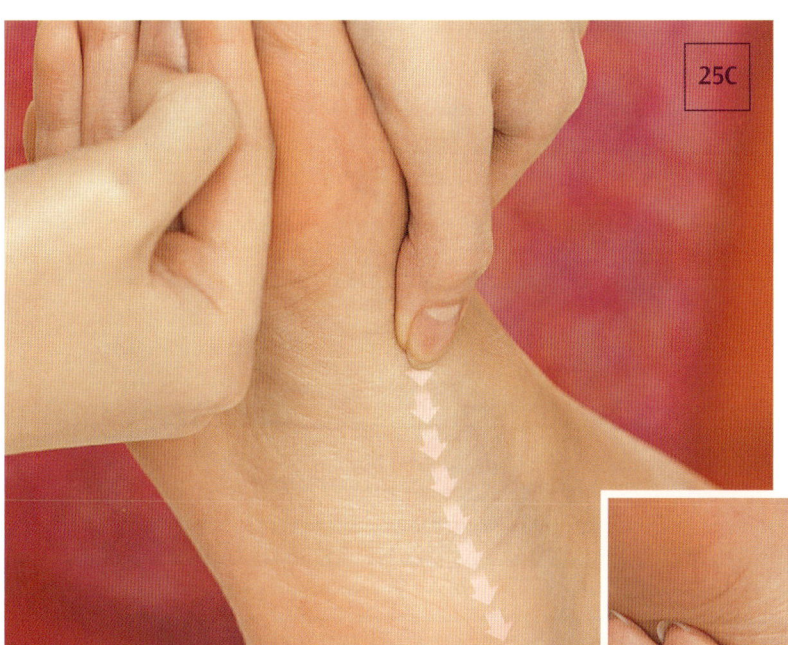

脊椎（下向き）

引き続き、足の内側を下向きに押していき、同時に支える手も下にずらします（25C）。かかとに下りるまで、押していない手の指の背で支えます（25D、25E）。手をかえて左足にも行います。

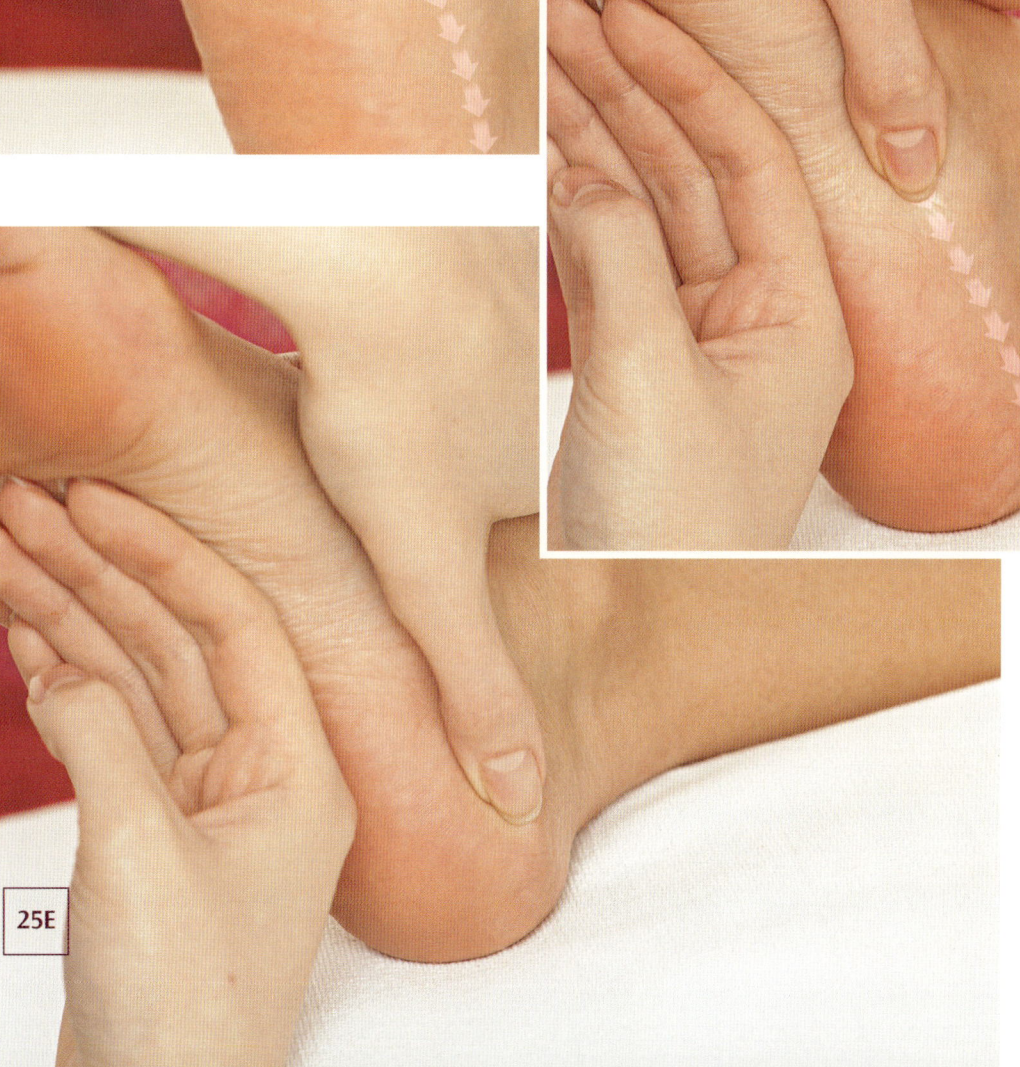

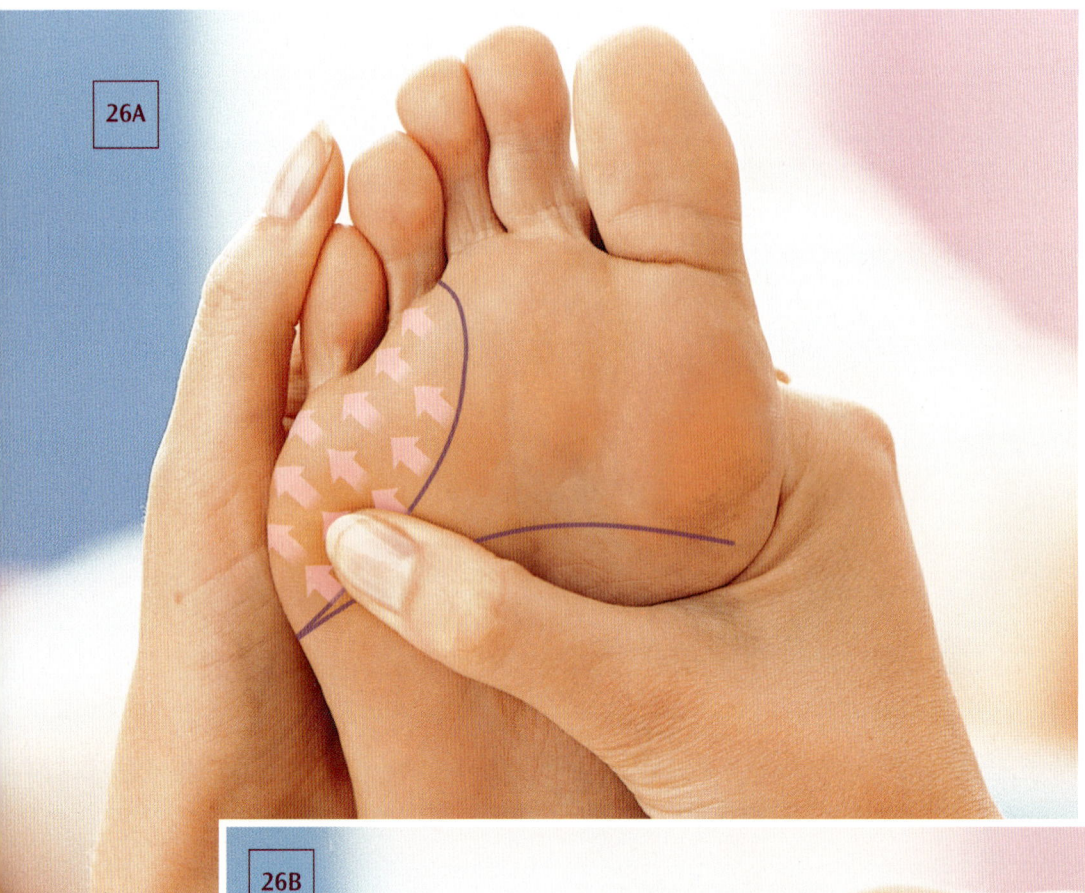

肩（足の裏側）

左手で右足を支えます。右手の親指で肩の反射区に外向きにクリーピングを行います（26A）。手をかえて、今度は左手の親指で内向きにクリーピングを行います（26B）。左足はまず右手で左足を支え、左手の親指で外側にクリーピングを行います。

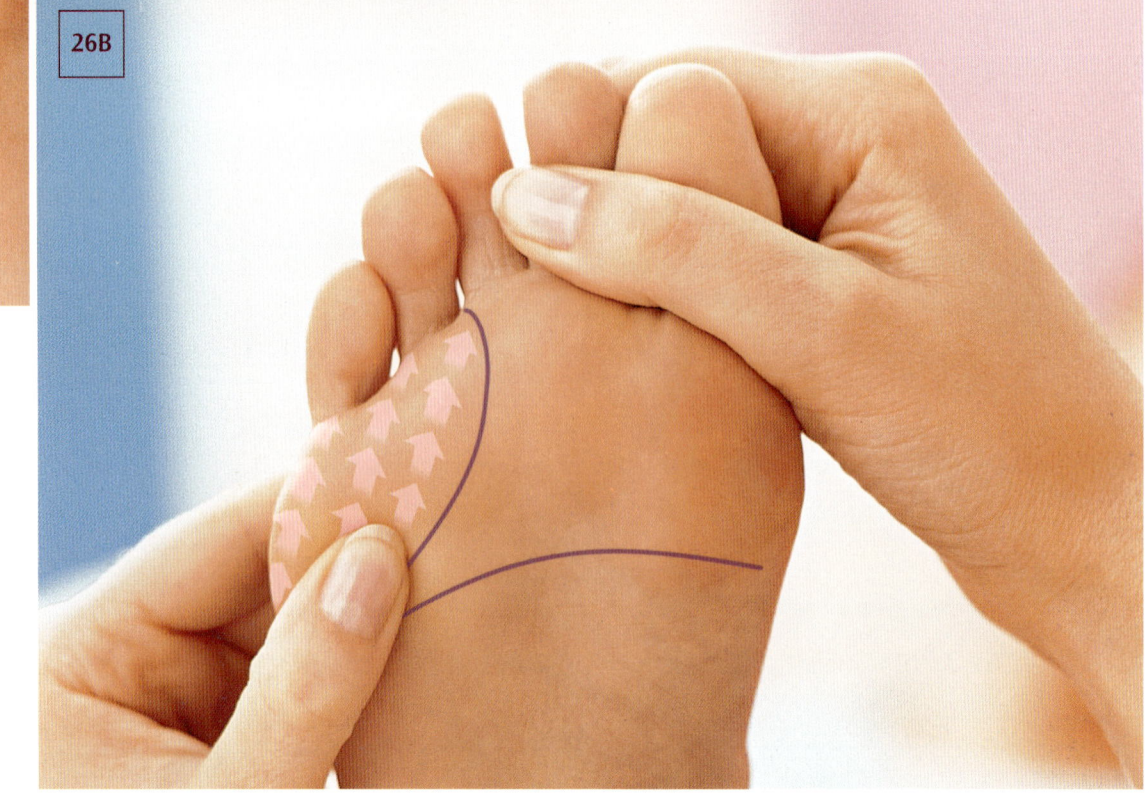

足のフル・トリートメント　55

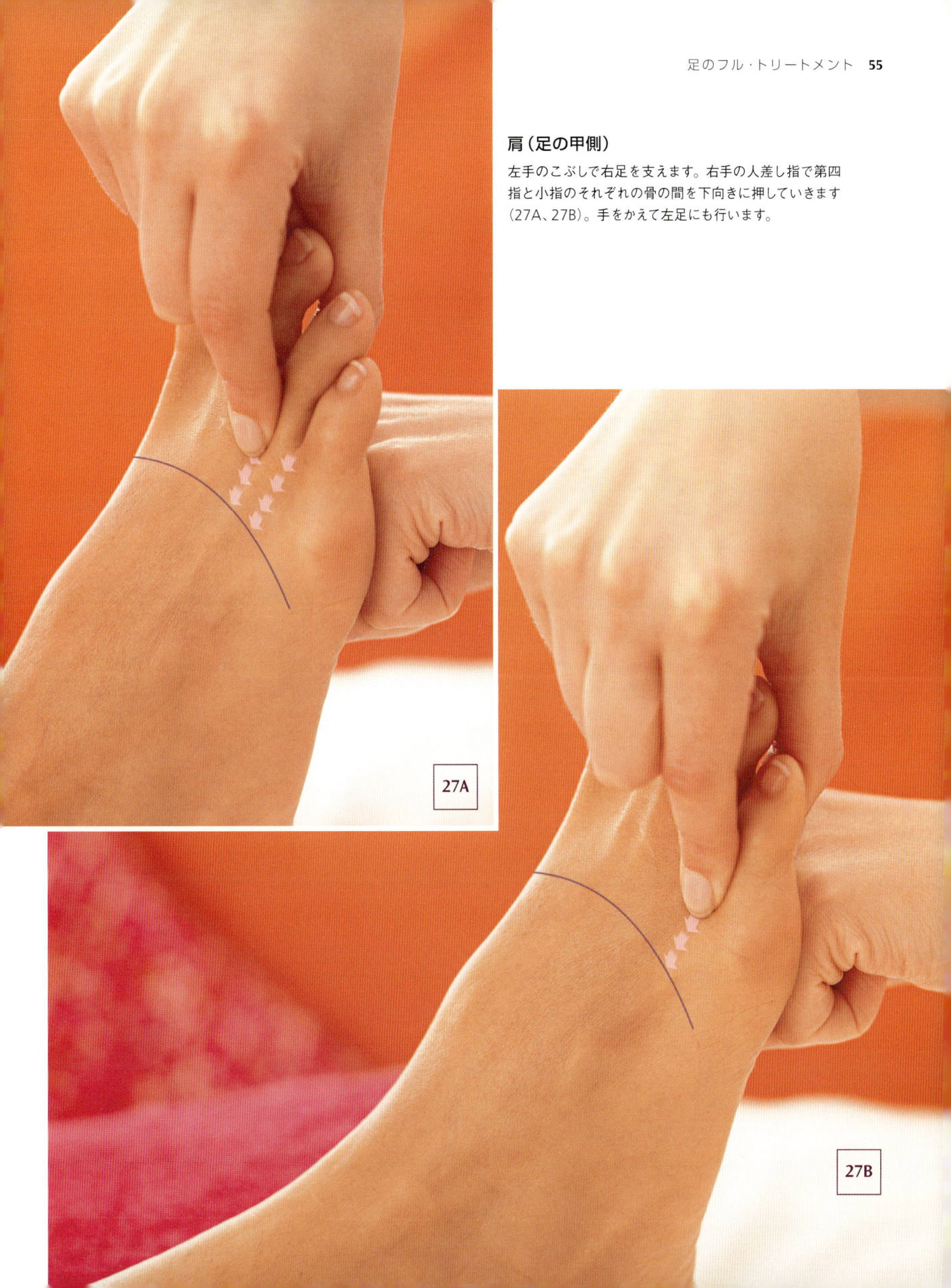

肩（足の甲側）

左手のこぶしで右足を支えます。右手の人差し指で第四指と小指のそれぞれの骨の間を下向きに押していきます（27A、27B）。手をかえて左足にも行います。

27A

27B

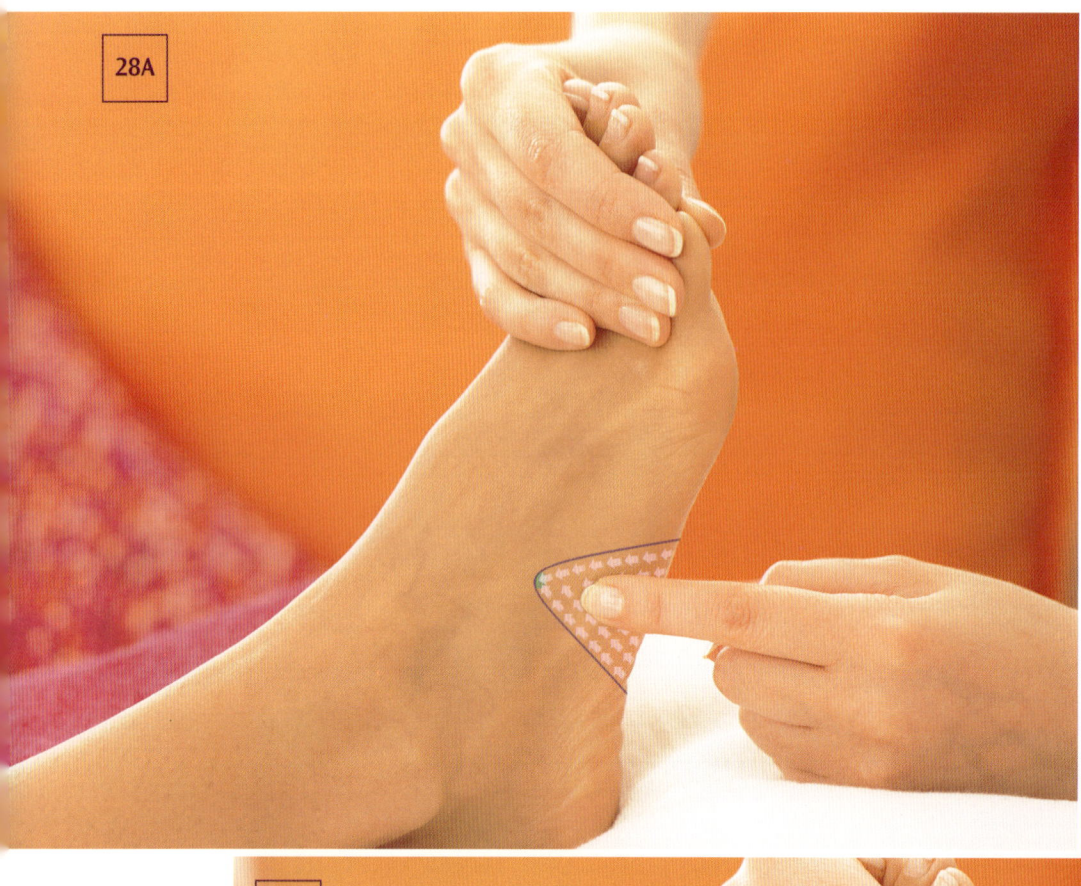

ひざとひじ

右手で右足を支えます。左手の人差し指で、足の外側にある三角形の反射区に上向きにクリーピングを行います（28A、28B）。手をかえて左足にも行います。

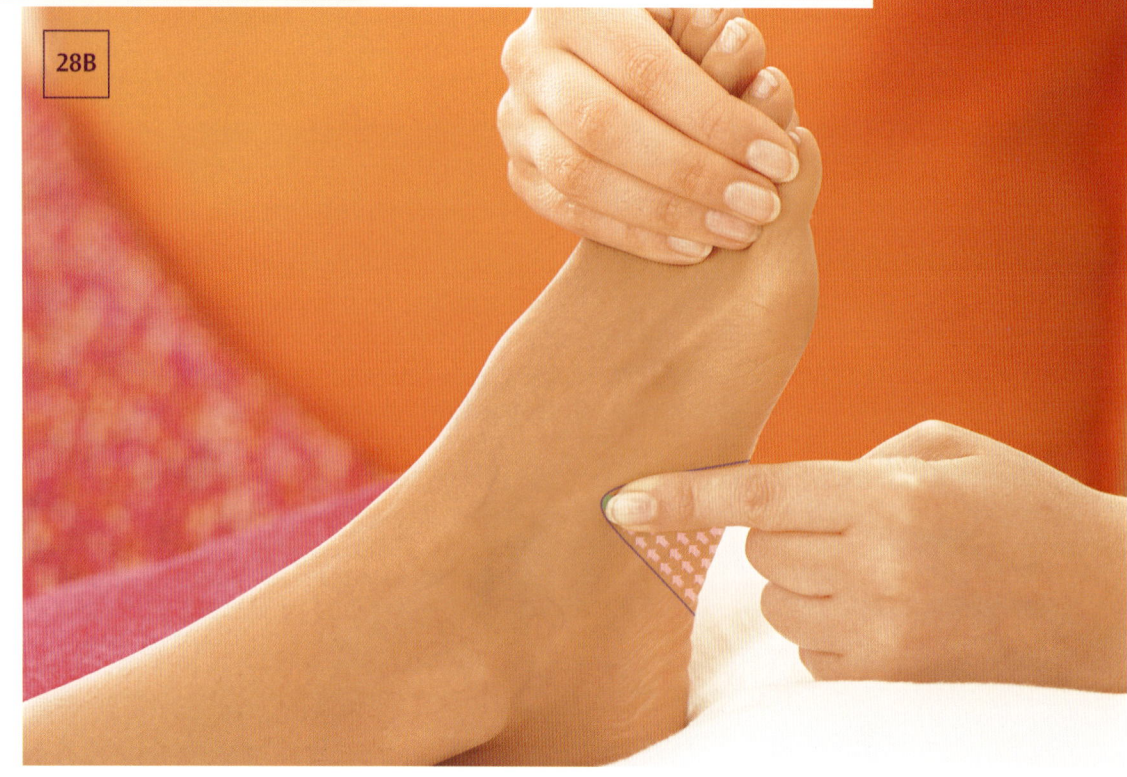

臀部と骨盤（足の裏側）

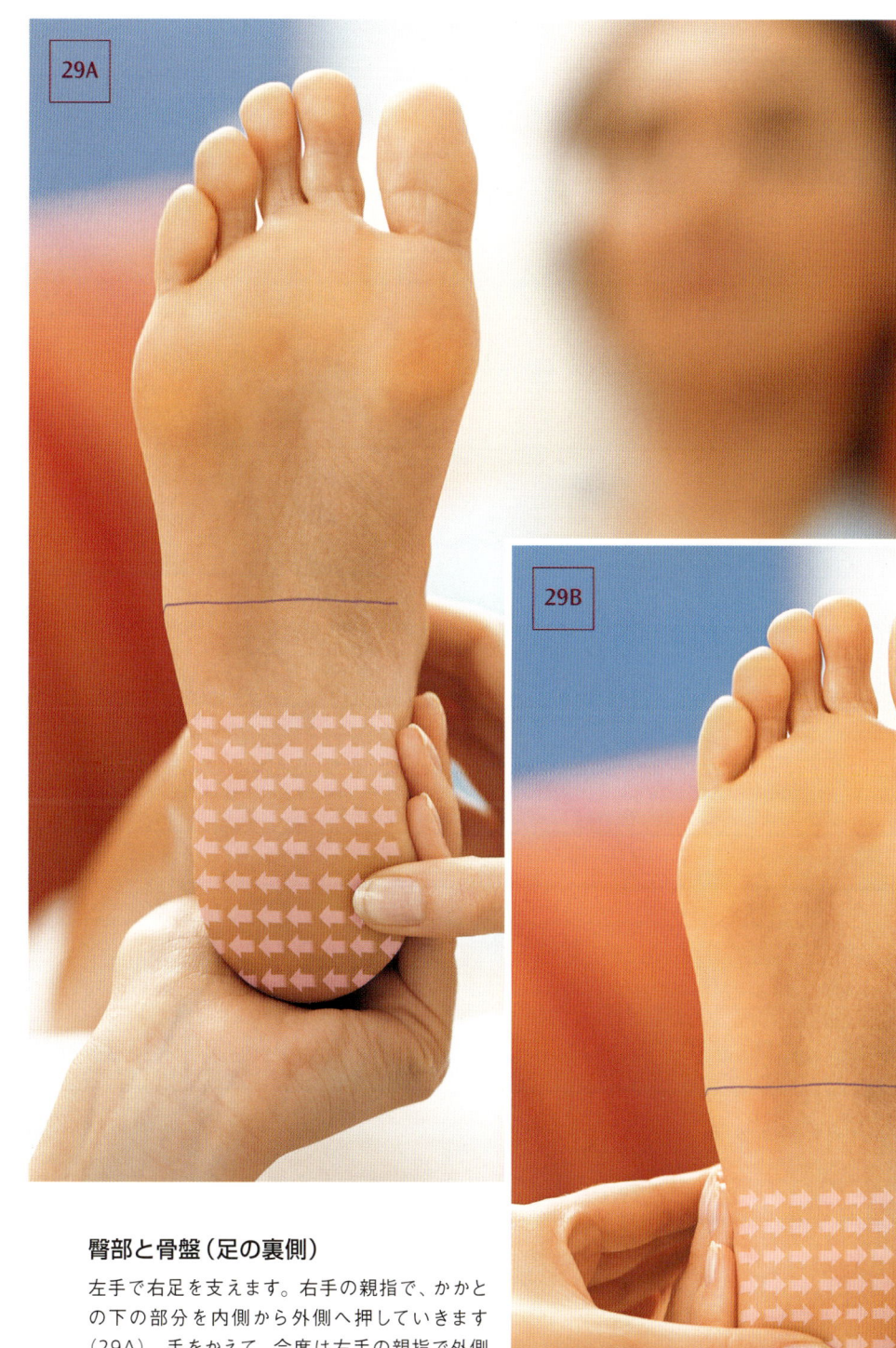

左手で右足を支えます。右手の親指で、かかとの下の部分を内側から外側へ押していきます（29A）。手をかえて、今度は左手の親指で外側から内側へと押していきます（29B）。左足はまず左手の親指で押していき、次に右手の親指で逆向きに押していきます。

坐骨神経：1

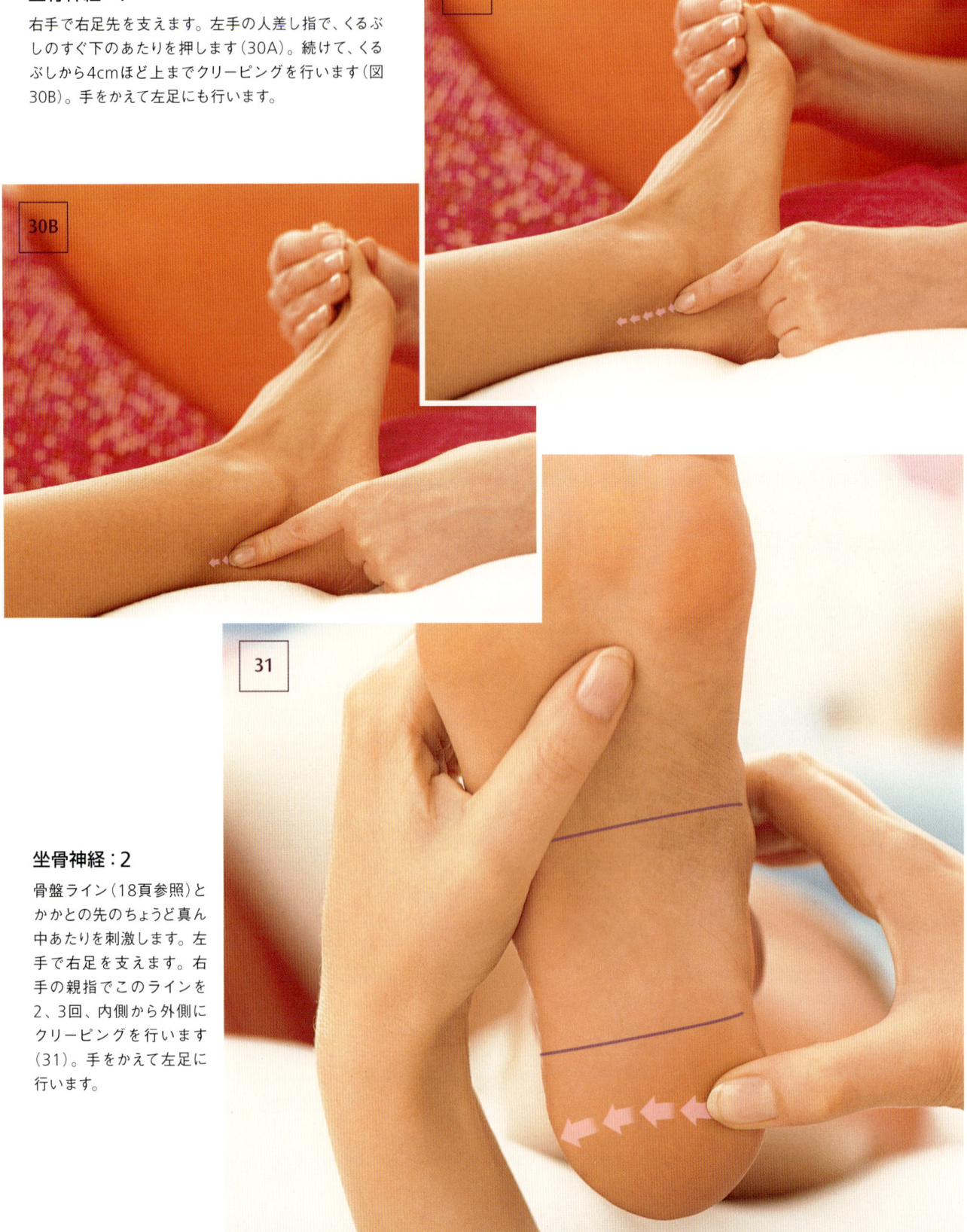

右手で右足先を支えます。左手の人差し指で、くるぶしのすぐ下のあたりを押します（30A）。続けて、くるぶしから4cmほど上までクリーピングを行います（図30B）。手をかえて左足にも行います。

坐骨神経：2

骨盤ライン（18頁参照）とかかとの先のちょうど真ん中あたりを刺激します。左手で右足を支えます。右手の親指でこのラインを2、3回、内側から外側にクリーピングを行います（31）。手をかえて左足に行います。

肝臓

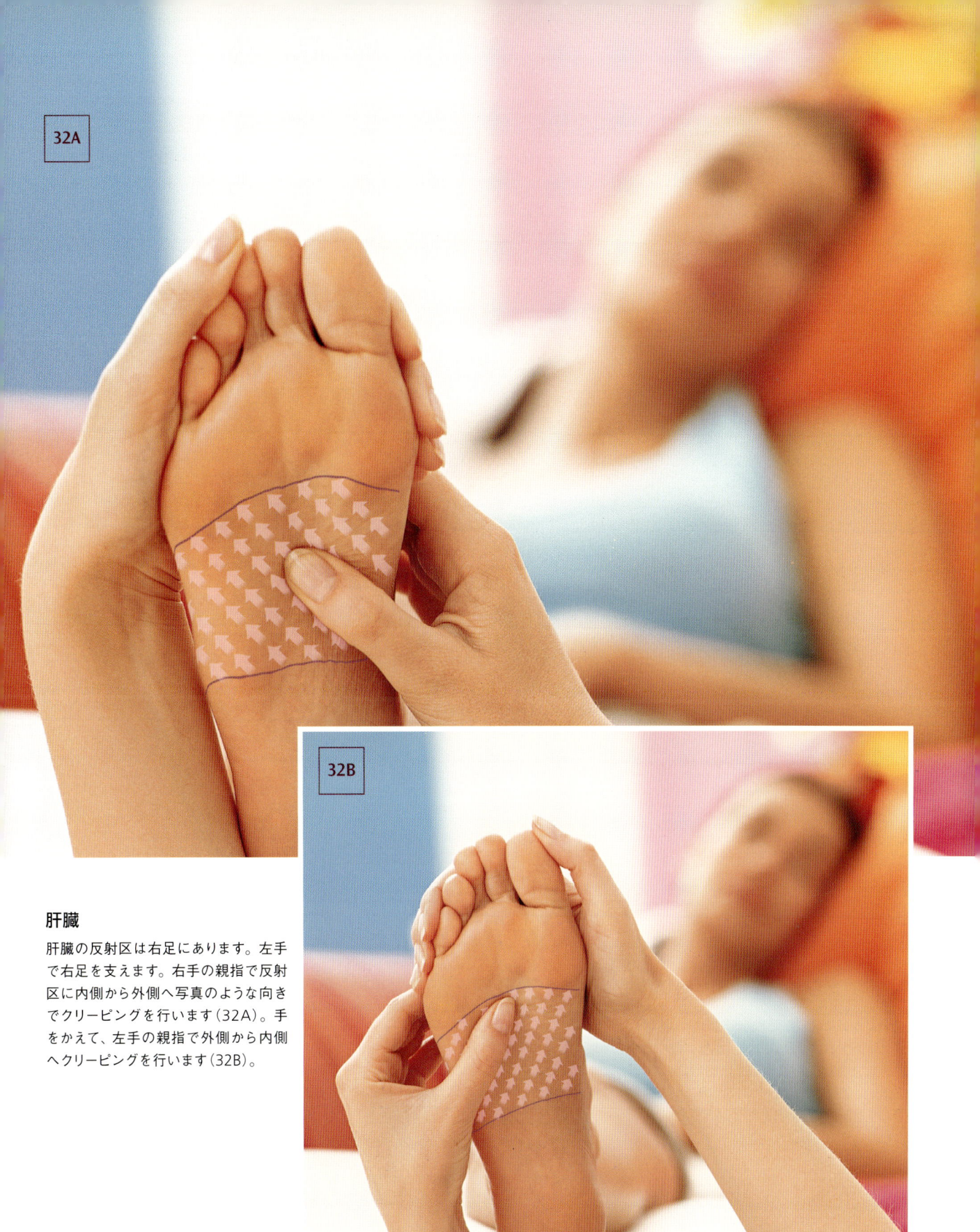

肝臓の反射区は右足にあります。左手で右足を支えます。右手の親指で反射区に内側から外側へ写真のような向きでクリーピングを行います（32A）。手をかえて、左手の親指で外側から内側へクリーピングを行います（32B）。

33

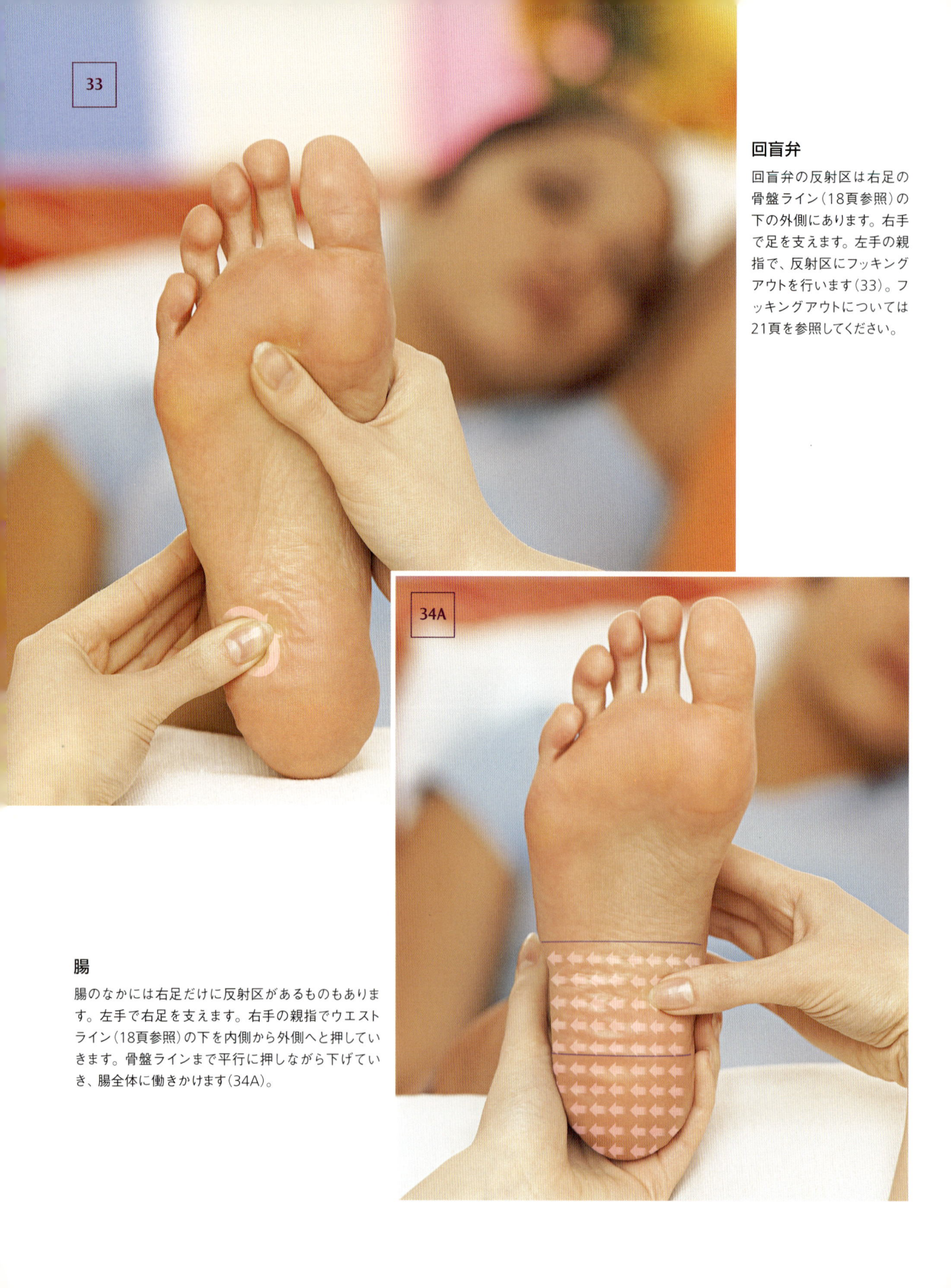

回盲弁

回盲弁の反射区は右足の骨盤ライン（18頁参照）の下の外側にあります。右手で足を支えます。左手の親指で、反射区にフッキングアウトを行います（33）。フッキングアウトについては21頁を参照してください。

34A

腸

腸のなかには右足だけに反射区があるものもあります。左手で右足を支えます。右手の親指でウエストライン（18頁参照）の下を内側から外側へと押していきます。骨盤ラインまで平行に押しながら下げていき、腸全体に働きかけます（34A）。

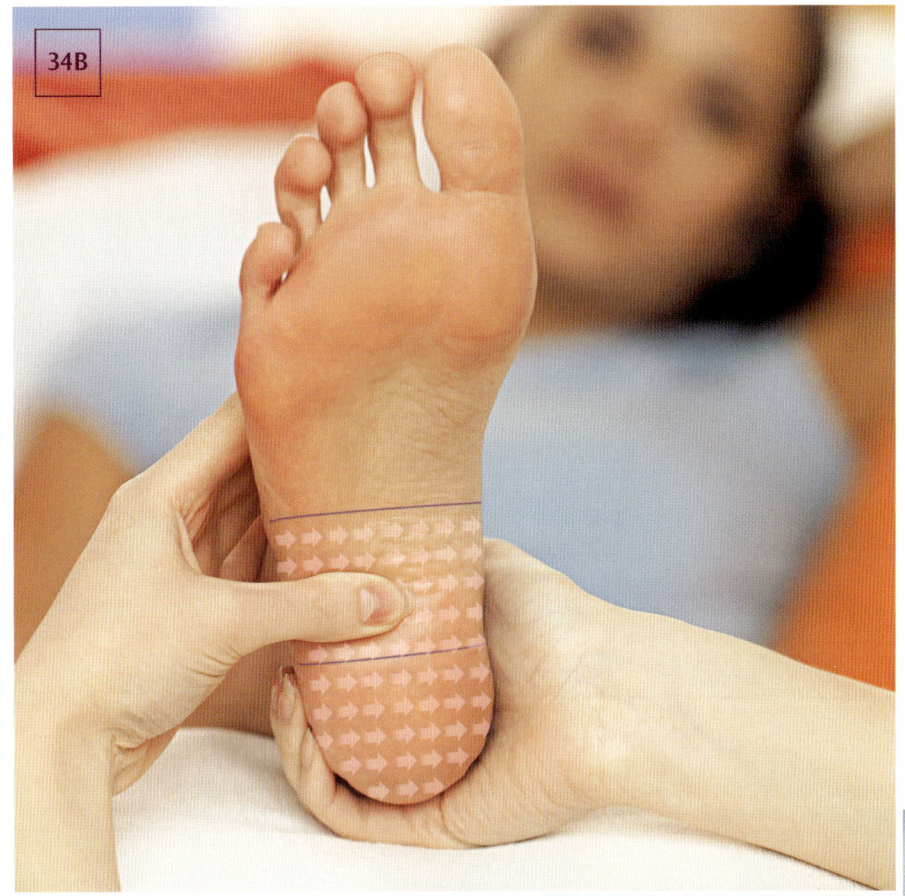

腸

右手で足を支えます。左手の親指でウエストラインの下を、今度は外側から内側へと押していきます（34B）。また骨盤ラインまで平行に押しながら下げていきます。

膀胱

左手で右足を支えます。足の内側の柔らかくて少し膨らんだ部分（35）を、右手の親指で2、3回押します。手をかえて左足にも行います。

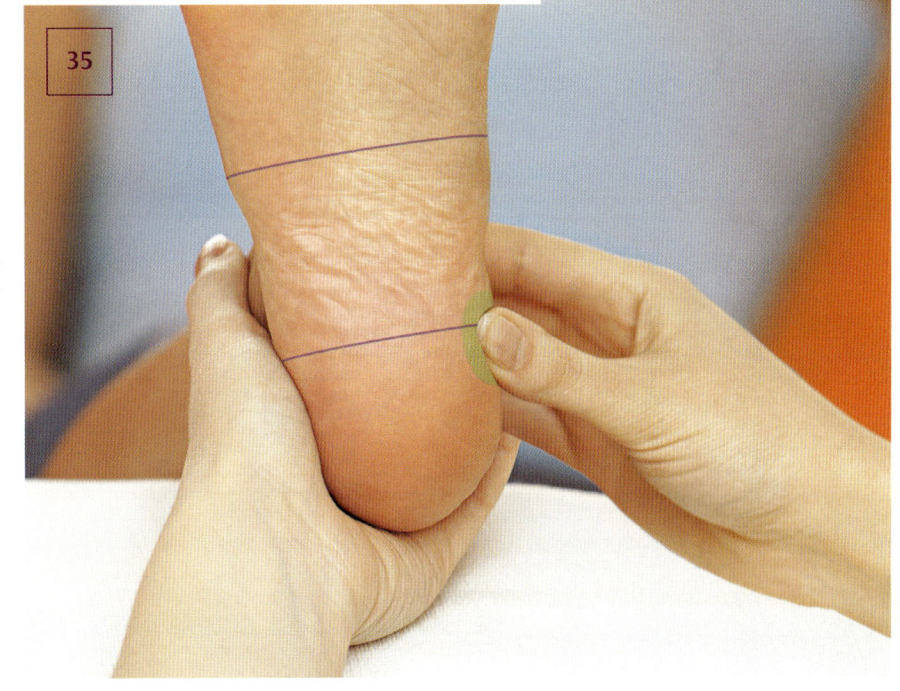

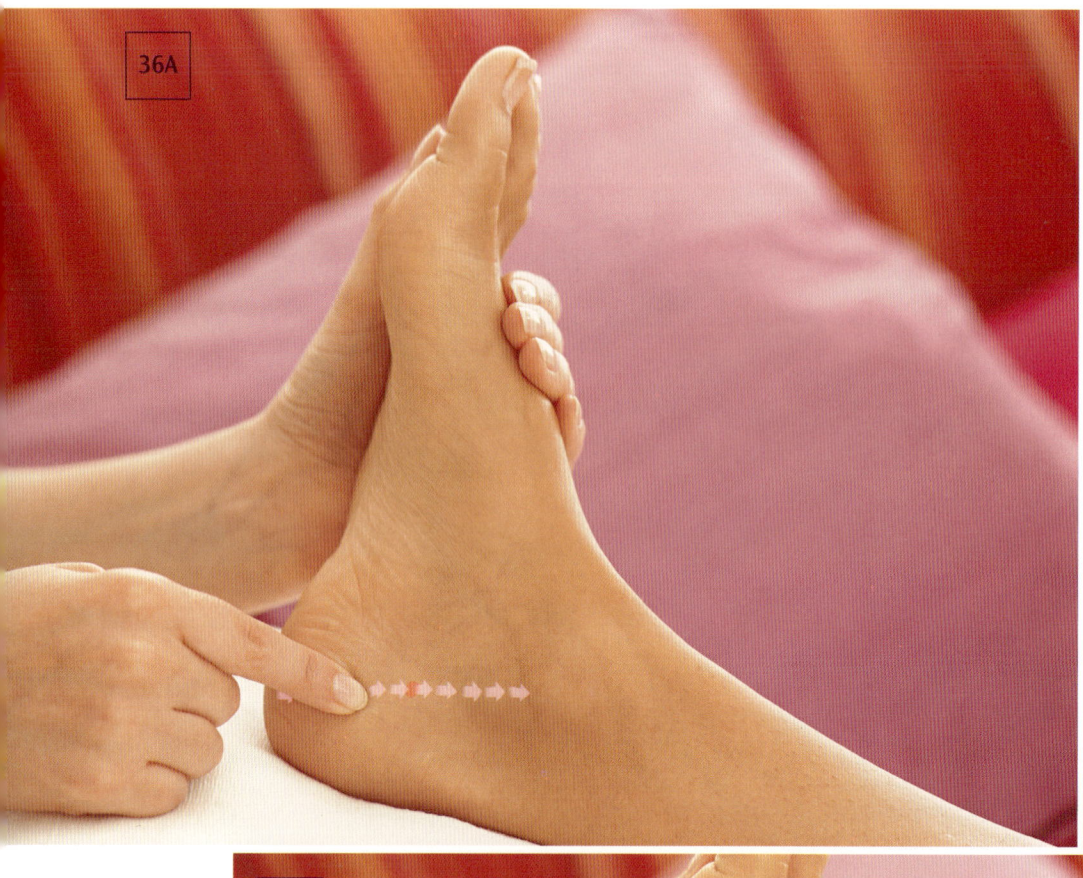

子宮／前立腺

子宮と前立腺の反射区は足の内側のかかととくるぶしの間にあります。左手で右足を支えます。右手の人差し指でかかとの先からくるぶしまでを押していきます（36A、36B）。手をかえて左足にも行います。

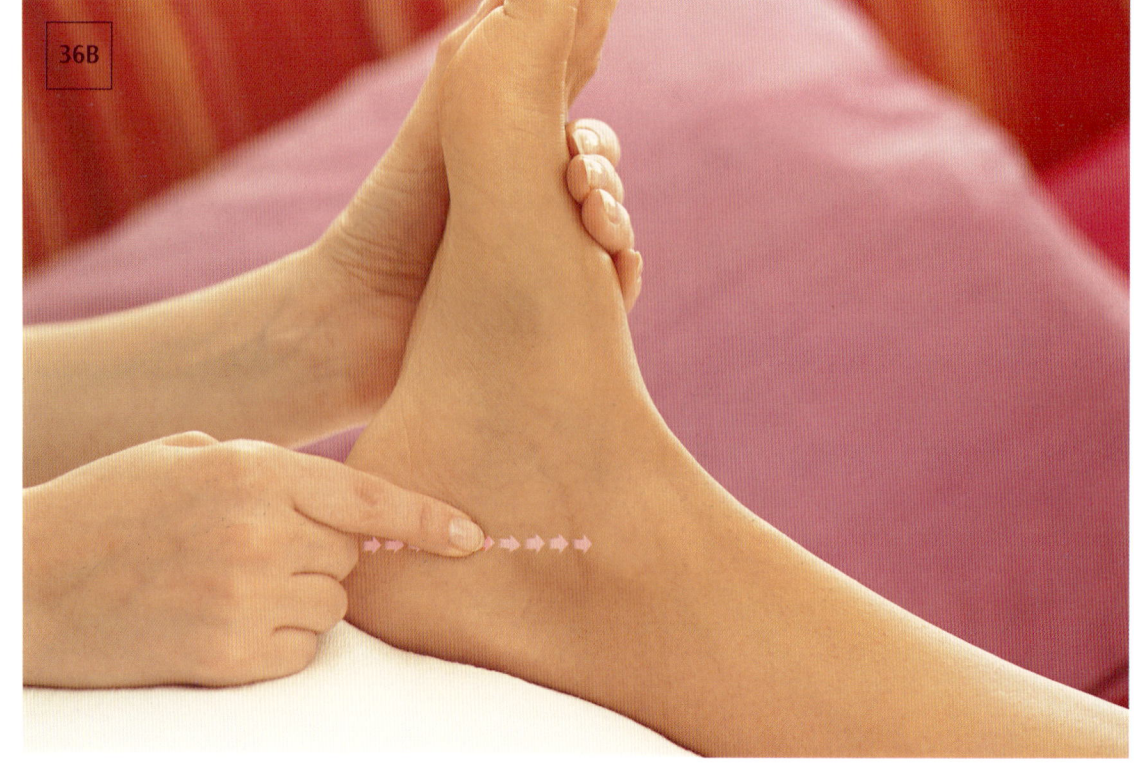

足のフル・トリートメント　**63**

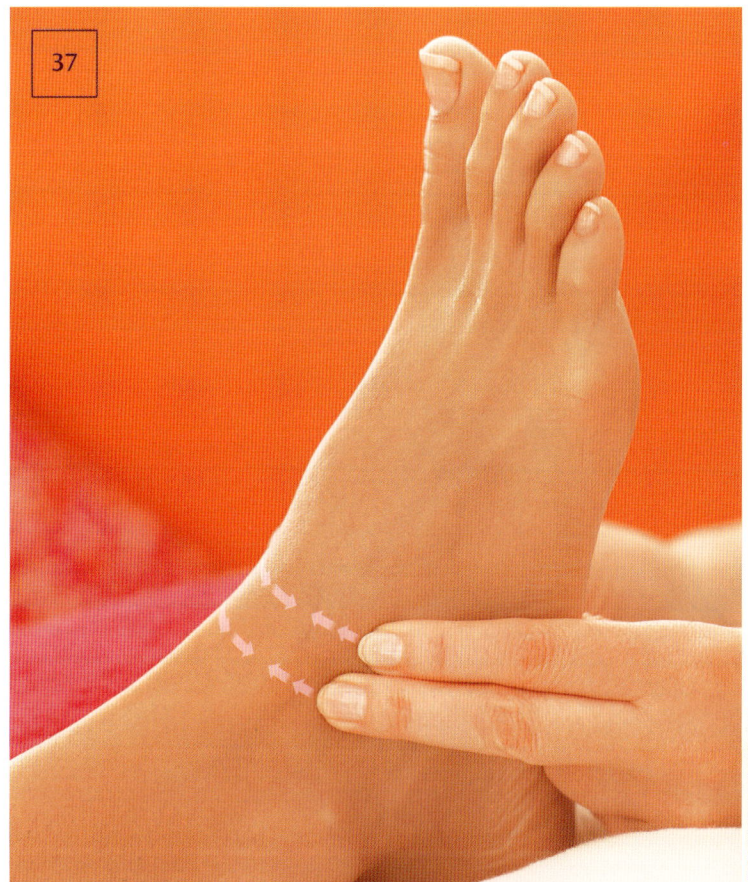

卵管／精管

両手の親指で右足の裏を押します。同時に、両手の人差し指と中指で足の甲側にクリーピングを行います（37）。これを2、3回繰り返します。手をかえて左足にも行います。

卵巣／精巣

卵巣と精巣の反射区は足の外側のかかとの先とくるぶしの間にあります。右手で右足を支えます。左手の人差し指でかかとの先からくるぶしまでクリーピングを行います（38）。手をかえて左足にも行います。

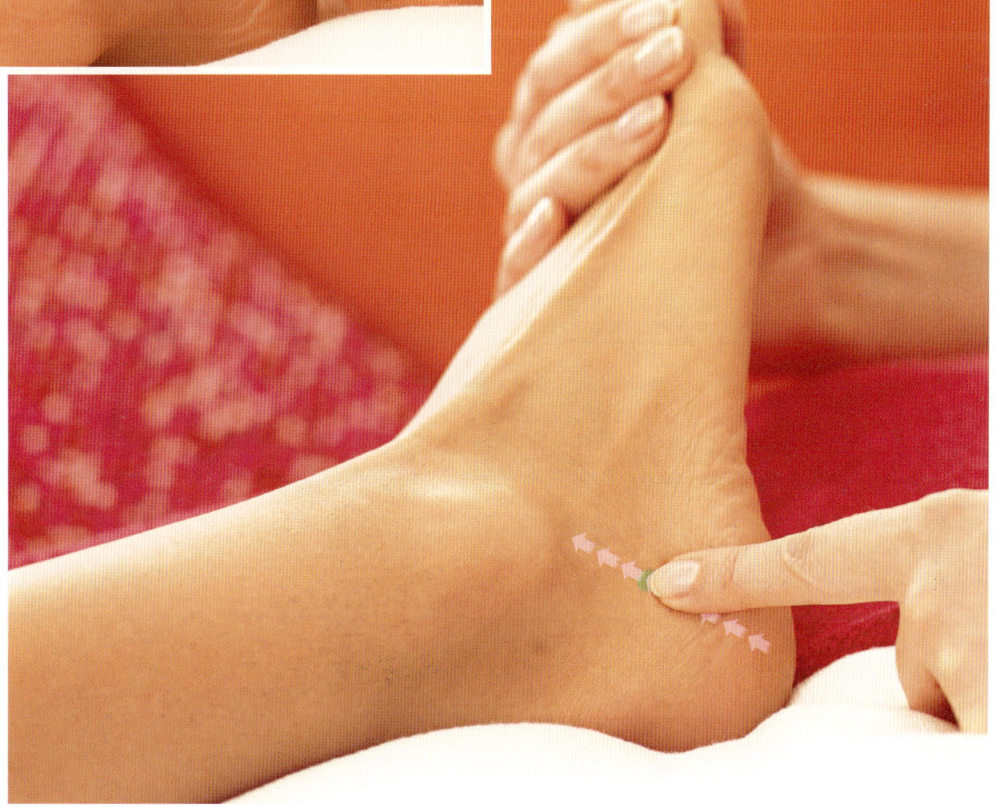

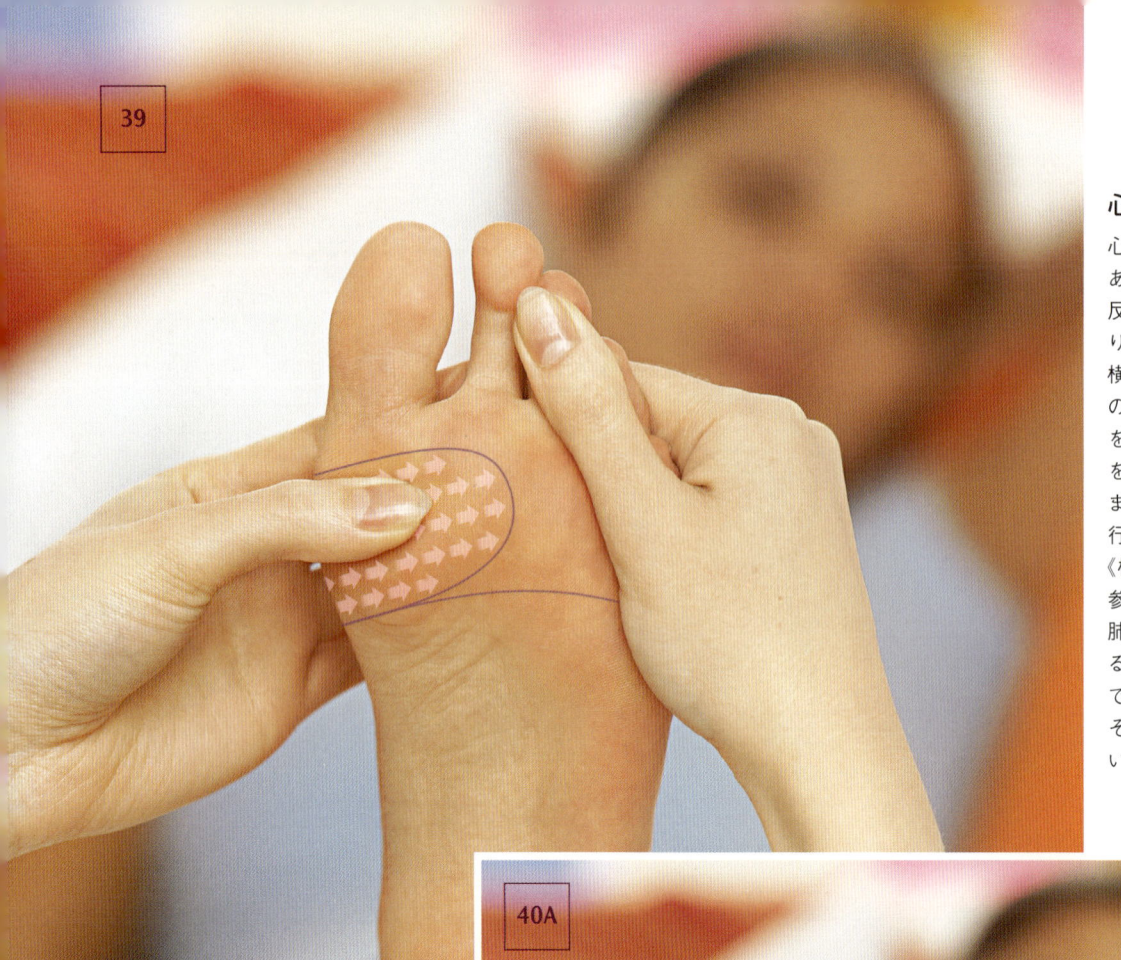

心臓

心臓の主となる反射区があるのは左足です。この反射区は丸い形をしており、親指から第三指の下、横隔膜ライン（18頁参照）の上にあります。右手で足を支えます。左手の親指を使って、親指から第三指までの下にクリーピングを行います（39）。続いて《横隔膜のリラックス（30頁参照）》を行います。ここは肺の反射区と重なっているため、肺のトリートメントですでに刺激しています。そのため3回以上は行わないでください。

胃と膵臓

胃と膵臓の反射区は左足の横隔膜ラインとウエストライン（18頁参照）の間にあります。右手で左足を支えます。左手の親指を使って、写真のように内側から外側へ押していきます（40A）。

足のフル・トリートメント 65

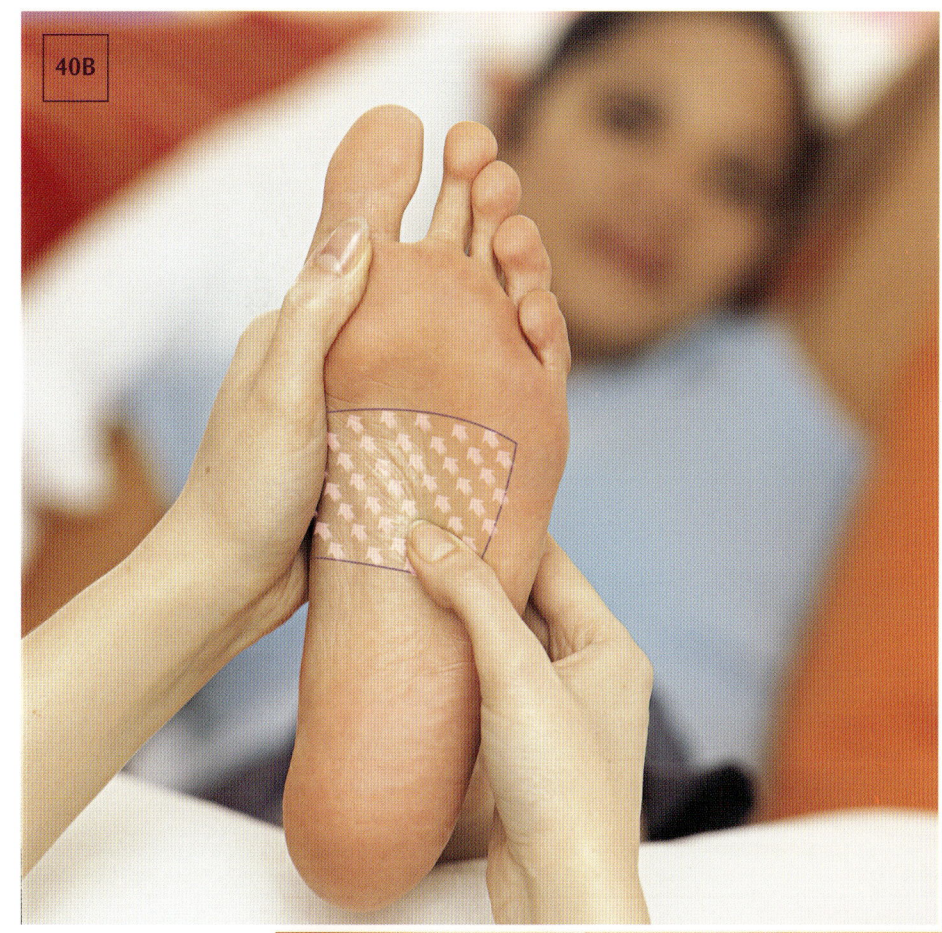

胃と膵臓

手をかえて、右手の親指で外側から内側へ押していきます(40B)。

S状結腸と直腸

これは骨盤ライン（18頁参照）の下のV字型の反射区で、左足にだけあります。右手で足を支えます。左手の親指で、V字の反射区を足の外側へ向かって押していきます。手をかえて、右手の親指を使い、今度はV字を内向きに押します(41)。

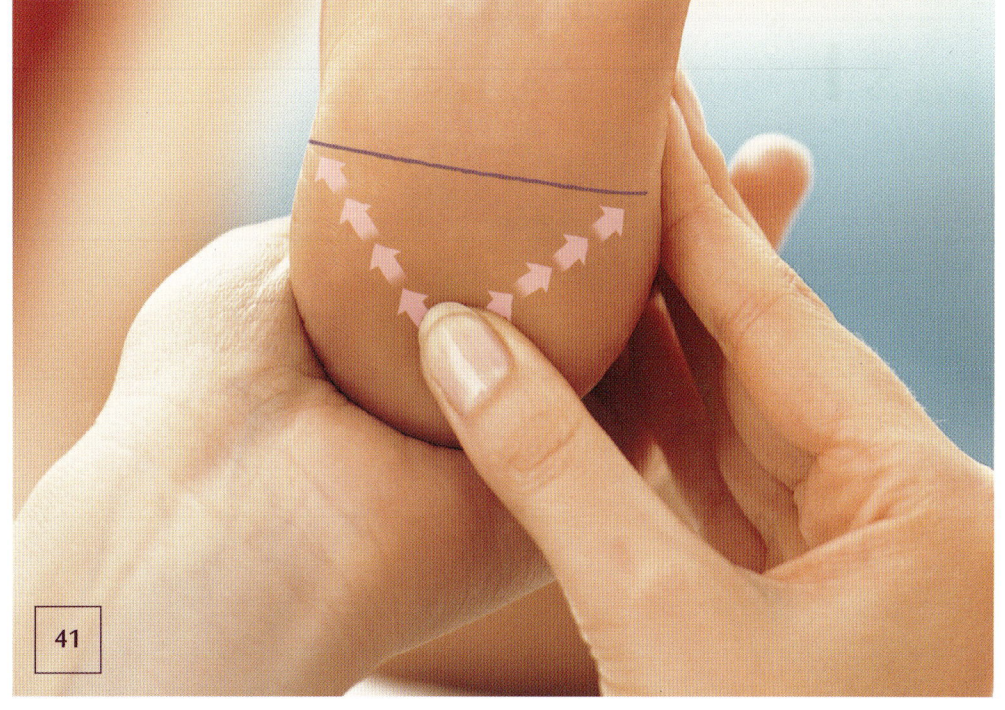

仕上げのリラックスマッサージ

　リフレクソロジーの後にリラックス効果のあるマッサージを行えば、受け手の緊張をほぐし、トリートメント効果がより高まります。受け手は平らな安定した場所にうつ伏せになります。マッサージをする人は手にオイルを少しつけます。

- 肩を手のひらでやさしく円を描くようにマッサージします（1）。背骨の両側をマッサージします（2）。首に人差し指の先をあてて押します（3）。

- 手のひらで、背骨の両側をやさしく円を描くようにマッサージします。背骨の底部から上にすすめます（4）。

- 背骨の上を人差し指で小さな円を描くようにマッサージしていきます（5）。これを2回繰り返します。手のひらを背骨の底部から肩まで滑らせて終わります（6）。

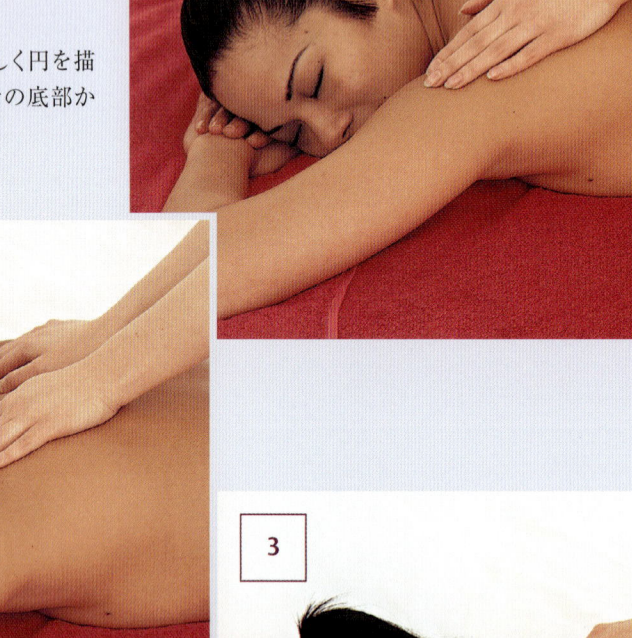

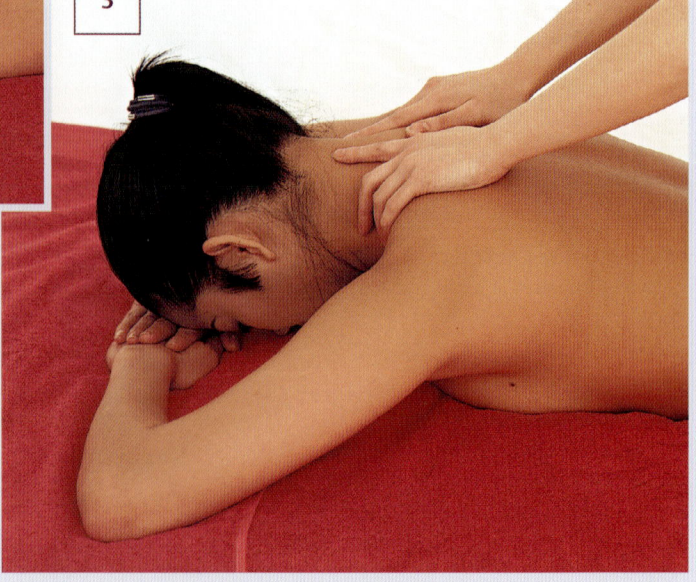

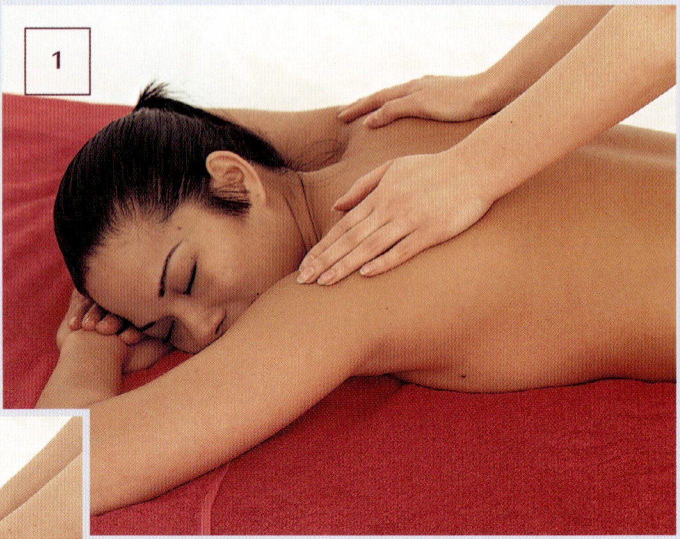

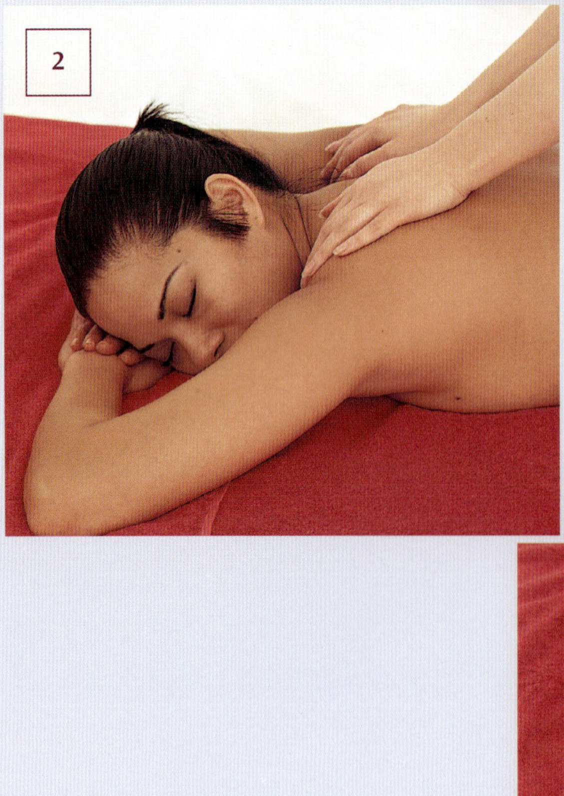

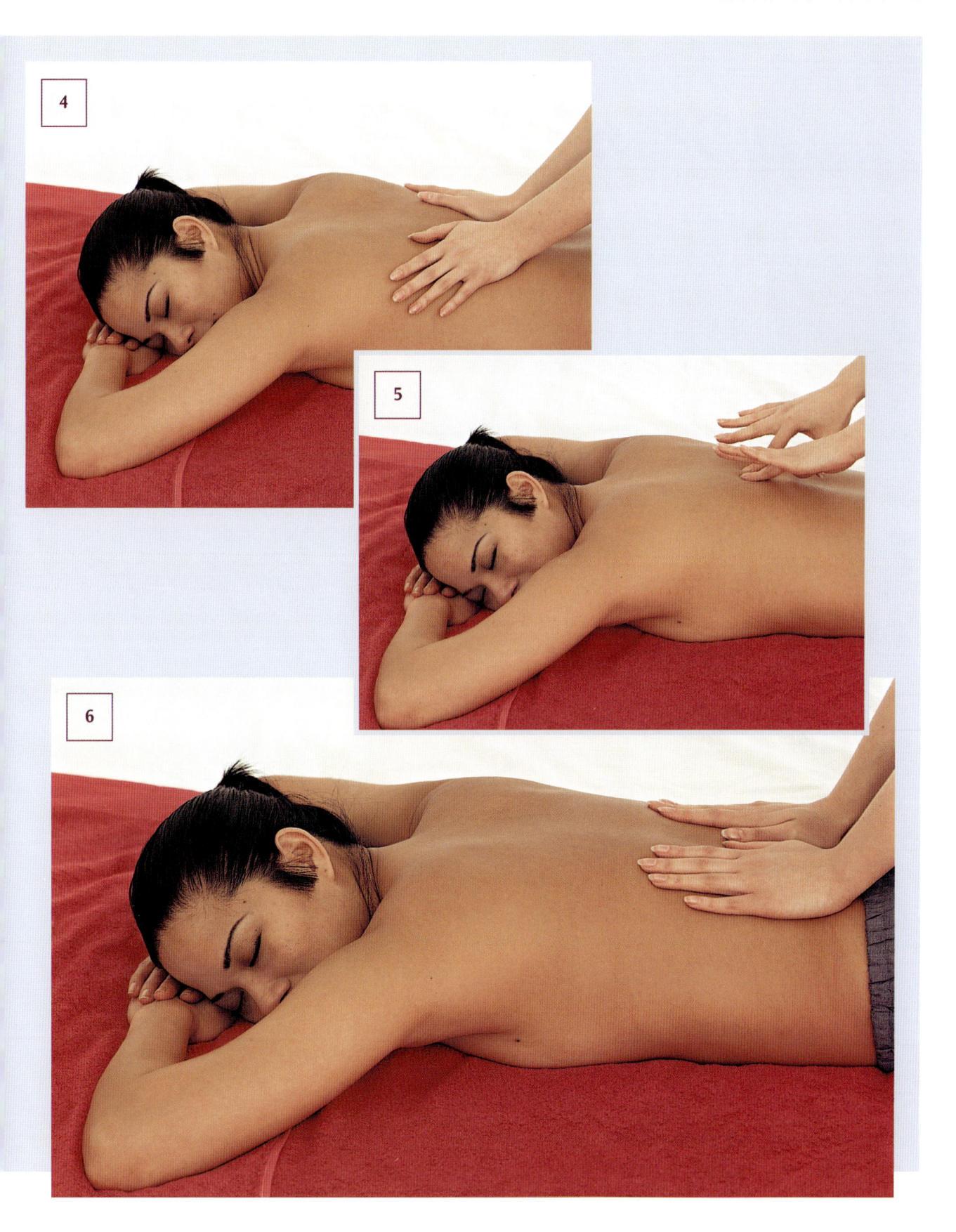

足のフル・トリートメント **67**

首の痛みのトリートメント

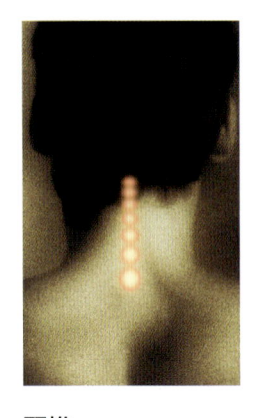

首の7個の椎骨は頸椎骨と呼ばれます。頸椎は頭の重みを支え、首の動きをしなやかにします。上部2個の椎骨は第一頸椎、第二頸椎と呼ばれ、うなずいたり、首をまわすことを可能にします。1日に何度このように頭を動かしているか考えてみてください。

首の痛みは腰痛ほど多く見られる症状ではありません。しかし、頸椎は脊椎のほかの部位に比べて保護されていないため、損傷や摩耗、退行変性の病気などによるトラブルを起こしやすいのです。

頸椎
頸椎は頭蓋の基部から始まります。7個の椎骨が頭蓋を支え、さまざまな首の動きを可能にします。

首の痛み、こり、緊張に足のリフレクソロジーを行えば、てきめんに不快感が解消されます。リフレクソロジーは筋肉の緊張をほぐし、血行を促し、首に備わる機能を回復します。

首の痛みの原因

首の痛み、こり、不快感は、車の追突によるむち打ち症や転倒などの事故、あるいは一般的な緊張によって起こります。たとえば、コンピュータの前に長時間座っていると、首の両側の筋肉、靭帯、および関節がこわばり、炎症を起こします。

変形性関節症やリウマチ性関節症(12頁参照)は頸椎の摩耗や損傷をまねき、痛みを引き起こします。首のうしろに手をあてると第七頸椎のあるのがわかります。ここで首と肩がつながっています。この骨は頸椎の中でもっとも突出しており、摩擦を受けやすく、加齢による関節症を起こすことがよくあります。

頸椎椎間板の変形も首の痛みを引き起こします。年を重ねるにつれて首の骨の間にある椎間板が圧迫され、損傷を起こします。これが頸椎椎間板ヘルニアの原因になります。頸椎椎間板ヘルニアは椎間板の髄核が脱出し、脊髄または神経を圧迫します(94頁参照)。

首の緊張

仕事の手を止めて首に意識を向けてみると、自分がいかに首をしっかり固定させているかがわかります。人はみな首に緊張を抱え、ストレスのあるときには全世界の重みが両肩にかかっているような気になります。机に覆いかぶさるように前かがみになったり、首と肩の間に受話器をはさんで話したりすると、首の緊張はさらにひどくなります。首を緊張させると、頸神経

反射区
首の反射区は親指、第二指、第三指にあります。首のトラブルがあるときはこの反射区にトリートメントを行います。

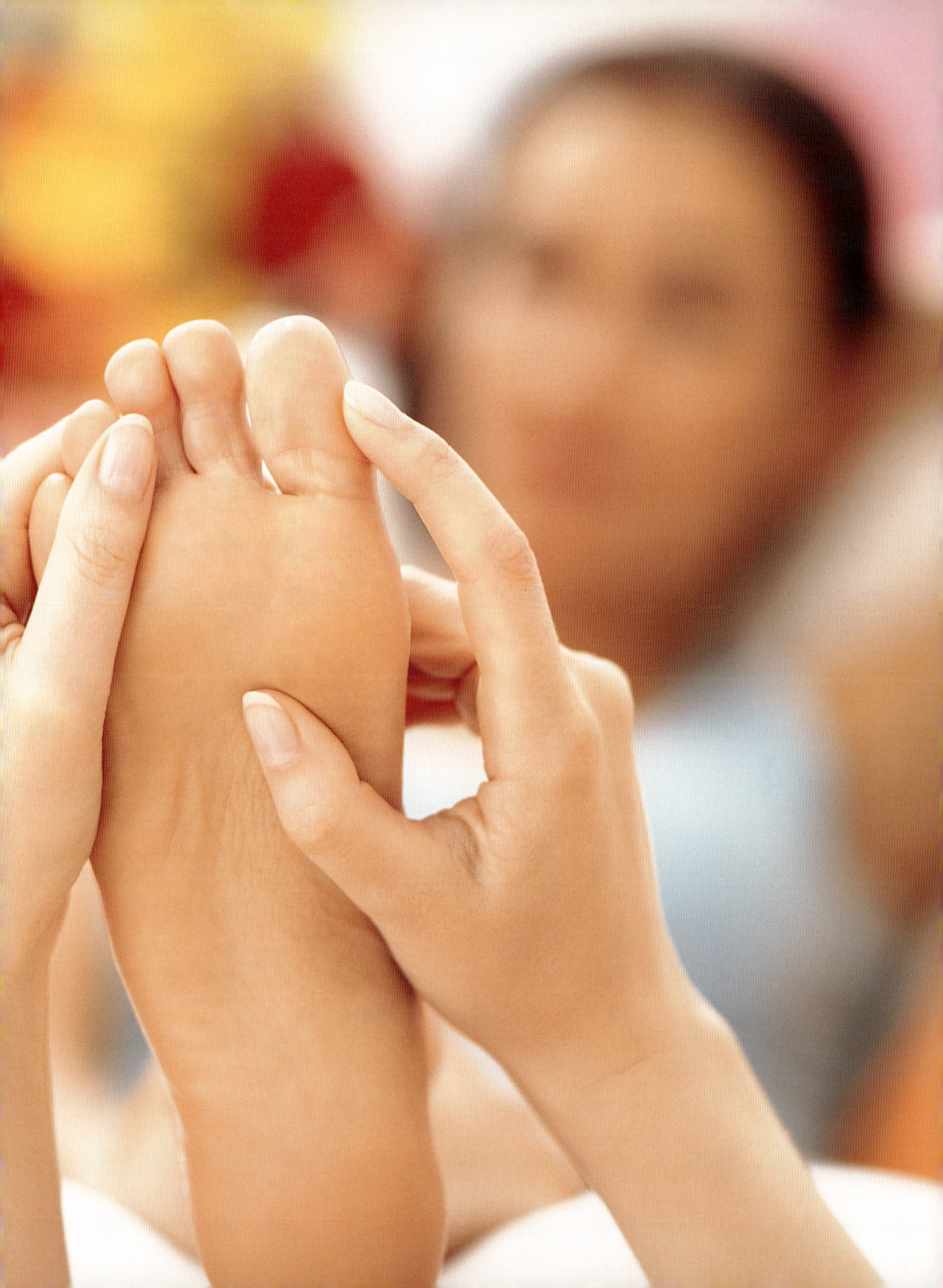

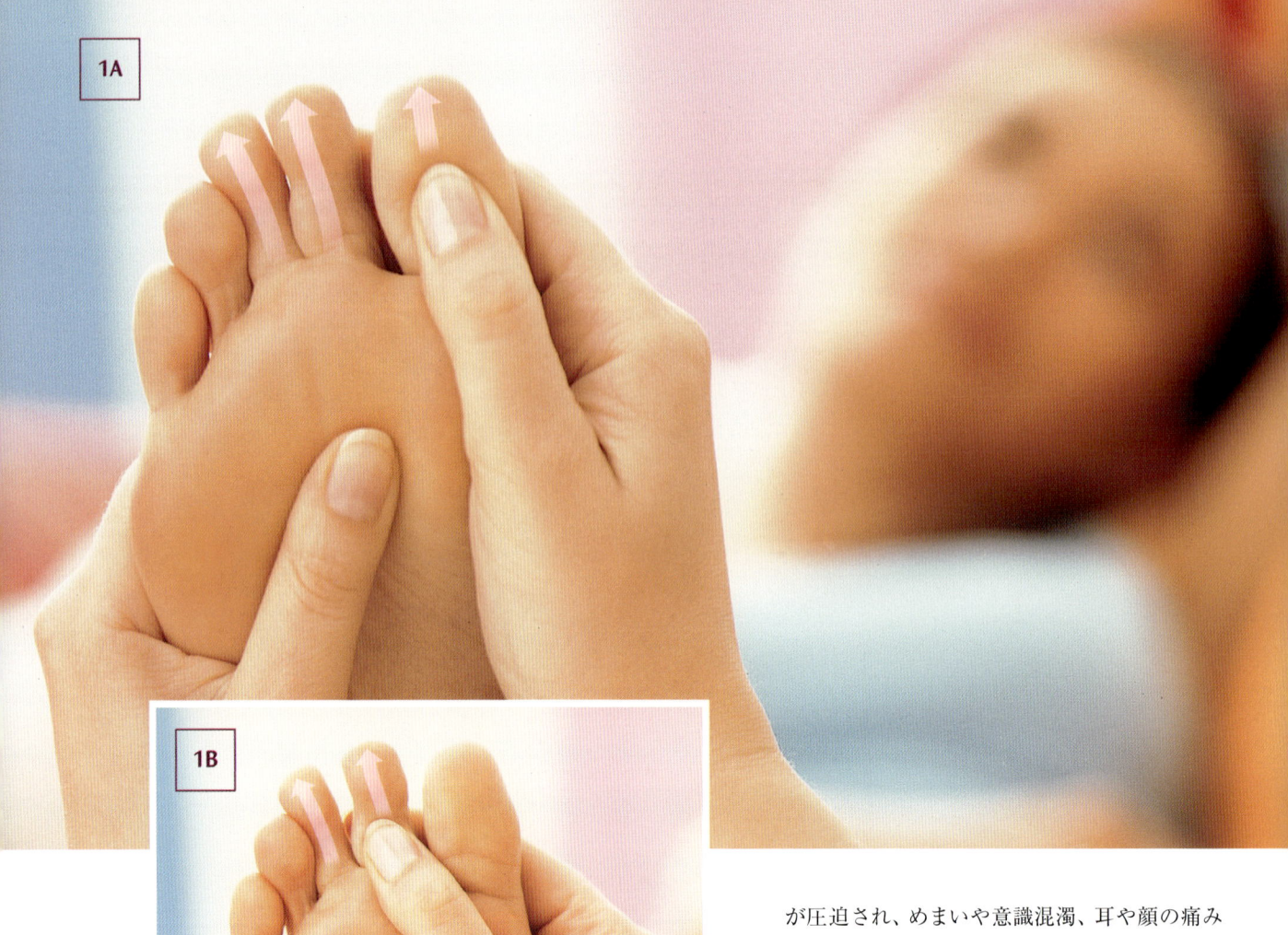

が圧迫され、めまいや意識混濁、耳や顔の痛みの原因になります。また、ある説によれば、将来、痴呆の原因となることもあるといわれています。

首の緊張をほぐす

首の緊張をほぐすには絶えず首を動かすことです。左右を見、天井と足元を見て首をまわすと、一般的なこりは和らぎます。

夜は体位を安定させる整形外科用の枕を用いて、睡眠中、頭を正しい位置に保ちます。高すぎる枕は首の筋肉と靭帯に負担をかけ、首の緊張を増すことになります。

首と頭

首のうしろから頭頂部までほぐすためには、親指のつけ根(1A)、第二指、第三指のつけ根(1B、1C)から押していきます。第三指は耳とその延長線上の側頭部に対応しています。

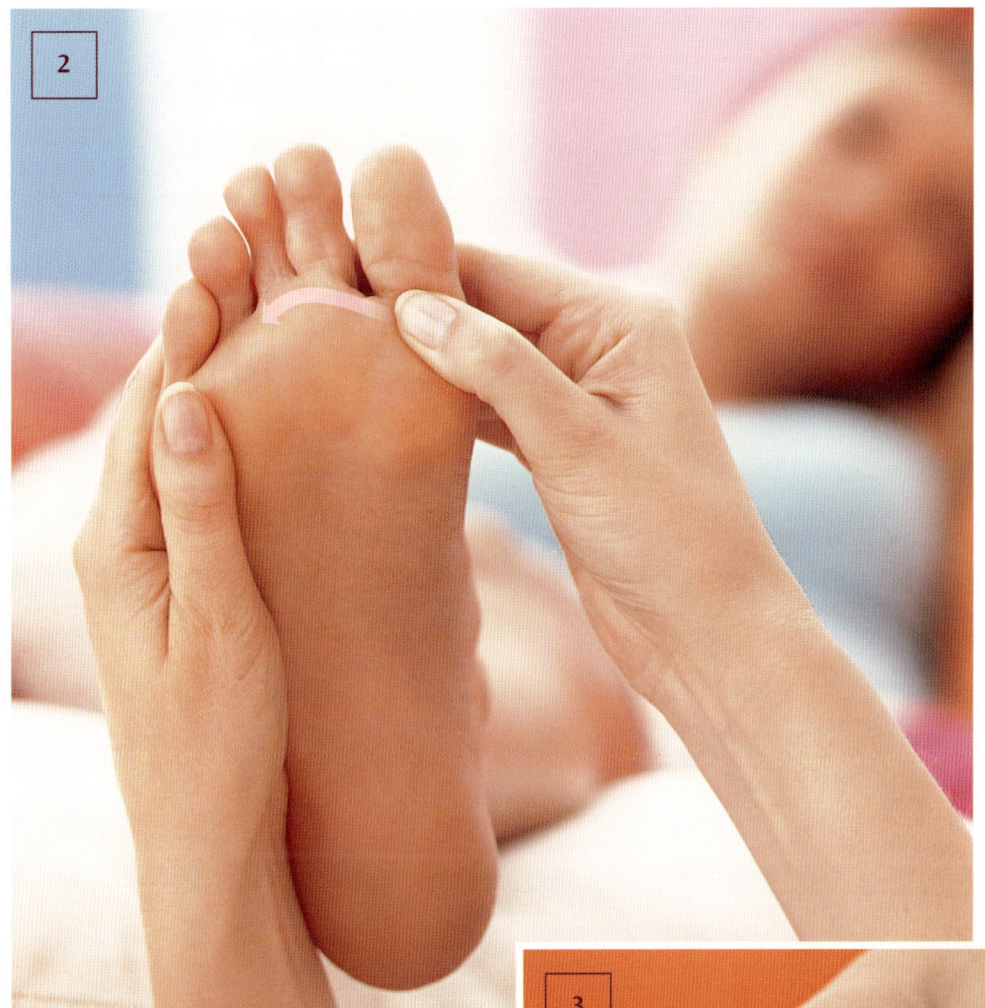

首の背面

首の基部(肩とつながっている部位)のトリートメントは、まず右足を左手で支えます。右手の親指で足の親指から第三指までのつけ根(ふくらんだ部分)に3回クリーピングを行います(2)。手をかえて左足にも行います。

首の前面

首の前面のトリートメントは、左手のこぶしを右足の裏の上部に押しつけます。右手の人差し指で、足の甲側の親指から第三指までのつけ根にクリーピングを行います(3)。手をかえて左足にも行います。

寝ちがえ

　朝起きると、首がこわばって、まわしにくいと感じることがあります。これはいわゆる寝ちがえと呼ばれる症状で、椎骨をつないでいる椎間関節に問題が起きているのです。テニスやスカッシュを続けざまに行うなど、前日に激しい運動をしたときに起こることがあります。水泳の平泳ぎが原因になることもあります。多くの人が頭を上げたまま平泳ぎをしますが、首に負担がかかるので、首にトラブルのある人は避けたほうがよいでしょう。

　また、悪夢をみたときや、前日の感情的でストレスの多い出来事を思いわずらってよく眠れなかったあとに起こることもあります。

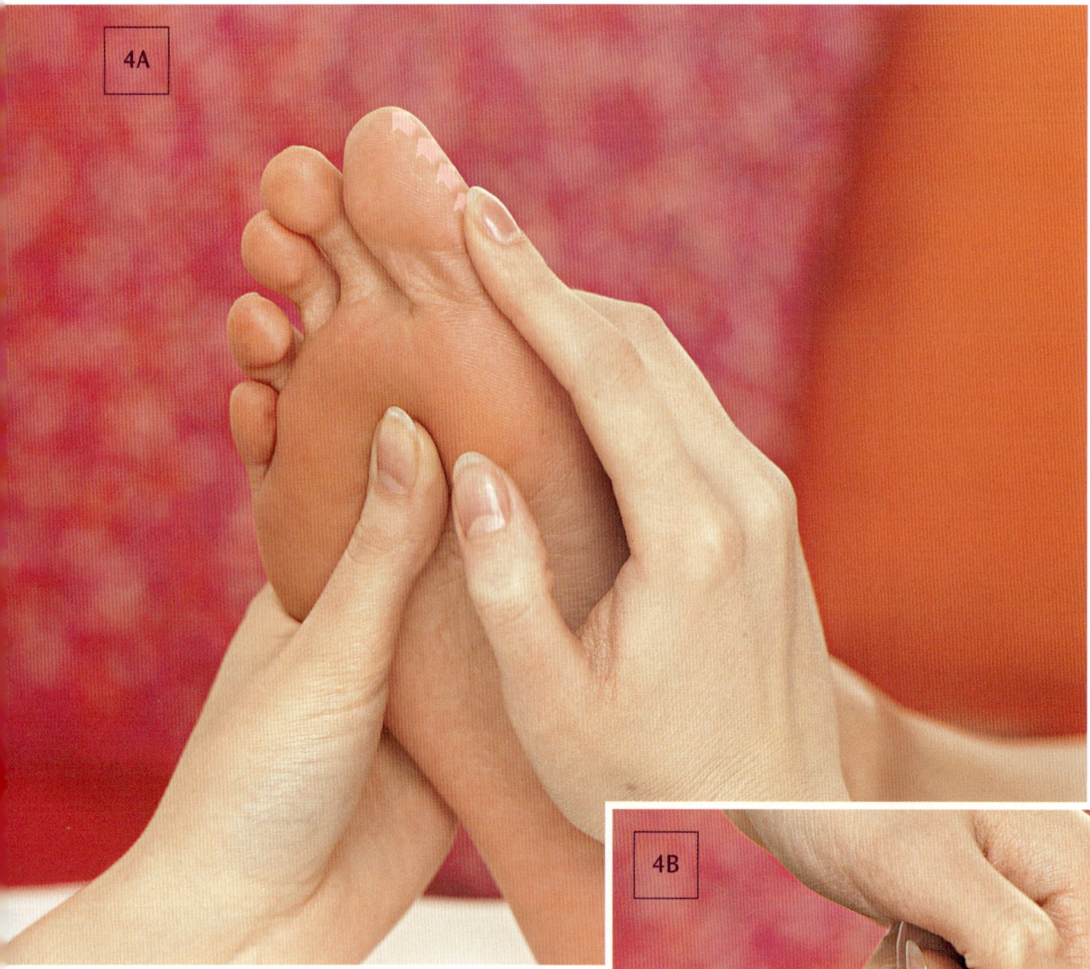

4A

首の症状

7個の頸椎の突出した部分に働きかけると、首の関節症や自動車事故によるむち打ち症の症状を和らげることができます。

右足を左手で支えます。右手の人差し指で足の内側に上向きにクリーピングを行います（4A）。手をかえて左足にも行います。

右手の指の背で右足を支え、左手の親指で足の親指の内側から下向きに押していきます（4B）。手をかえて右足にも行います。

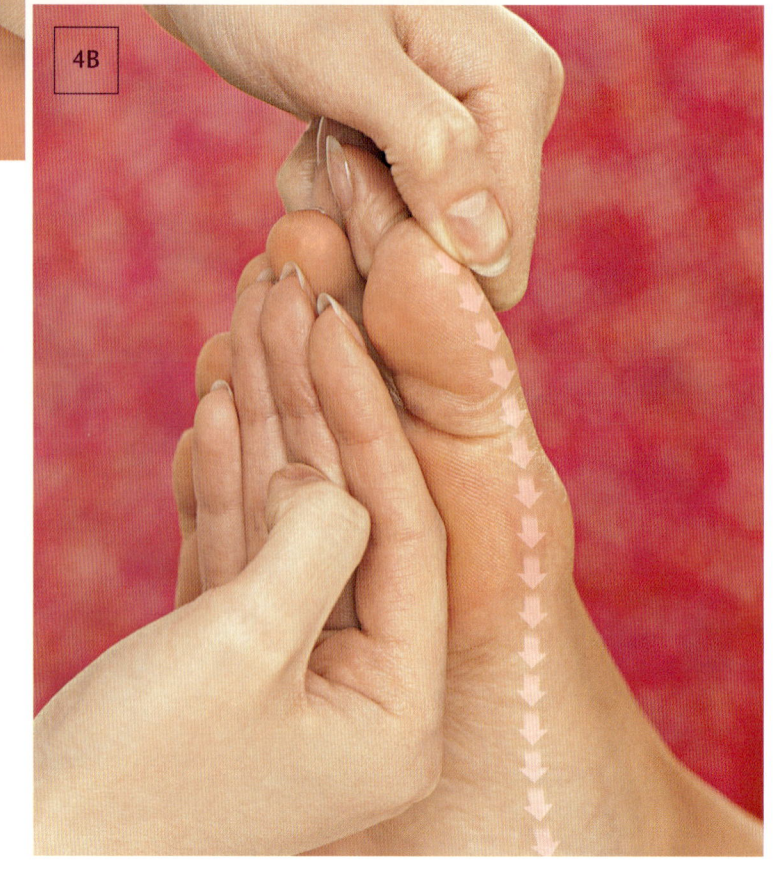

4B

神経痛

　神経痛は頭または首の神経に沿って起こる、ずきずきする、焼けつくような、また刺すような激しい痛みです。神経痛は、抜歯のあとや帯状疱疹が顔に出るようなことがあったときに起こりますが、原因が特定できない場合もあります。痛みは突然起こっては消えますが、数分または数時間続きます。リフレクソロジーはこの不快感や痛みを和らげます。
　帯状疱疹が原因の神経痛には、ラベンダーオイルに浸した脱脂綿を当てると痛みが和らぎます。

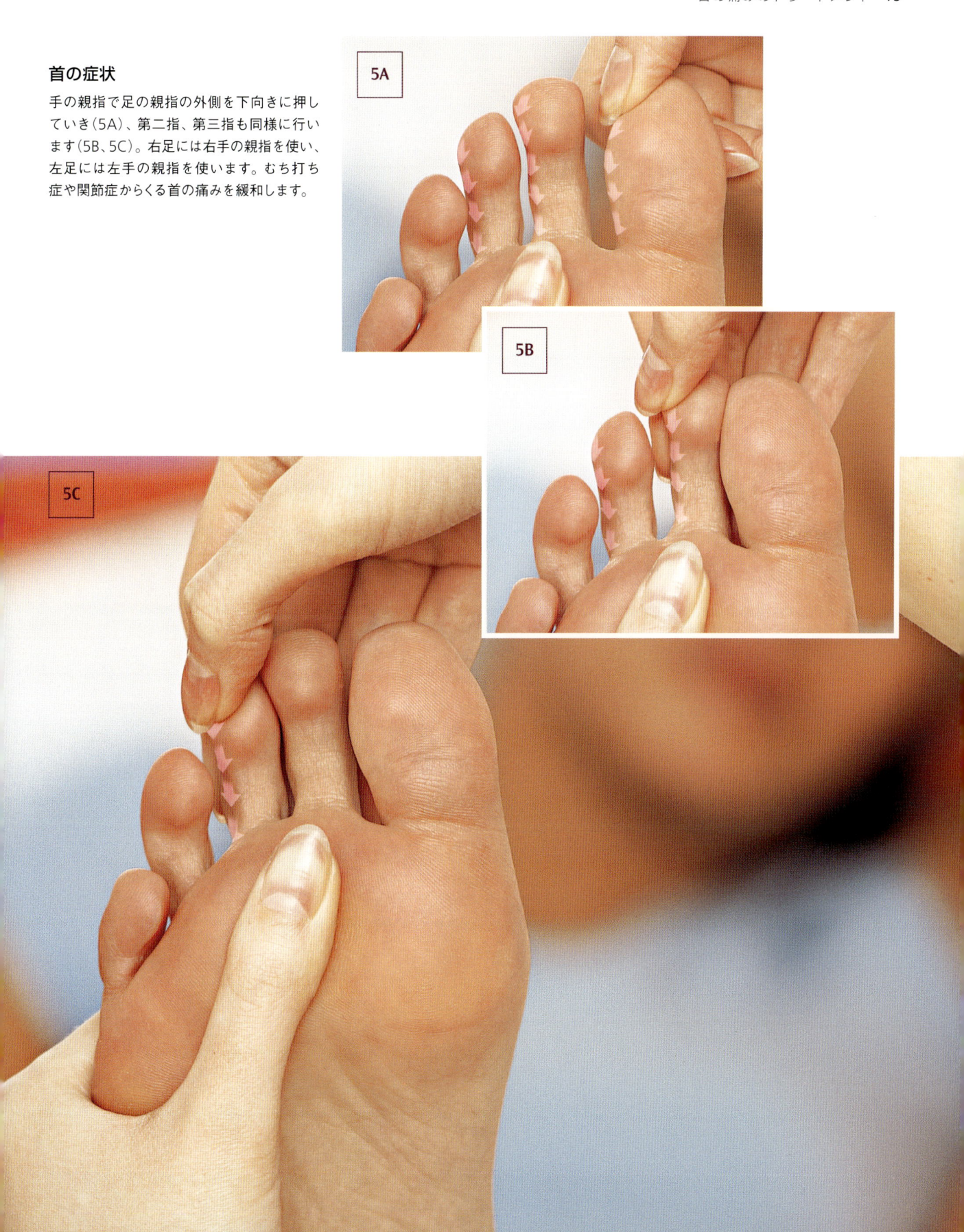

首の症状

手の親指で足の親指の外側を下向きに押していき（5A）、第二指、第三指も同様に行います（5B、5C）。右足には右手の親指を使い、左足には左手の親指を使います。むち打ち症や関節症からくる首の痛みを緩和します。

首のこり

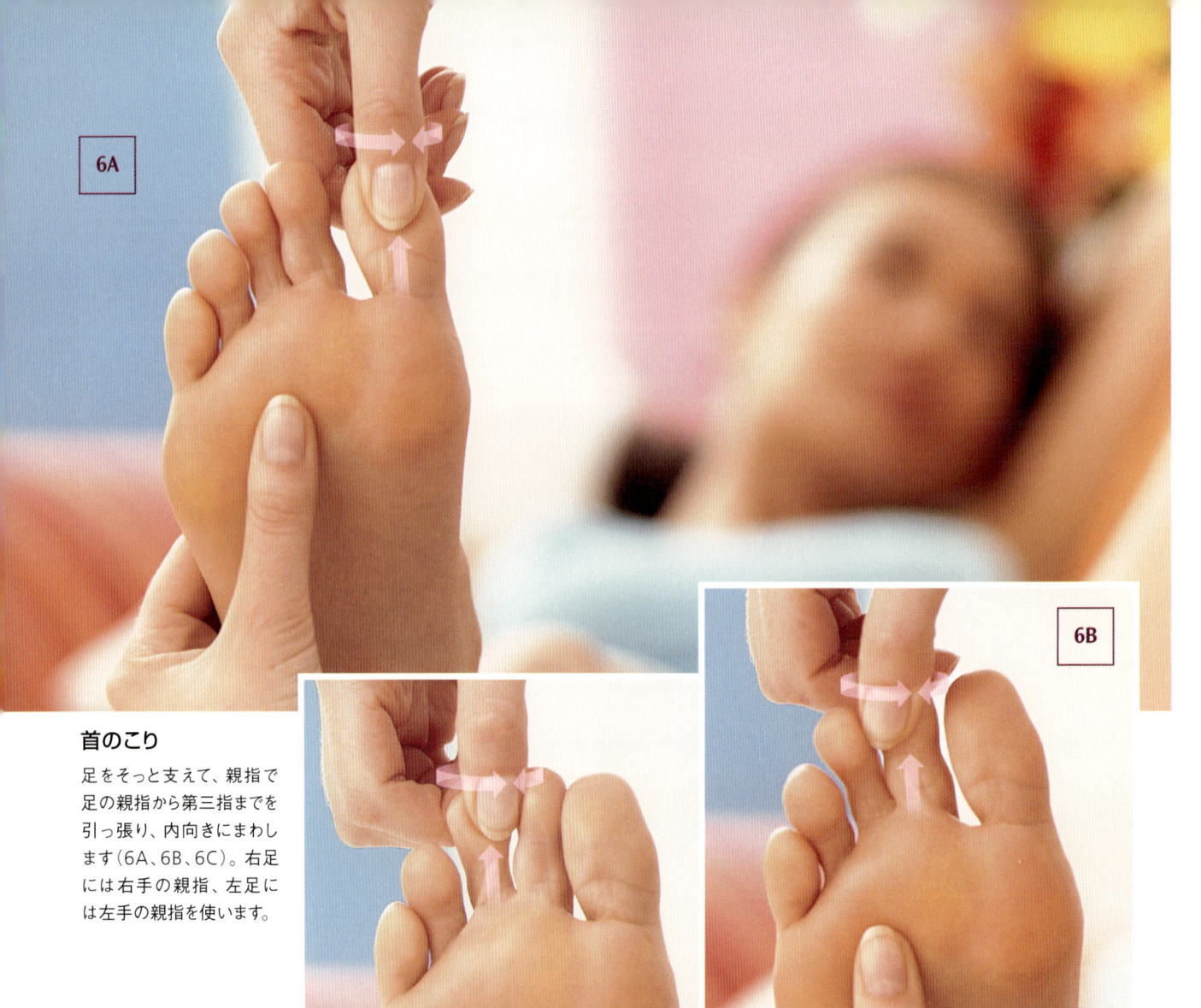

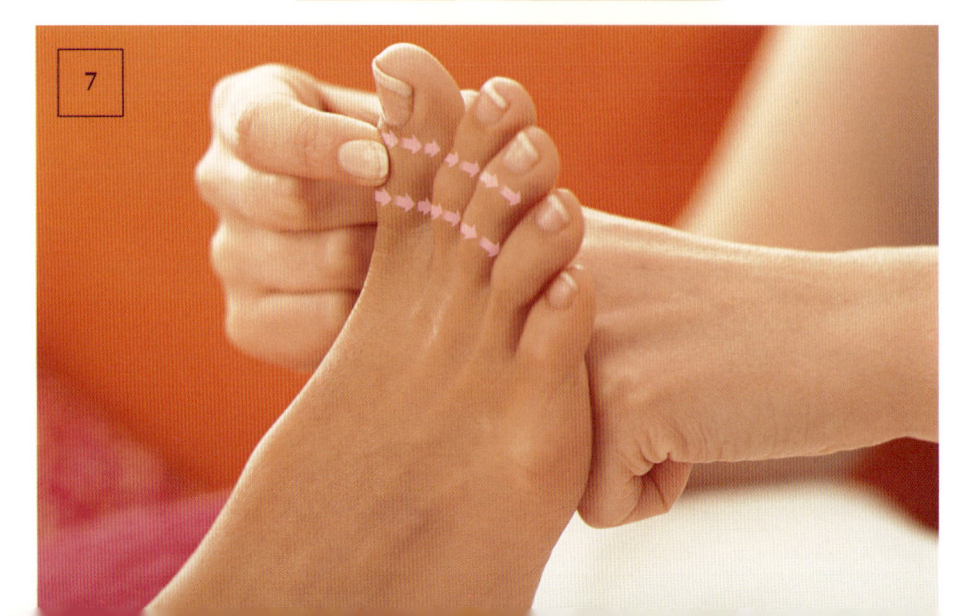

足をそっと支えて、親指で足の親指から第三指までを引っ張り、内向きにまわします（6A、6B、6C）。右足には右手の親指、左足には左手の親指を使います。

神経痛

顔の痛みを和らげるには、まず左手のこぶしを右足の裏の上部にあてます。右手の人差し指で右足の親指から第三指までの甲側にクリーピングを行います。左足は、右手のこぶしを足裏にあて、左手の人差し指で行います（7）。

首のシンプル・エクササイズ

　首のケアをしましょう。長時間座ったまま、または立ったままになる人はときどき休憩をとり首を優しく左右に曲げましょう。緊張がほぐれ、首を強くしなやかにします（1、2）。

　首に痛みやこりのある人は常に首を動かすようにしましょう。優しく首をまわし、天井を見上げ、足下を見ます。筋肉と靭帯が柔軟になります（3、4）。動かさないでいると首はさらにかたくなり、靭帯と筋肉は弱くなって症状が悪化します。

　首の痛みを和らげるには、穏やかな方法で自分で牽引するのも効果的です。頭をベッドの縁にかけるように横になります（5）。最低5分間そのままにし、首の筋肉をのばして緊張をほぐします。

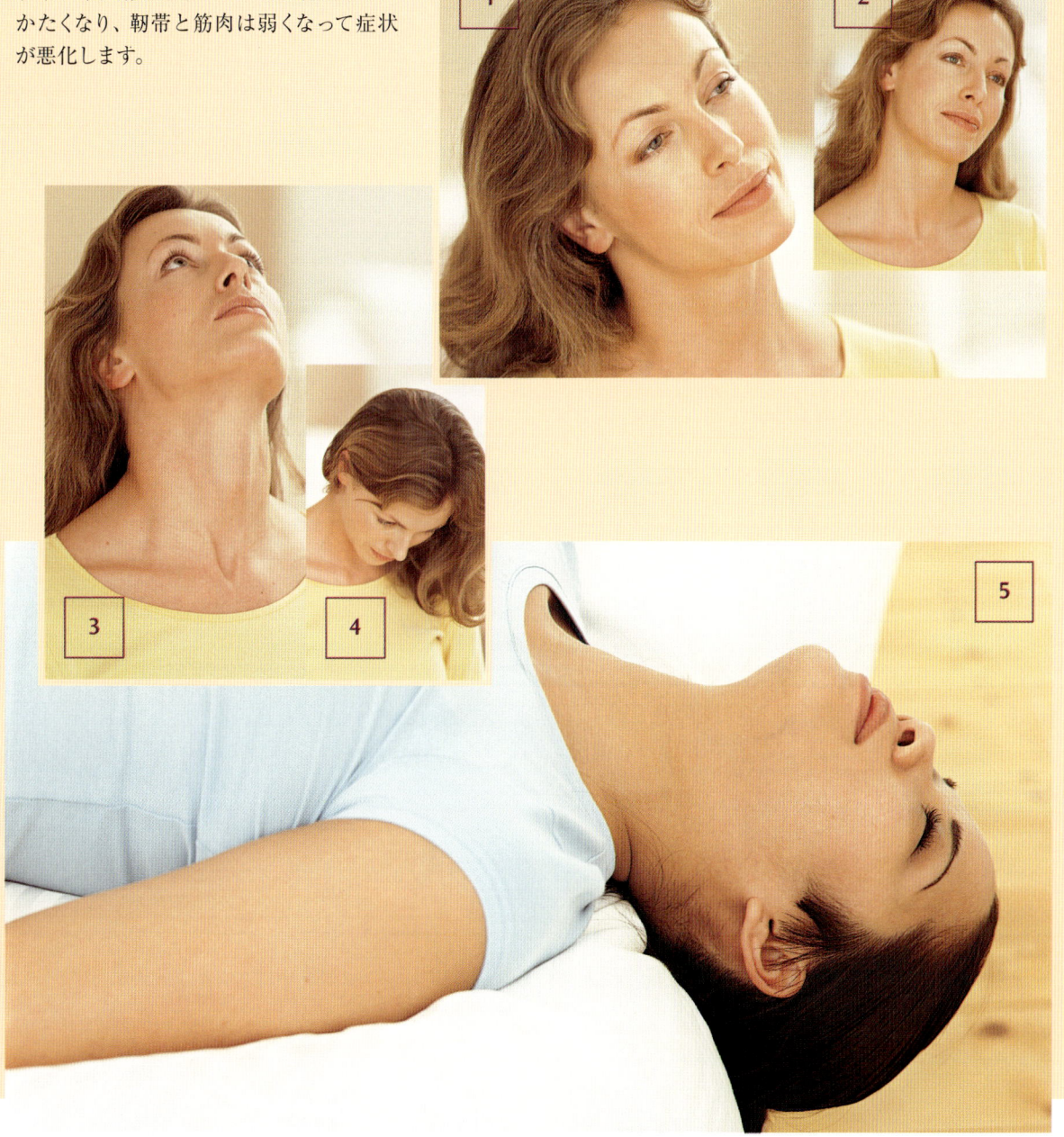

上背のトリートメント

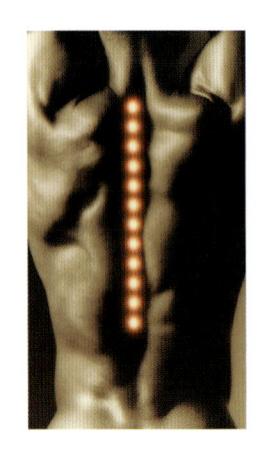

頸椎の下には、12の胸椎骨が鎖骨からウエストのすぐ上まで連なっています。胸椎は肋骨についています。胸椎骨は頸椎骨よりも大きく、下の椎骨のほうがひとつ上の椎骨よりもすこしずつ大きくなります。

胸椎の主な機能は胸郭を支えることです。また胸椎は肋骨に固定されているため、頸椎よりも磨耗しにくくなっています。胸椎部は首や腰に比べるとトラブルが起こりにくい部位です。

胸椎
12の椎骨から成る胸椎はしっかりと肋骨についています。

胸椎とつながっている肋骨は、骨の柵を形成し、心臓、肺、胃、膵臓、腎臓など生命維持に必要な臓器を守っています。肋骨と肋骨の間には肋間筋と呼ばれる筋肉があり、息を吸い込むたびに肋骨を外側に広げ、肺を膨らますことを可能にします。息を吐くと、この筋肉と肋骨はリラックスした状態に戻ります。

インフルエンザや胸の感染症などで、たくさん咳をすると、肋骨がすこし傾いて隣合う肋骨どうしの間隔が狭くなることがあります。テニスなどのスポーツで右腕を使いすぎても、肋骨の間隔に影響を及ぼすことがあります。体の側面に鋭い痛みを感じることもあります。80ページのエクササイズを試してみてください。

脊柱側弯症

背骨の形が変わるトラブルには、脊柱側弯症、脊柱後弯症、脊柱前弯症の3つがあります。

人間の背骨は前後にカーブしているものですが、脊柱側弯症はS字を描くように背骨が左右にゆがみ、胸椎と腰椎に影響を及ぼします。背骨のゆがみが見てわかる、左右の肩甲骨の高さが不ぞろいになる、背中が痛むなどの症状が出ます。生まれたときから先天性の脊柱側弯症になる子供もいますが、思春期前後に症状が進行するのがもっとも一般的です。重度の脊柱側弯症では、胸郭が影響を受け、心臓や呼吸にも害を及ぼすことがあります。治療の方法はゆがみの程度によって様々です。整形外科用の装具を使い、症状が悪化するのを防ぐ運動をする場合や、曲がった背骨をまっすぐにするための外科手術を必要とする場合もあります。

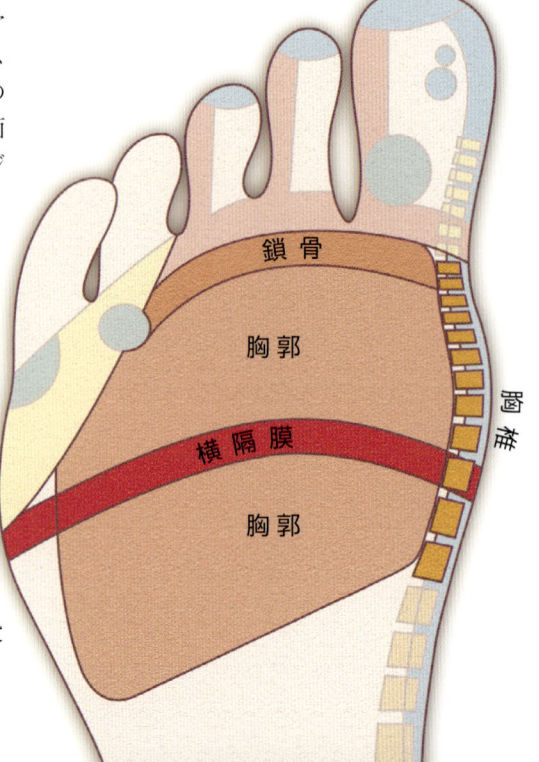

反射区
足の自然なカーブは胸椎のカーブに呼応しています。胸椎のトラブルには、この反射点へのリフレクソロジーを行います。

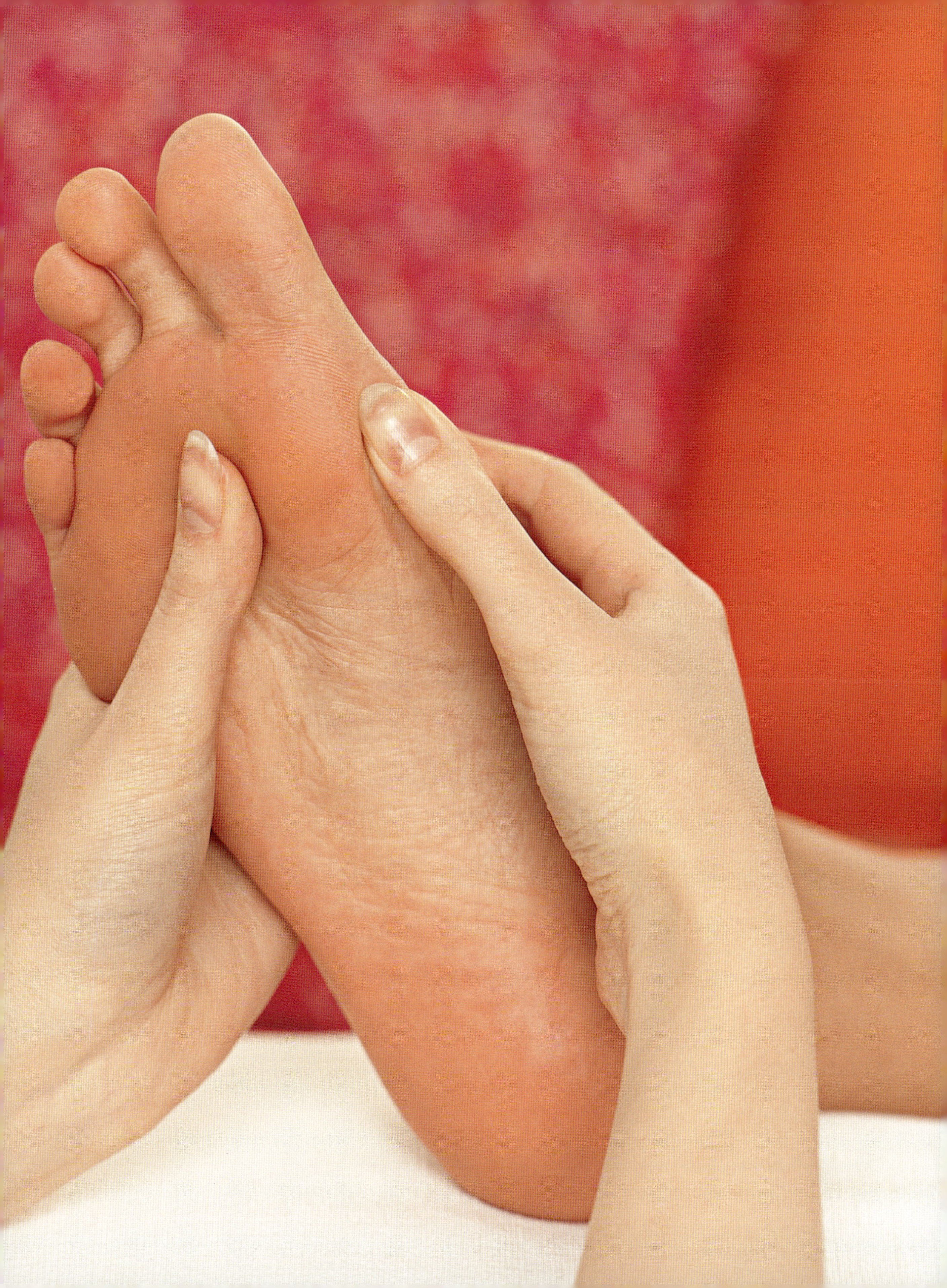

上背の痛み

上背の不快感を和らげるには、左手で右足を支え、右手の親指で足の内側に上向きにクリーピングを行い（1A）、左手の親指で下向きに行います（1B）。手をかえて左足にも行います。

脊柱後弯症

脊柱後弯症は背中が極度に曲がり、胸椎に影響を及ぼします。背骨が弓なりに曲がり、肩が前方に下がり、背骨の上部が丸まった形になります。湾曲した部位は痛むことがあり、リフレクソロジーが不快感を和らげるのに役立ちます。一般的な脊柱後弯症の原因としては、骨粗鬆症や変形性関節症などのほか、体重の増えすぎや姿勢の悪さもあげられます。

脊柱前弯症

脊柱後弯症では大きくなった背骨上部のカーブを背骨下部で修正しようとする力が働き、脊柱前弯症になることがあります。脊柱前弯症では、腰椎が内側にカーブし、胃を突き出す格好になります。大きくなった下腹部が背骨に余計な負担をかける妊娠後期によく起こります。

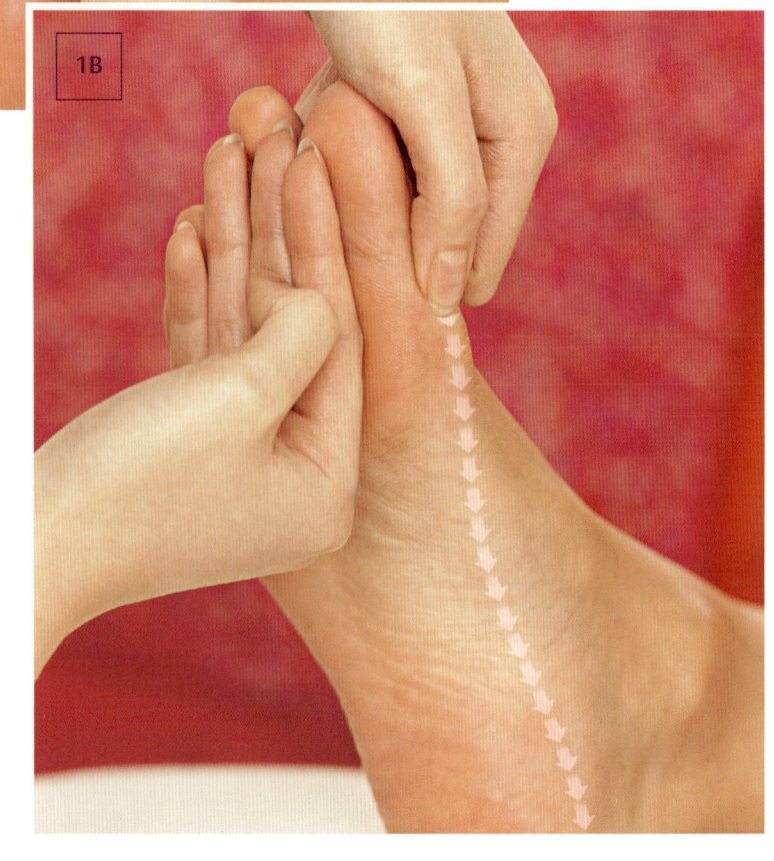

胸郭

胸郭をリラックスさせ痛みを和らげるには、まず両手の親指で右足の裏側を押さえます（2A）。両手の4指で足の甲側にクリーピングを行います（2B、2C）。左足も同様に行います。

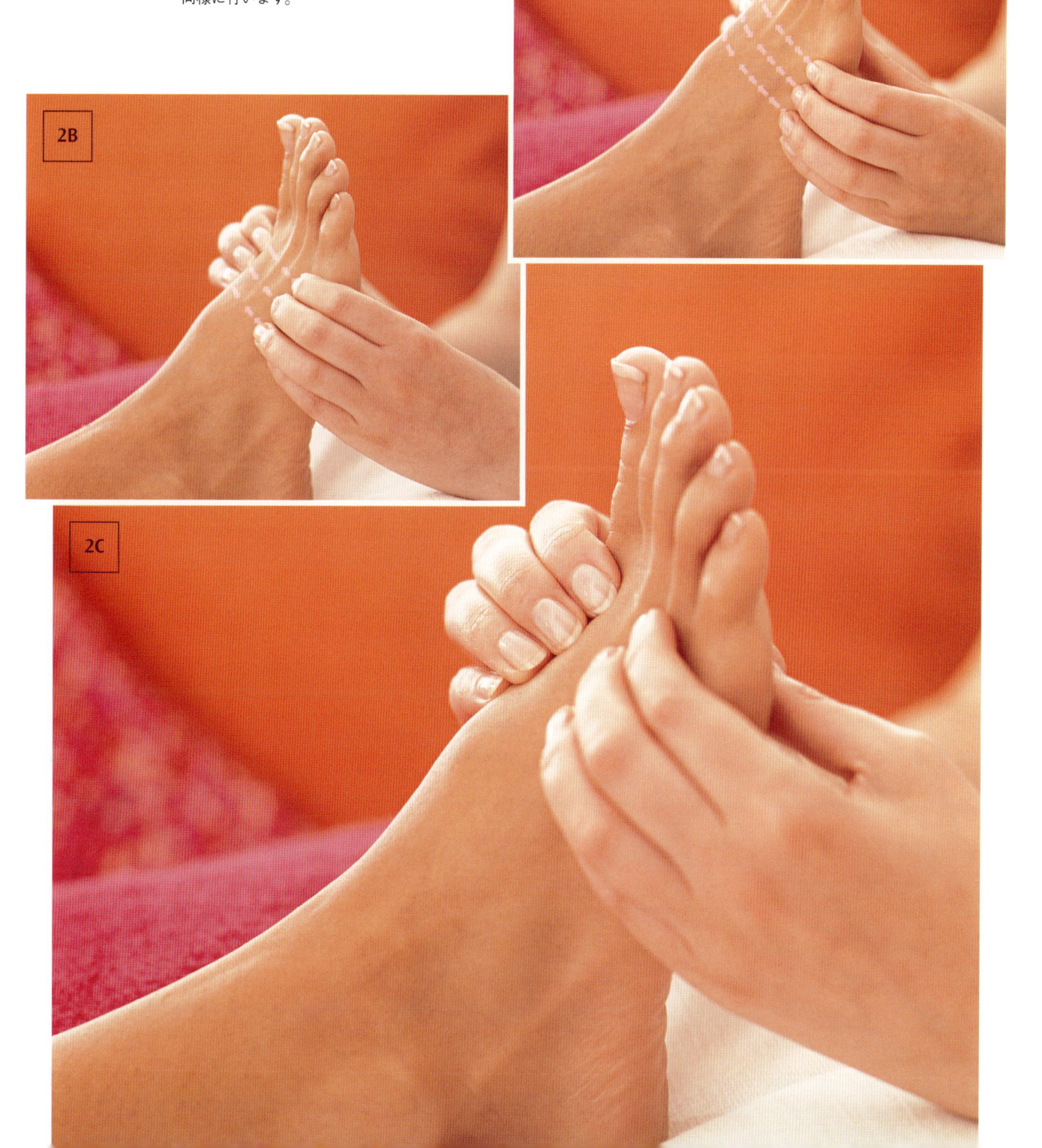

上背のシンプル・エクササイズ

　自分で牽引すると肋骨の痛みは和らぎますが、十分な注意が必要です。まず、体重を支えられる、丈夫な枝のついたがっしりとした木を見つけます。手で枝をしっかりと握り、地面から足を浮かせて、数秒間体を持ち上げます。このストレッチ運動は椎骨間を離し、不快感を和らげます。何回か繰り返しますが、不快に感じたらすぐにやめてください。室内で行う場合は、頑丈なドアの枠やジムの肋木にぶら下がるとよいでしょう。何を使う場合でも、体重をじゅうぶん支えられることを必ず確認してください。

　痛みを伴う胸郭のけいれんを軽減するには、胸郭をのばす呼吸エクササイズを行いましょう。腕を体の両側に下ろして立ちます。できるだけ深く息を吸い込み(1)、10秒間息を止め(2)、ゆっくりと吐きます(3)。これを数回繰り返します。

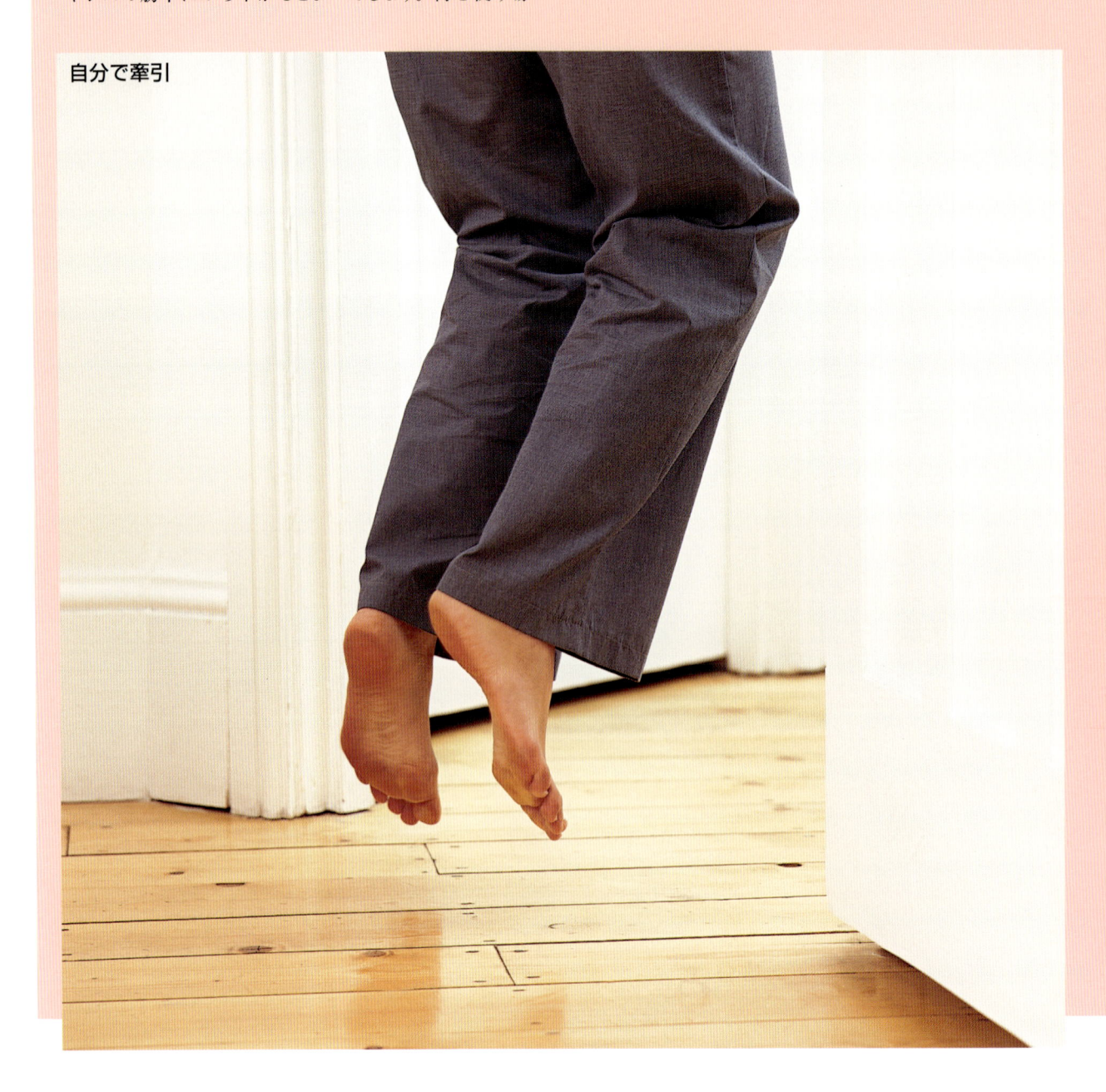

自分で牽引

呼吸エクササイズ

肩、腕、手のトリートメント

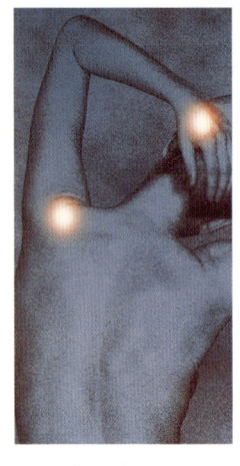

肩、腕、手はとても柔軟です。肩関節は股関節よりずっと動かせる範囲が広く、手は驚くほど繊細で微妙な動きができます。

首と上背にトラブルがあると、肩、腕、手が痛む場合があります。指がうずく、手首に力が入らずビンのふたなどが開けにくい、腕を頭より上にあげると痛みが走って髪をとくのもひと苦労であるなどの影響が現れます。

肩、腕、手
肩と腕と手は、首と背骨のトラブルに影響を受けます。

上腕は球関節で肩につながっています。この関節があるために、腕をまわしたり、上下、前後に動かすことができます。

五十肩

肩、腕のトラブルで多いのは五十肩で、けが、腕の使いすぎ、肩の関節炎と関係があります。はっきりした原因はわかっていませんが、たいていは関節の膜組織に炎症が起き、そのせいで自由に動かせなくなります。すべての関節は、滑膜という薄くて滑りやすい膜で表面を覆われています。膜には液体が満ちていて関節をスムーズに動かします。関節の表面に膜がなければ、骨と骨、骨と関節がこすれあって、すぐに摩耗してしまいます。関節に炎症が起こると、膜が乾燥してトラブルを起こします。あいにく、五十肩は治るまでに時間がかかります。1年以上も症状が続くことがありますが、徐々によくなっていきます。

五十肩の治癒

アイスパックは炎症を抑え、五十肩の痛みを和らげます。

冷凍豆のパック、ぬらしたフランネルの布、小さめのハンドタオルを用意します。フランネルを痛む肩にあて、その上に冷凍豆をのせ、ハンドタオルで覆います。アイスパックをしたまま20分ほどうつぶせになります。痛みがひどい場合は、アイスパックを1日に3、4回行います。豆のパックはそのたびに凍らせてください。痛みが和らぎ、肩が動かせるようになったら、エクササイズを始めましょう(88-89頁参照)。反射区のトリートメントに、アイスパックとエクササイズをあわせれば、肩の痛みはまもなく和らぎ、また自由に動かせるようになるでしょう。

反射区
肩、腕、手のトラブルには、右図の反射区に集中的にトリートメントを行います。

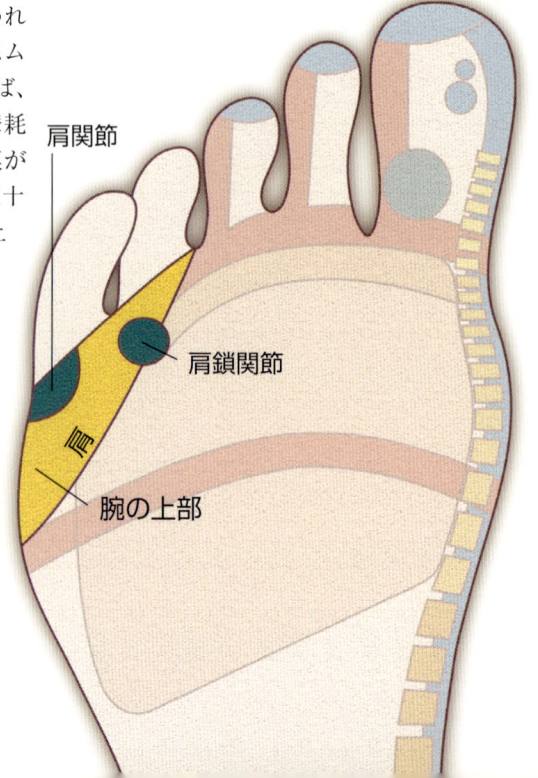

肩関節
肩鎖関節
肩
腕の上部

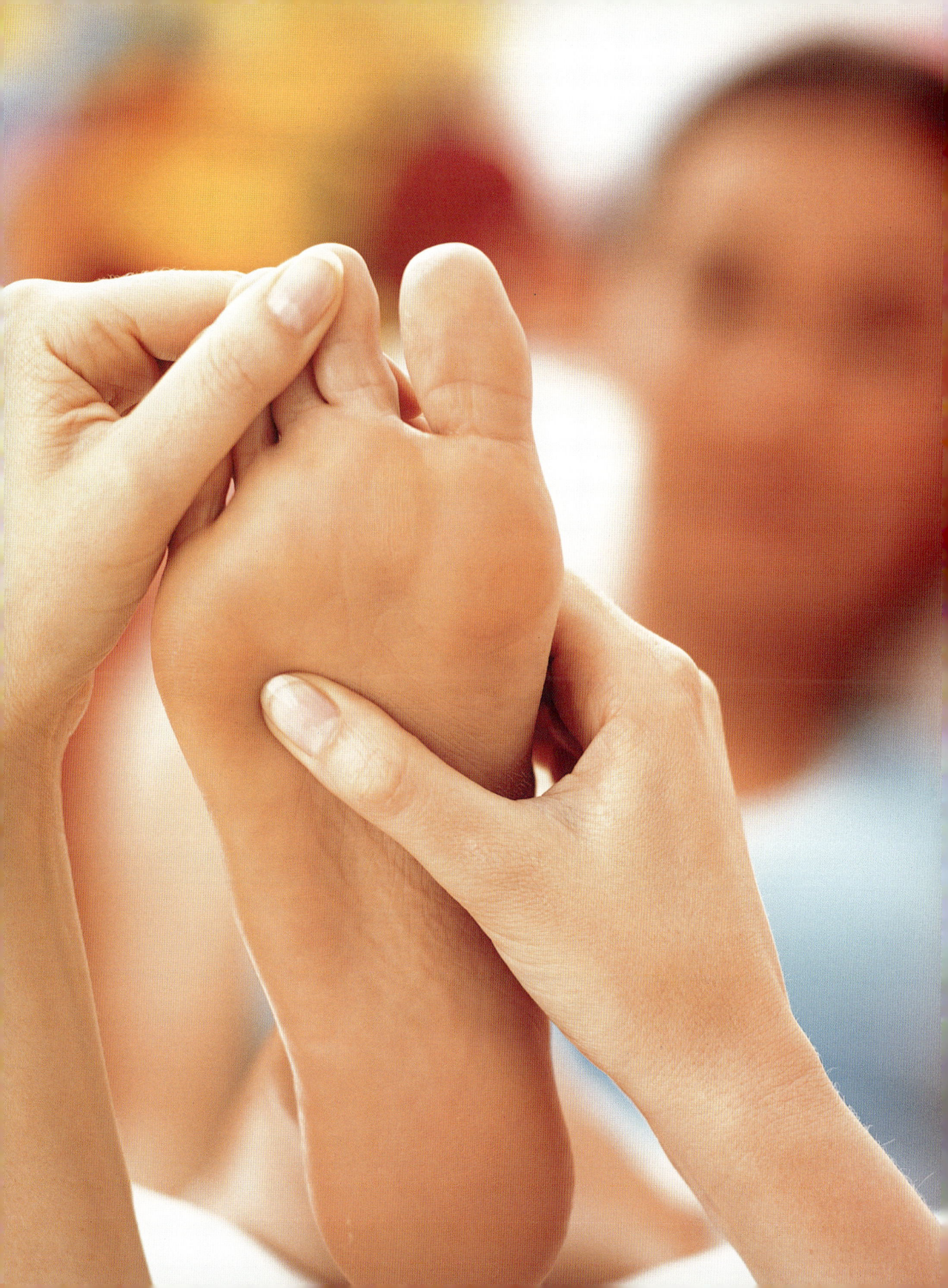

五十肩／肩の関節炎

右足の上部を左手で支えます。右手の親指を足の第四指と小指の下の部分にあて、外向きにクリーピングを行います（1A）。手をかえ、左手の親指で内向きにクリーピングを行います（1B）。また手をかえて左足にも行います。

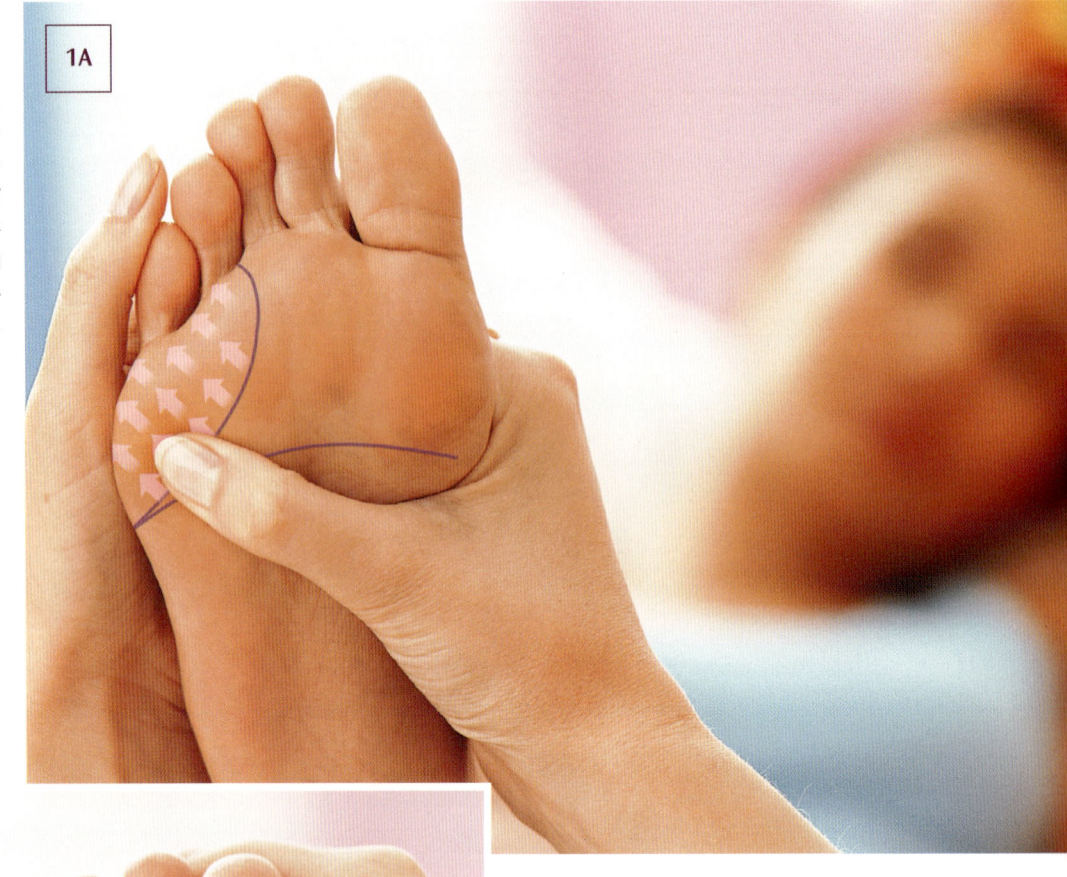

手根管症候群

　手根骨とは手首にある8つの小さな骨で、手根管はこれらの骨とその上にある靭帯との間の空間です。手根管症候群は、反復運動過多損傷として知られている、痛みを伴う疾患で、手から前腕に走っている正中神経が手根管で圧迫されたりねじれたりすると起こります（トリートメントは87頁を参照）。

　最初はたいてい焼けるようなうずきが、特に親指、人差し指、中指、手のひらで起こります。こぶしを握ったり、小さなものをつまんだりといった、手で行う作業がしにくくなります。症状は時折起こる場合と継続して起こる場合がありますが、たいていは夜に悪化します。手根管症候群になる確率は、女性が男性の3倍です。

　原因はいくつかありますが、長時間コンピュータのキーボードを打ったり、流れ作業で製品の組み立てをしたりというような、反復作業の後に起こります。体液貯留も原因のひとつですが、体液貯留は減塩食で改善されます。塩分と精

肩、腕、手のトリートメント 85

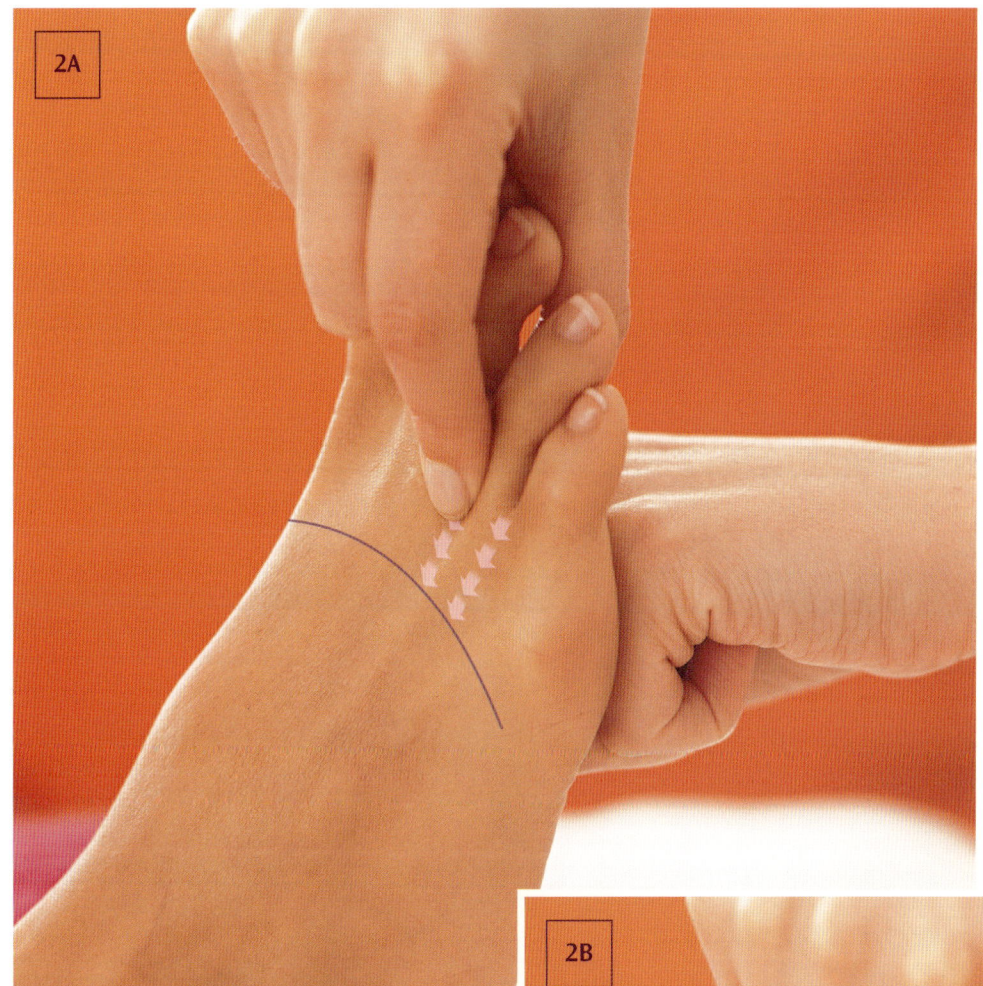

肩の前部

右足を左手のこぶしで支えます。右手の人差し指を足の第三指と第四指の骨のくぼみにあて、下向きにクリーピングを行います(2A)。

続けて第四指と小指の骨のくぼみに下向きにクリーピングを行います(2B)。手をかえて左足にも行います。

製した炭水化物のとりすぎは組織の空間に水分をためこみ、手首の神経を鬱血させます。ときには手首のけがが原因で起こることもありますが、まれです。

　手根管症候群は妊婦にも多い症状です。ホルモン変化、特にエストロゲンの分泌が高くなって組織の水分が増えるためです。女性が閉経期に経験するホルモンの変動でも同じような症状が起こります。

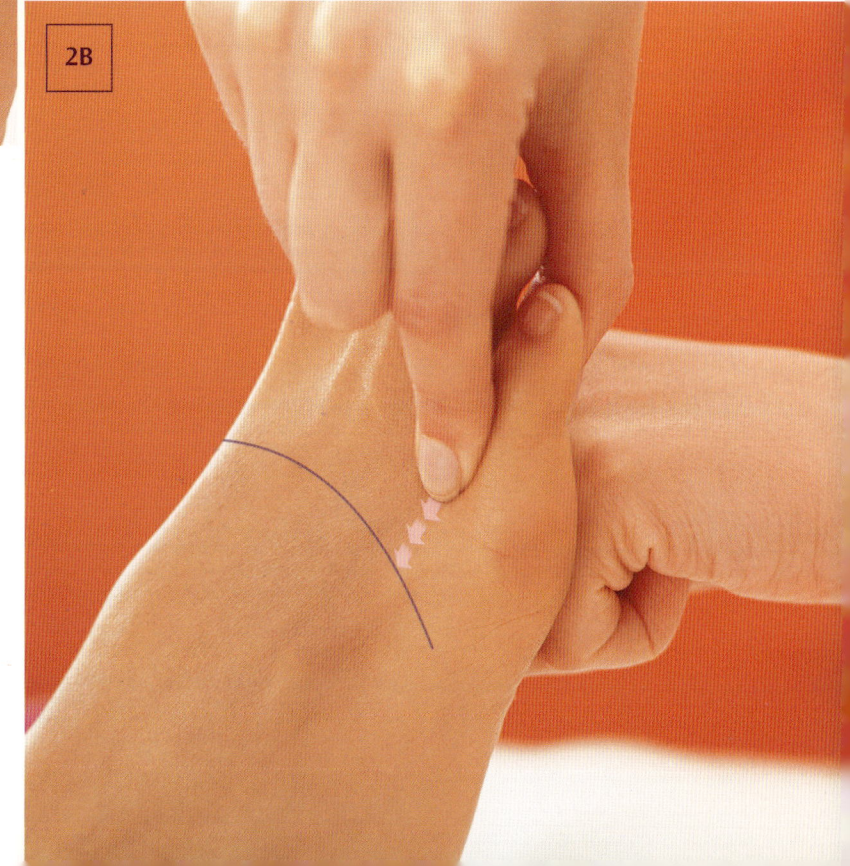

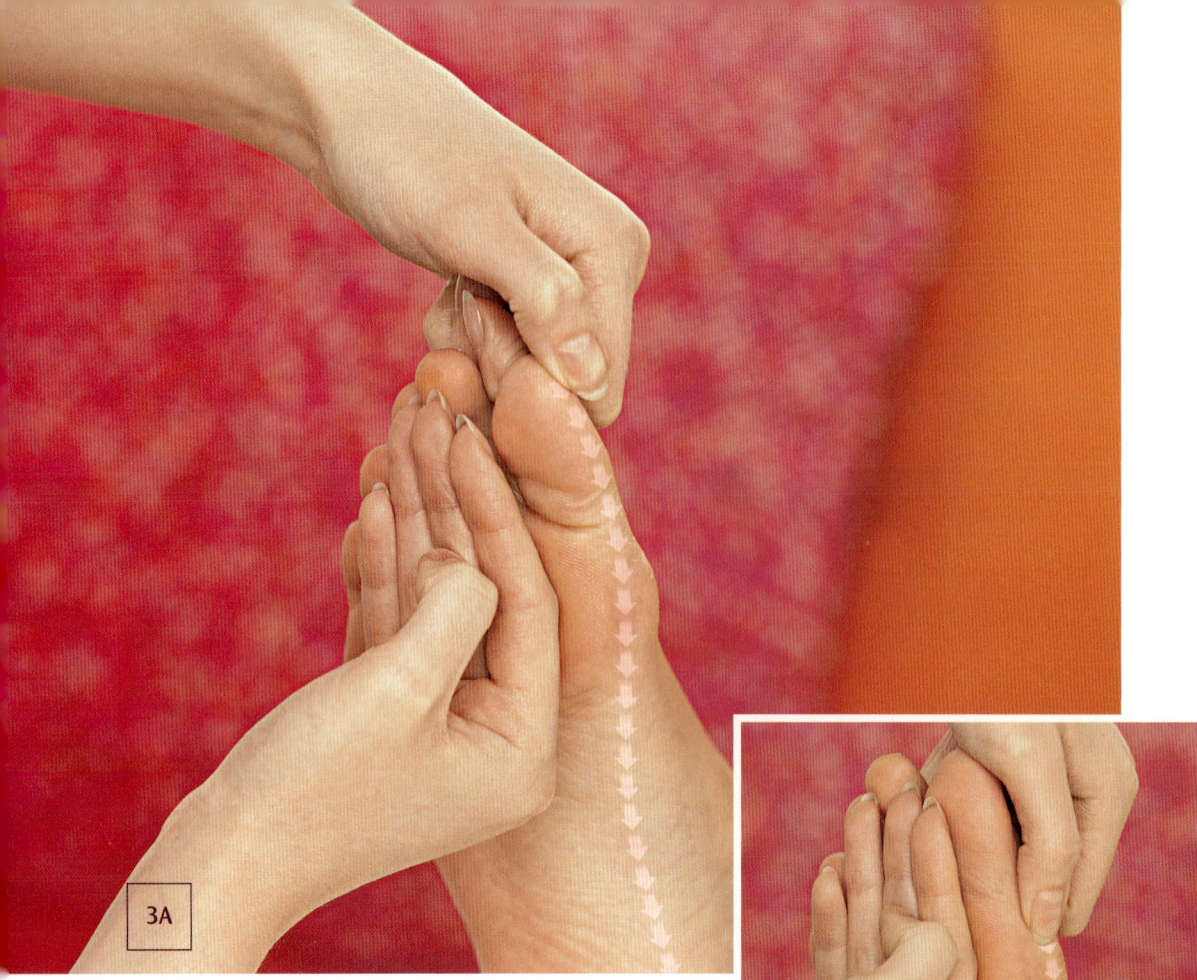

症状を和らげる

ビタミンB6の不足が手根管症候群の根元的な原因であることがわかっています。症状が出ている人は通常の必要摂取量の10倍のビタミンB6をとる必要があります。

ターメリック（ウコン）はアーユルヴェーダ（インド）や漢方（中国）でさまざまな炎症の治癒に使われています。香辛料の精油成分にも抗炎作用があることは多くの研究で証明されています。アイスパック（82-84頁参照）も効果があります。

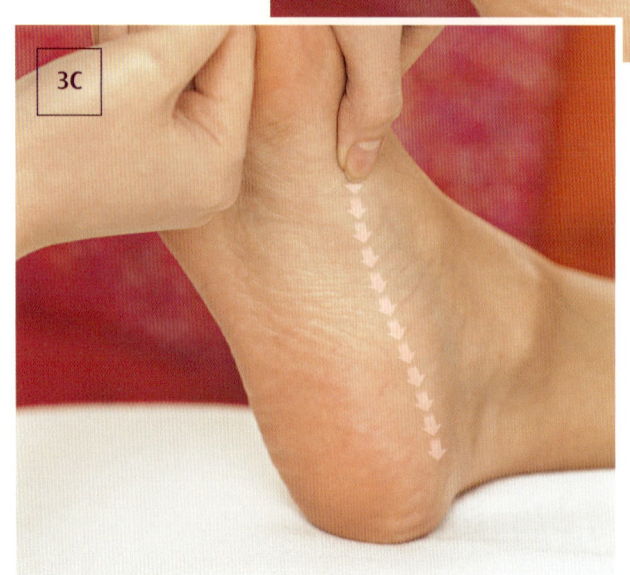

脊椎（下向き）

脊椎上部に上下両方向に働きかけると肩の痛みが和らぎます。脊椎から出ている神経が緊張をほぐすのに大きな役割を果たすからです。右足を右手の指の背で支えます。左手の親指を足の内側にあて、下向きにクリーピングを行います（3A、3B、3C）。手をかえて左足にも行います。

手根管症候群を防ぐには

手根管症候群の不安のある人は、仕事中にストレッチをしたり、手首や手を休めるために定期的な休憩をとったりするといいでしょう。キーボードでの作業中に手首を支える器具やサポーターを使うと楽になる人もいます。向かっているコンピュータや機器が常に正しい位置にあるようにしましょう。作業中、手を温めておくのも良いといわれています。指なしの手袋を使うのもいいでしょう。

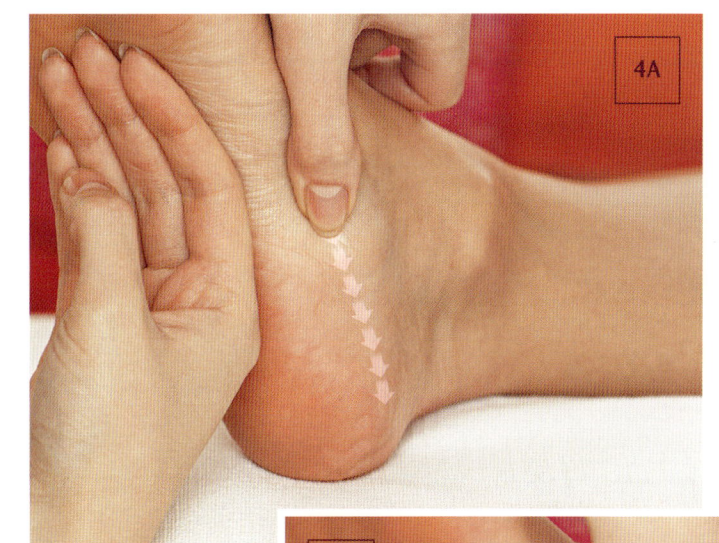

脊椎（下向き）

右足のかかとを右手の指の背で支え、足の内側をかかとまで押していきます（4A、4B）。手をかえて左足にも行います。

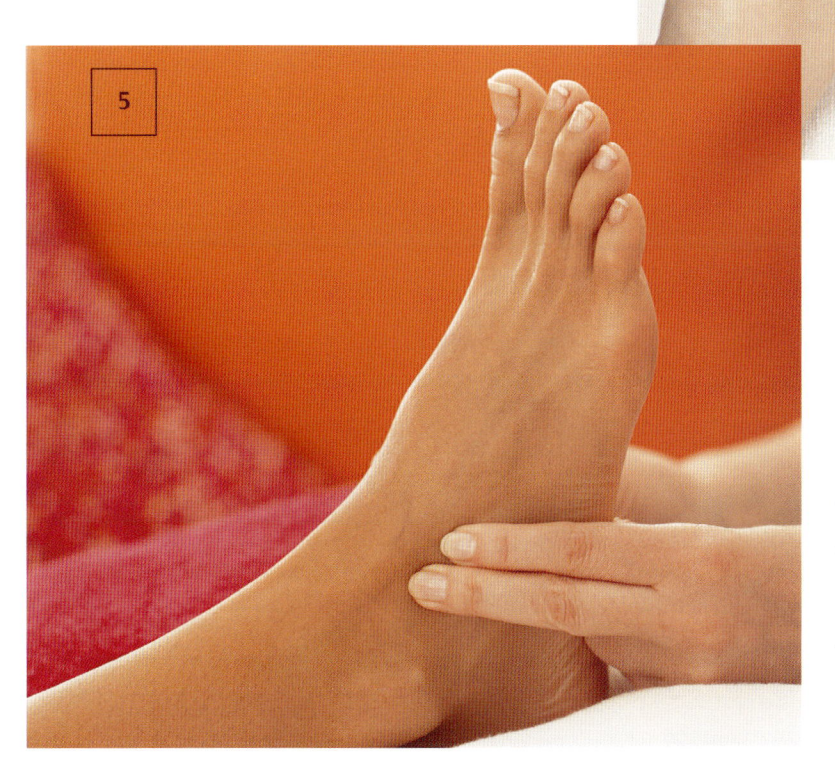

手首──手根管症候群

足の甲側のこの部分には手首の反射点があります。右足の裏側を両手の親指で押します。両手の人差し指と中指で、足の甲に2、3回クリーピングを行います（5）。左足にも行います。

肩のシンプル・エクササイズ

　五十肩の痛みが和らいで動かしやすくなれば、アームウォーキングのエクササイズを始めましょう。壁に向かって、できるだけ近づいて立ちます。ウエストの位置から、指を壁につけ、上に向かって歩かせていき、頭の上までのばします（1、2、3）。

　もうひとつのエクササイズは、腕を体の横にあげ（4）、前にのばし（5）、最後に後ろにのばします（6）。どちらも効果が出るまで数日間かかります。あきらめずに続ければ、その努力に見合った効果が得られるでしょう。

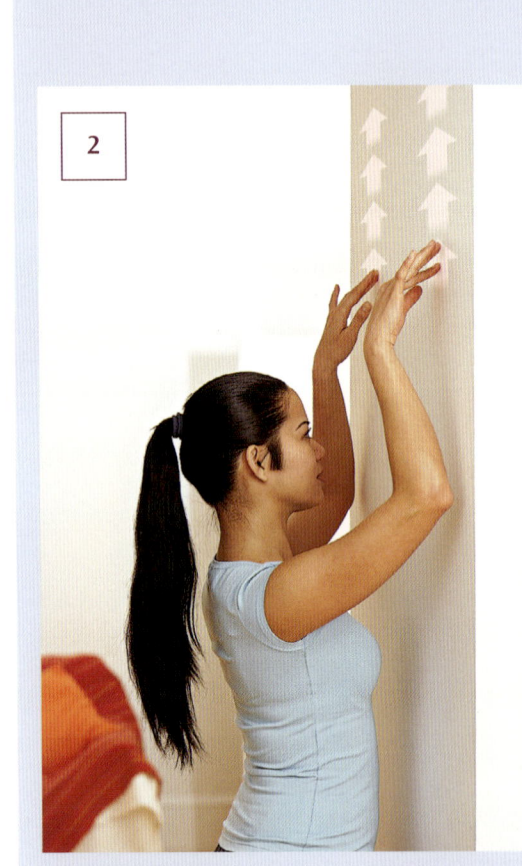

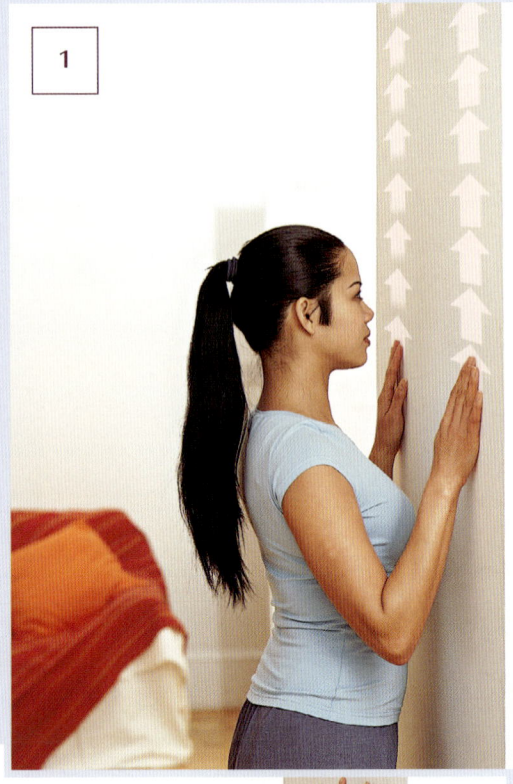

アームウォーキング

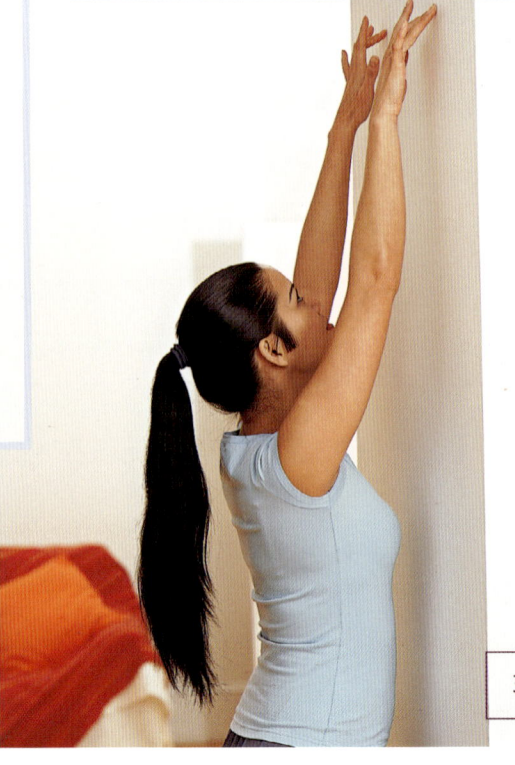

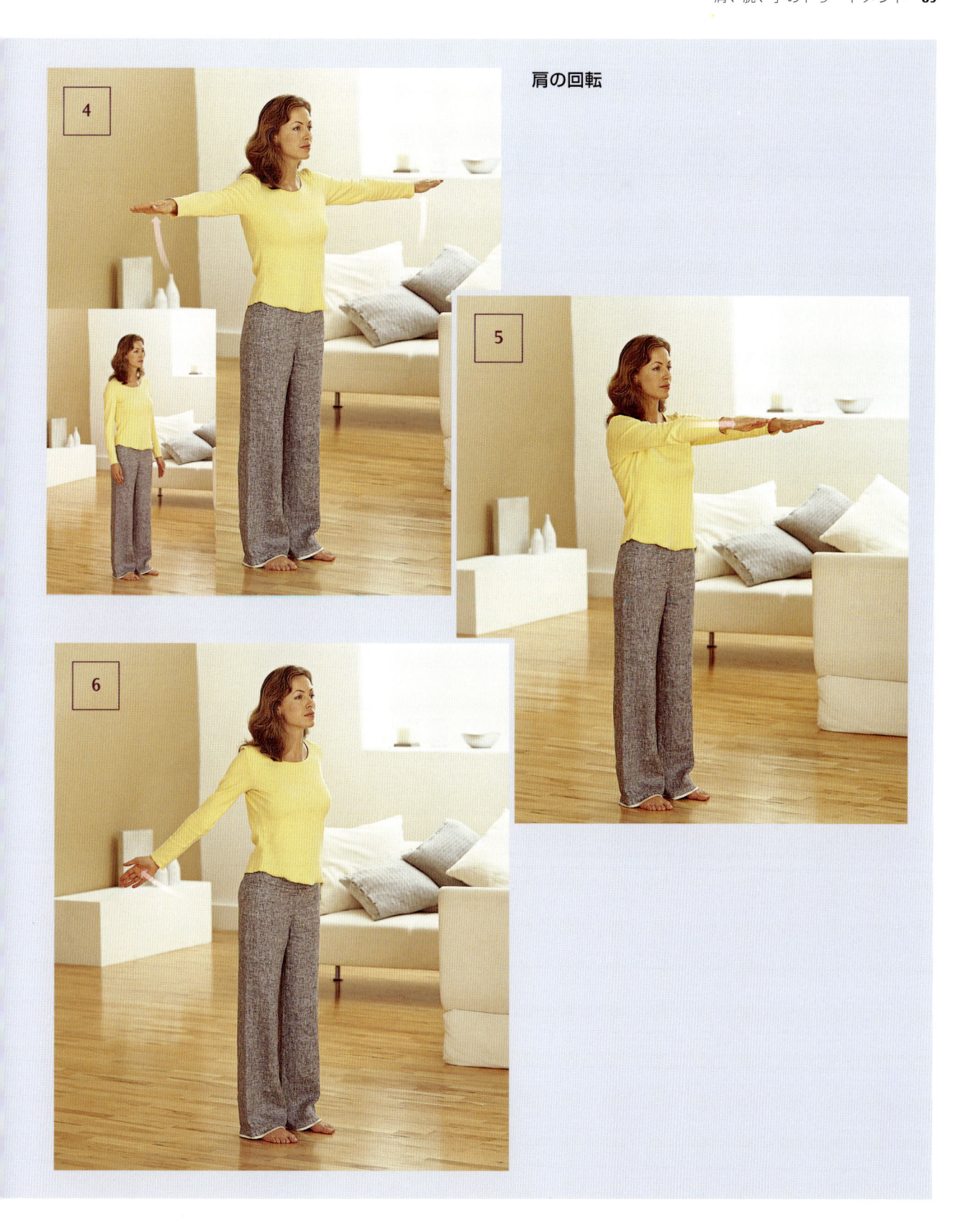

肩、腕、手のトリートメント **89**

肩の回転

下背・腰のトリートメント

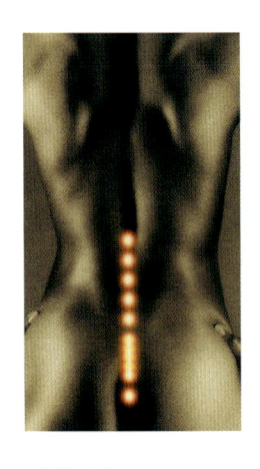

脊椎の下部は5個の腰椎骨から成ります。腰椎はほかの椎骨に比べて大きく、体重のほとんどをここで支えるようになっています。腰椎の下には癒合した5個の仙椎があり、脊椎の基部を固定する役割をしています。仙椎の下には尾てい骨、つまり尾骨があります。尾骨は人間が四足歩行していた時代に持っていたとされる尻尾のなごりです。これら脊椎の下部は、背中のほかの部位よりも痛みやトラブルを起こしやすく、そうなると仕事を休む日数も多くなります。腰痛、坐骨神経痛、および椎間板ヘルニアはすべて腰椎の不調と関係があります。

下背・腰
5個の腰椎は頸椎や胸椎よりも密度が高く頑丈です。この強度が、立ち上がったり、歩いたり、物を持ち上げたりするために大切です。

腰椎は体をねじる、曲げるなど、機械にはできないさまざまな動きを可能にします。人間の骨格は高度な緩衝材と潤滑剤の機能をもち、人が作るどんな機械より耐久性に優れています。

腰痛の原因は、筋肉の張りや、関節症(12頁参照)や骨粗鬆症(106-109頁参照)などさまざまです。肥満や喫煙も腰に害を及ぼすことがあります。腰を健康に保つには定期的に運動し、重い物を持ち上げるときは注意し、体重を抑え、姿勢に気をつけましょう(15頁参照)。

軟骨組織を健康に保つ

腰にトラブルがあると、朝起きたときにかたくこわばって感じることが多いものです。痛みがひどくなるほど運動するのが億劫になり、症状は悪化します。

腰がこわばる理由として軟骨組織の劣化がよくあげられます。軟骨組織は関節で接触する骨の先端を覆っています。チキンの手羽先や脚を食べるとかたくてゴムのように曲がる部分があるのがわかりますが、それが軟骨です。関節を健康に保つには、動くたびに何千回と起こる小さな衝撃から骨を保護する軟骨組織の弾力を維持する必要があります。柔軟な強い軟骨組織があれば、骨の先端が接触しても傷つきません。

関節軟骨には水分が含まれ、関節を動かすときに骨の表面どうしを滑りやすくします。関節がじゅうぶん潤っていると体重を支える力が増し、より動かしやすくなります。関節から水分が

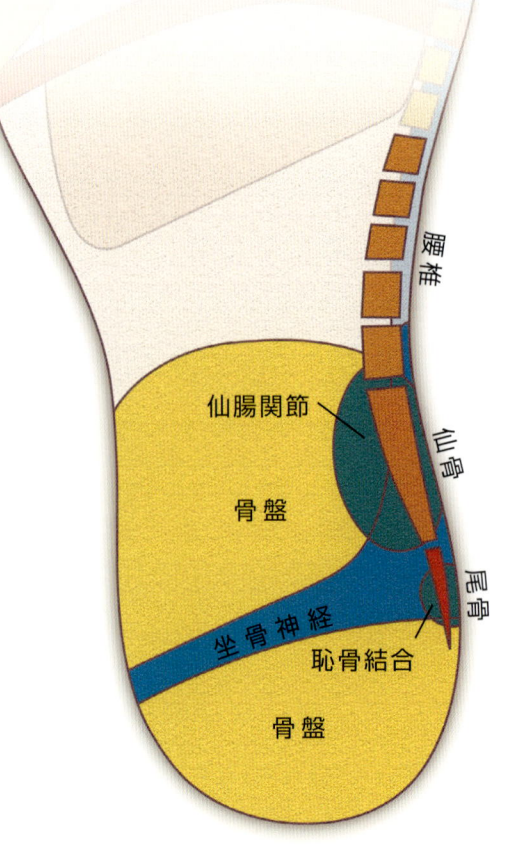

反射区
腰痛には、右図の反射区に集中的にトリートメントを行ないます。

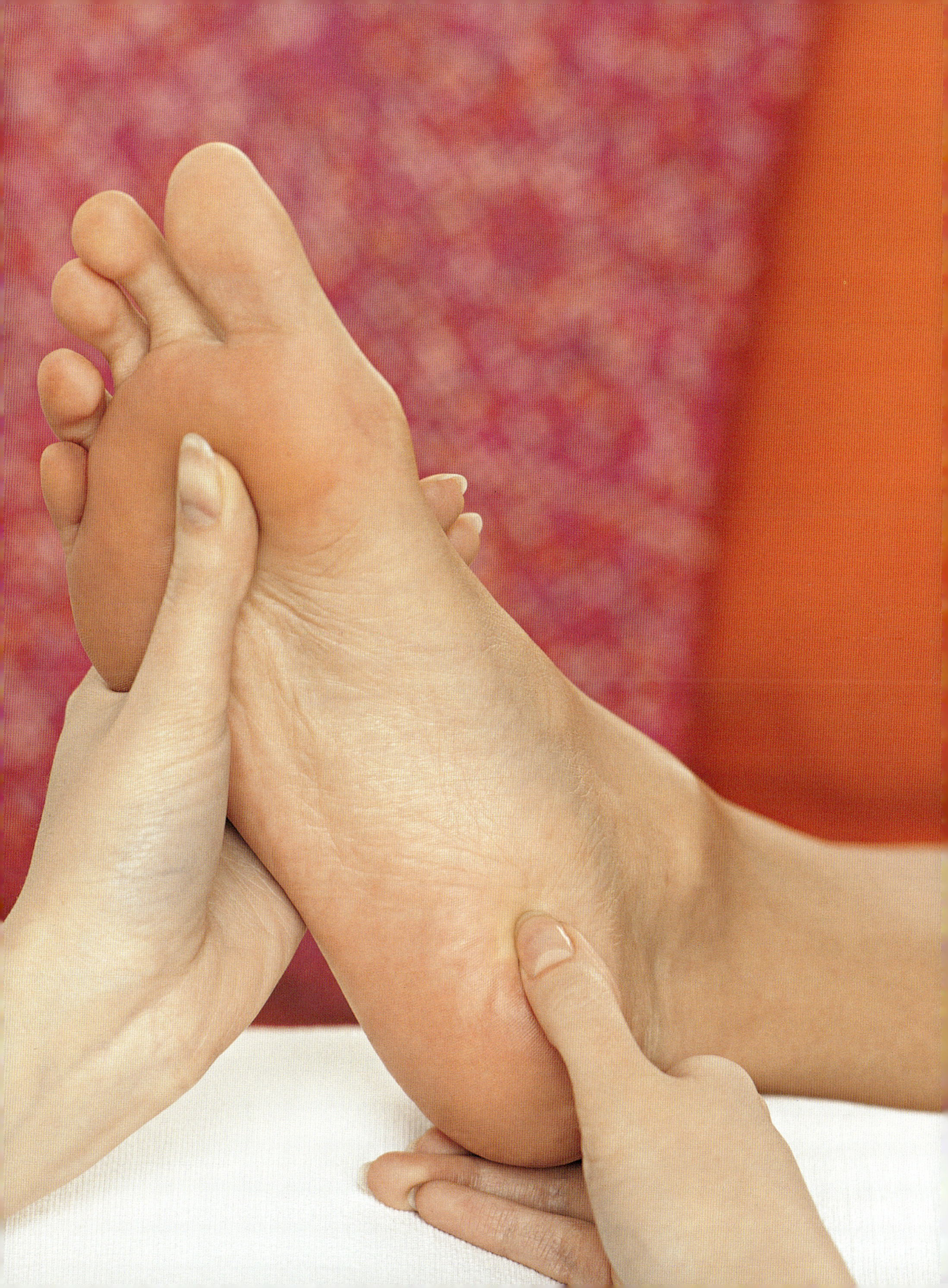

尾骨

尾骨のトラブルには、まず右足の上部を右手で支えます。左手の四指でかかとの内側に上向きにクリーピングを行います（1A、1B）。手をかえて左足も行います。

失われると、摩擦が増して軟骨組織が劣化し、損傷や痛みを引き起こします。腰痛のある人は水分をたくさんとるようにしますが、コーヒーやアルコールなど利尿作用のある飲物は飲むのをやめるか、飲む量を減らしましょう。

強い筋肉

背骨、臀部、腹部を支えられるよう、筋肉を鍛えておくことが大切です。実際、腹筋が弱いと腰を悪くする原因になることがよくあります。最近、男性によく見られるのがビール腹といわれる腹部の肥満です。このような余分な重みは腰に絶えず負担をかけ、姿勢が悪くなるだけでなく、腰椎に痛みやストレスをまねきます。

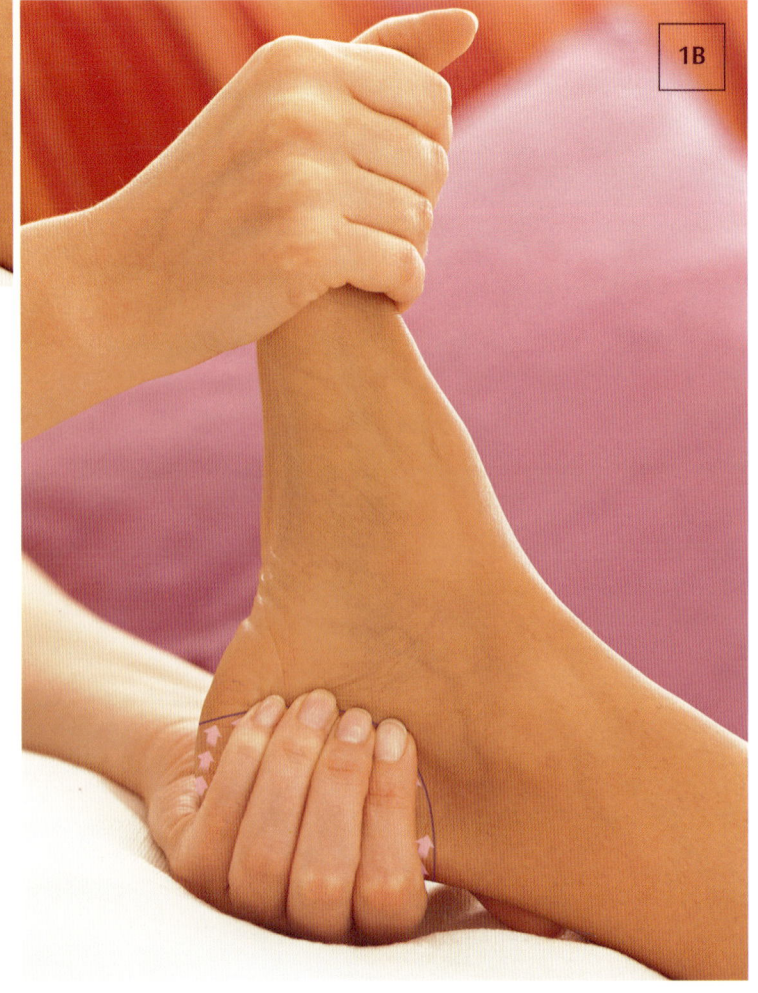

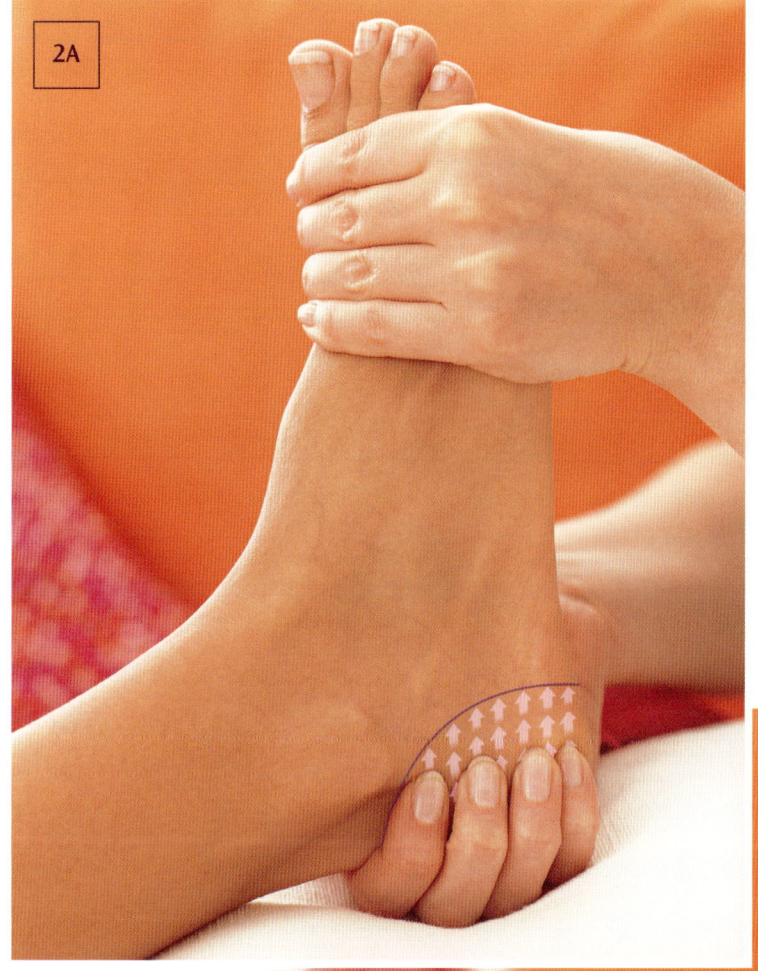

坐骨神経痛

　坐骨神経痛は人が経験する中でもっとも激しい痛みのひとつです。坐骨神経痛に襲われるとベッドから起きられなくなり、ほんの少し動いただけでも痛みます。

　坐骨神経は体の中でもっとも大きな神経です。ほとんどの神経は毛髪ほどの細さですが、坐骨神経は小指ほどの太さがあります。坐骨神経は脚の主要な神経で、腰から上肢の裏側へのびています。膝関節の上で大きく2つに分かれて脛骨神経と総腓骨神経になり、下肢から足先へとのびています。

　坐骨神経痛は第四および第五腰椎と仙骨の損傷から起こるのが一般的です。典型的な症状には腿の裏側、臀部、腰、脚、足の痛みなどがあります。ベッドからほんの少しでさえ足を持ち上げられなくなり、立つことができない場合もあります。

臀部と骨盤

股関節症など、臀部と骨盤のトラブルには、右足を左手で支え、右手でかかとの外側を押します（2A、2B）。手をかえて左足にも行います。

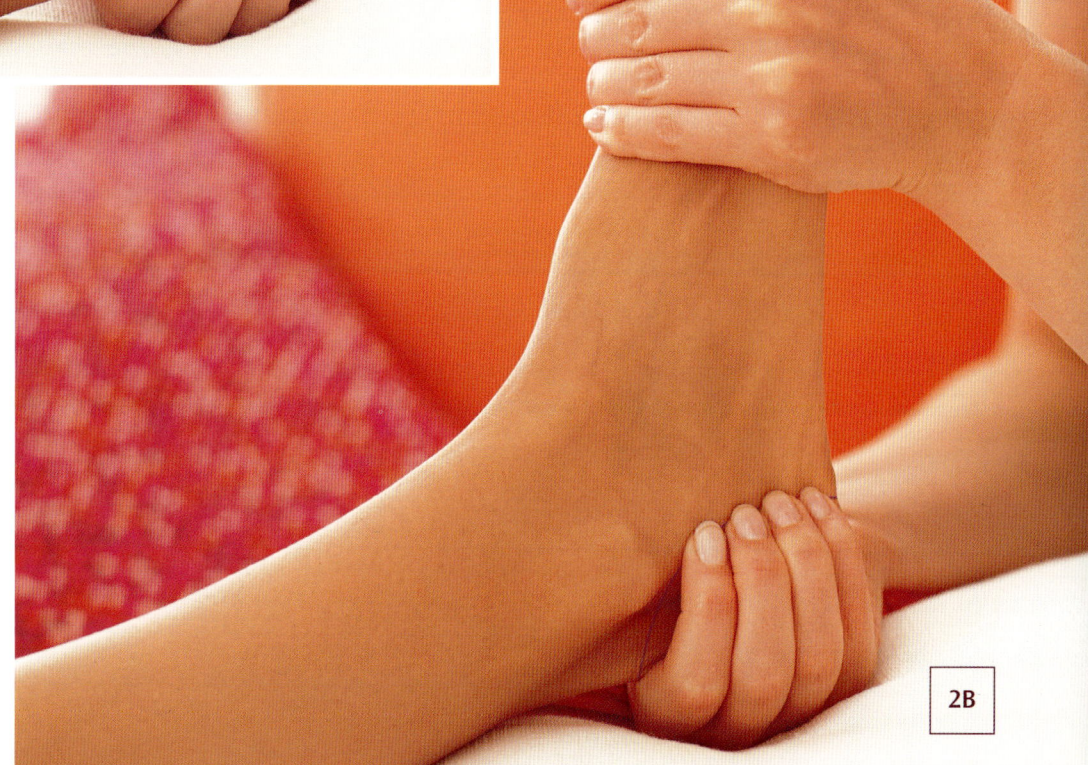

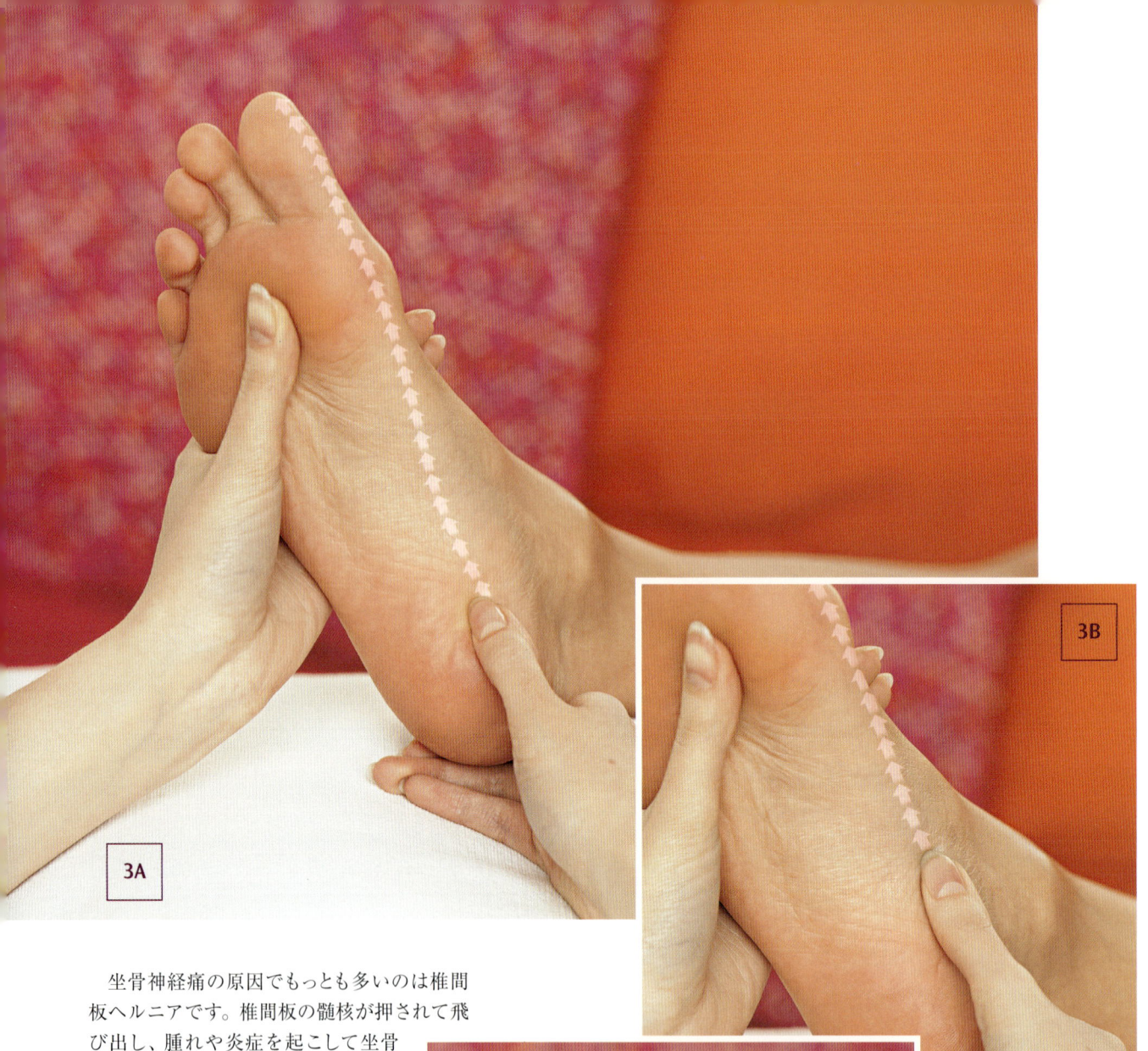

坐骨神経痛の原因でもっとも多いのは椎間板ヘルニアです。椎間板の髄核が押されて飛び出し、腫れや炎症を起こして坐骨神経を圧迫することから痛みが生じます。椎間板ヘルニアは重い物を持ち上げたときなどに突然起こることがあります。

坐骨神経痛は妊娠中に起こることもあります。これは腹部の重みが坐骨神経を圧迫するためです。また、高齢者にも、関節症などの症状による背骨の変形が原因で起こることがよくあります。妊娠中の坐骨神経痛は出産後には解消します。

通常、痛みの起こるのは片脚だけです。痛みは2、3週間で消えますが、再発することもあります。

脊椎（上向き）

椎間板のトラブルや筋肉の緊張など、腰椎の痛みを和らげるためには、脊椎の反射区をまず上向きに押し、それから下向きに押していきます。右足を左手で支えます。右手の親指で足の内側に上向きにクリーピングを行います（3A、3B、3C）。足の親指に向かって押していきます。
左足にも、左手の親指で同じように行います。

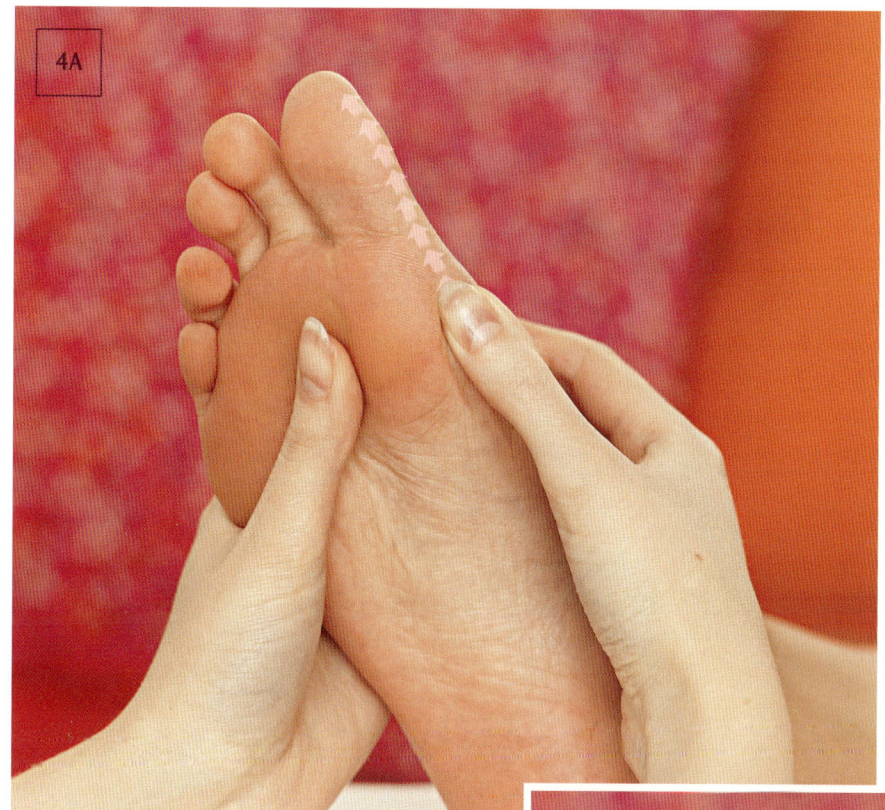

脊椎（上向き）

あらゆる背中の症状に効果のあるトリートメントです。右足を左手で支えます。右手の親指で足の内側を上向きに押していきます（4A、4B）。手をかえて左足にも行います。

坐骨神経痛のトリートメント

　リフレクソロジーは坐骨神経痛の治癒にたいへん効果のあることが証明されています。かたいマットレスに寝る、穏やかな運動をするなど、自分で気をつけられることもあります。寝るときは横を向き、ひざの間に枕をはさむとよいでしょう。こうすると坐骨神経への圧迫を取り除くことができます。

　炎症を起こしている部位にはアイスパックがお勧めです（82頁参照）。坐骨神経痛の症状があるときはアルコール、糖分、高タンパク食品を避けましょう。これらの食物は血液を酸性にし、痛みを増加させます。

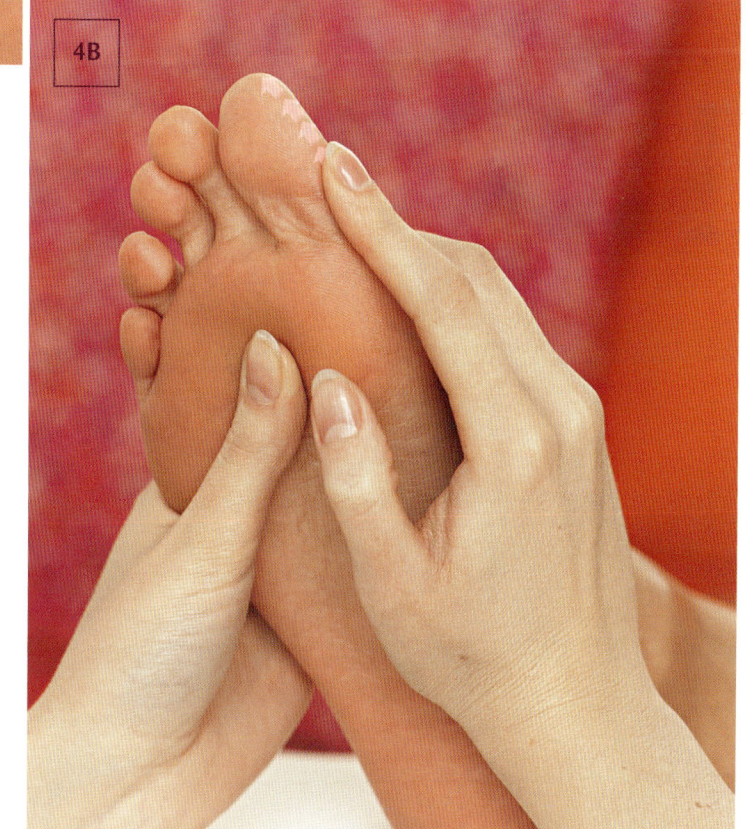

脊椎（下向き）

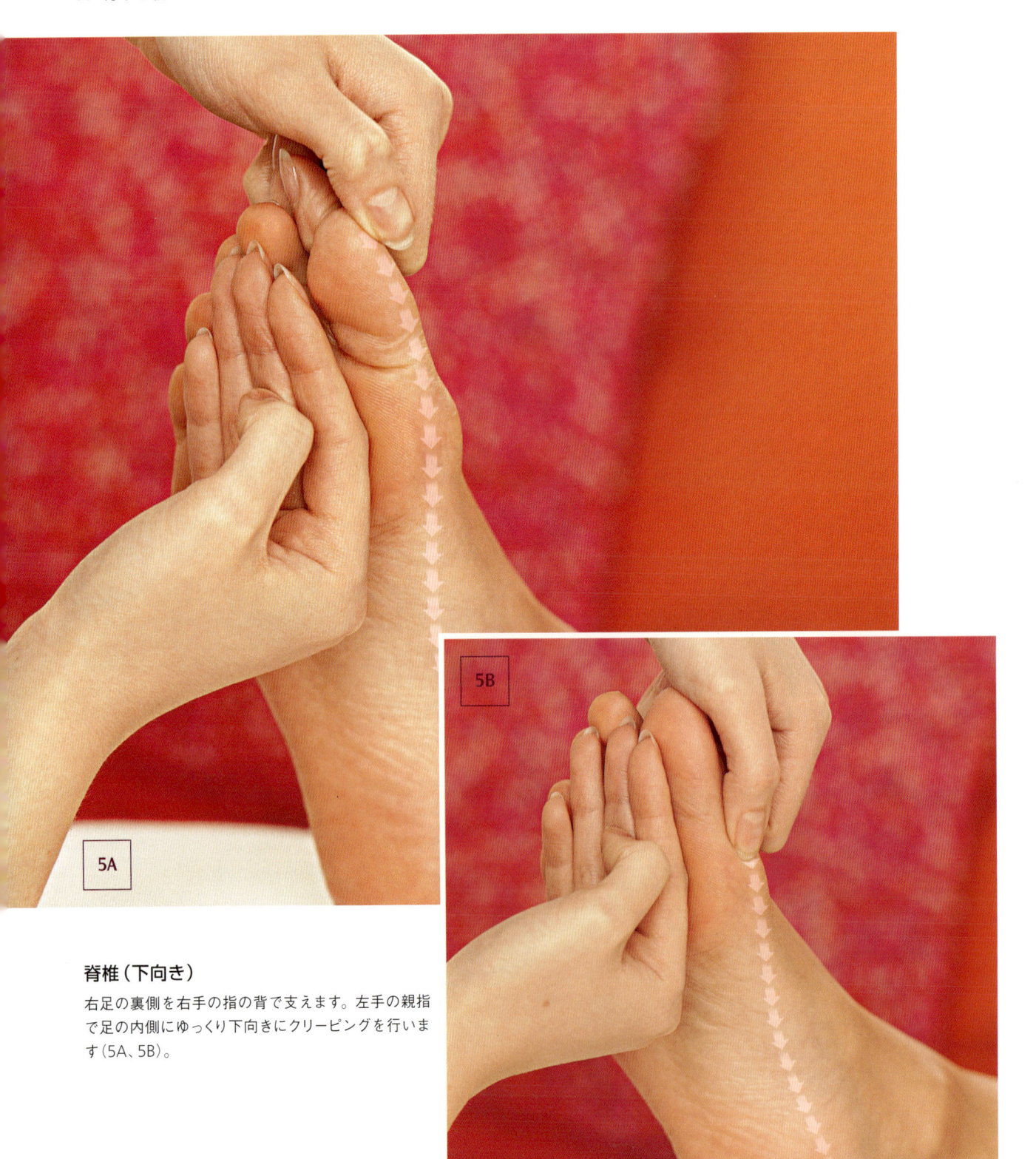

右足の裏側を右手の指の背で支えます。左手の親指で足の内側にゆっくり下向きにクリーピングを行います（5A、5B）。

下背・腰のトリートメント　97

脊椎（下向き）

続けて親指で下に押していきます。同時に支えの手も下げていきます（5C、5D、5E）。手をかえて左足にも行います。

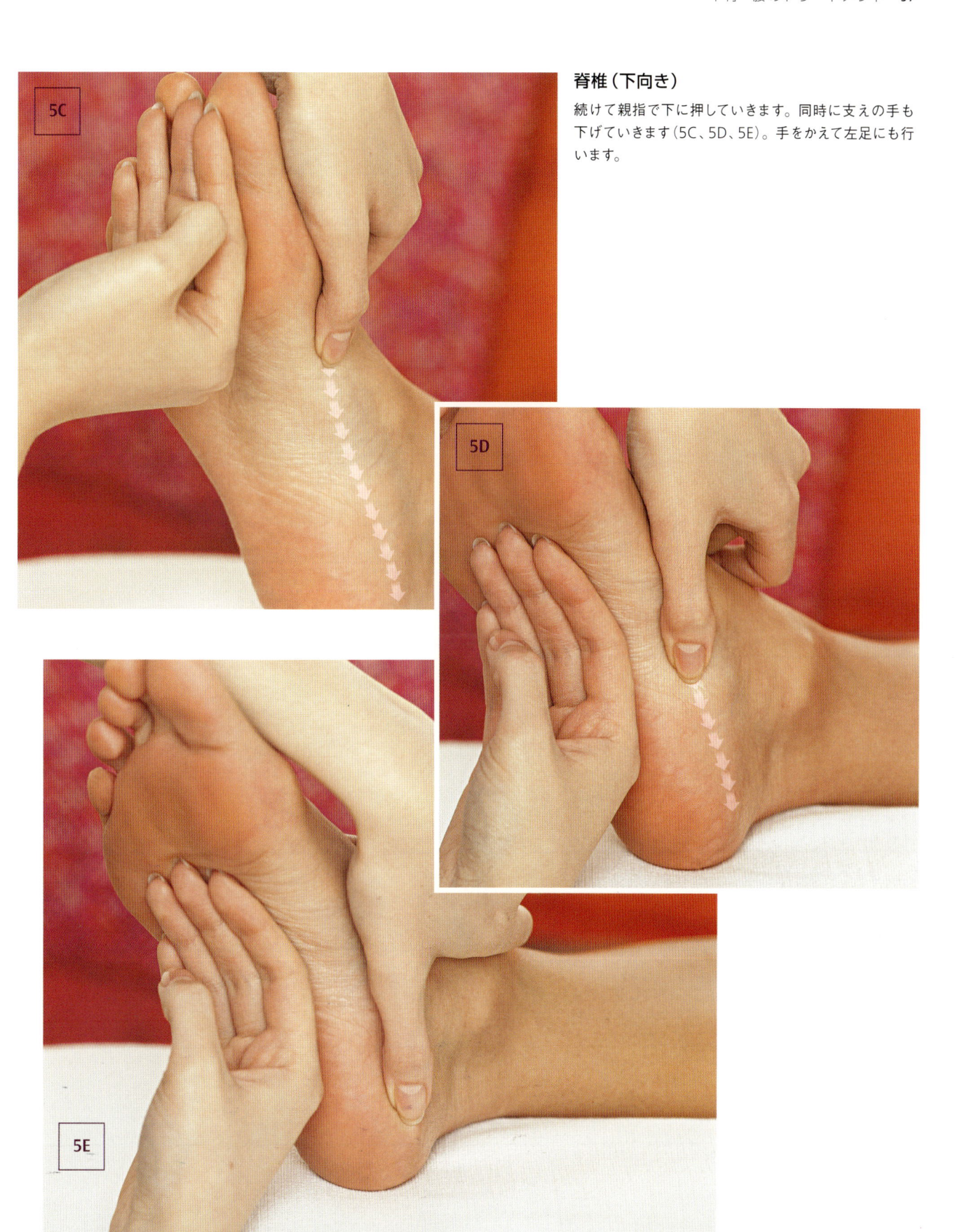

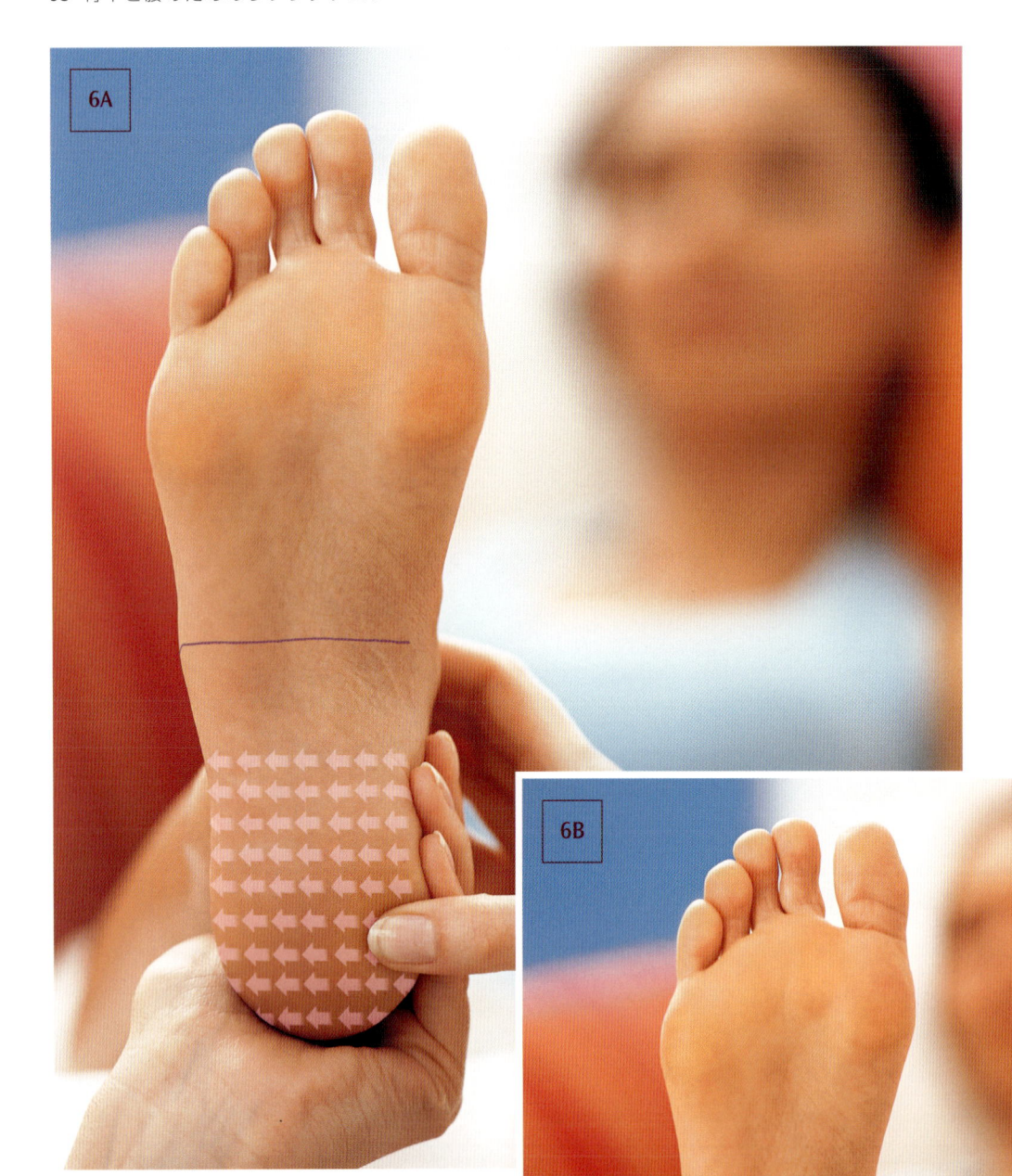

臀部と骨盤背部

左の手のひらで右足のかかとを支えます。右手の親指でかかとの基部を横に、坐骨神経と臀部の反射区まで押していきます（6A）。手をかえて、逆方向に押します（6B）。左足に行うときは、まず右手で支え、左手の親指で押していきます。

下背・腰のトリートメント　**99**

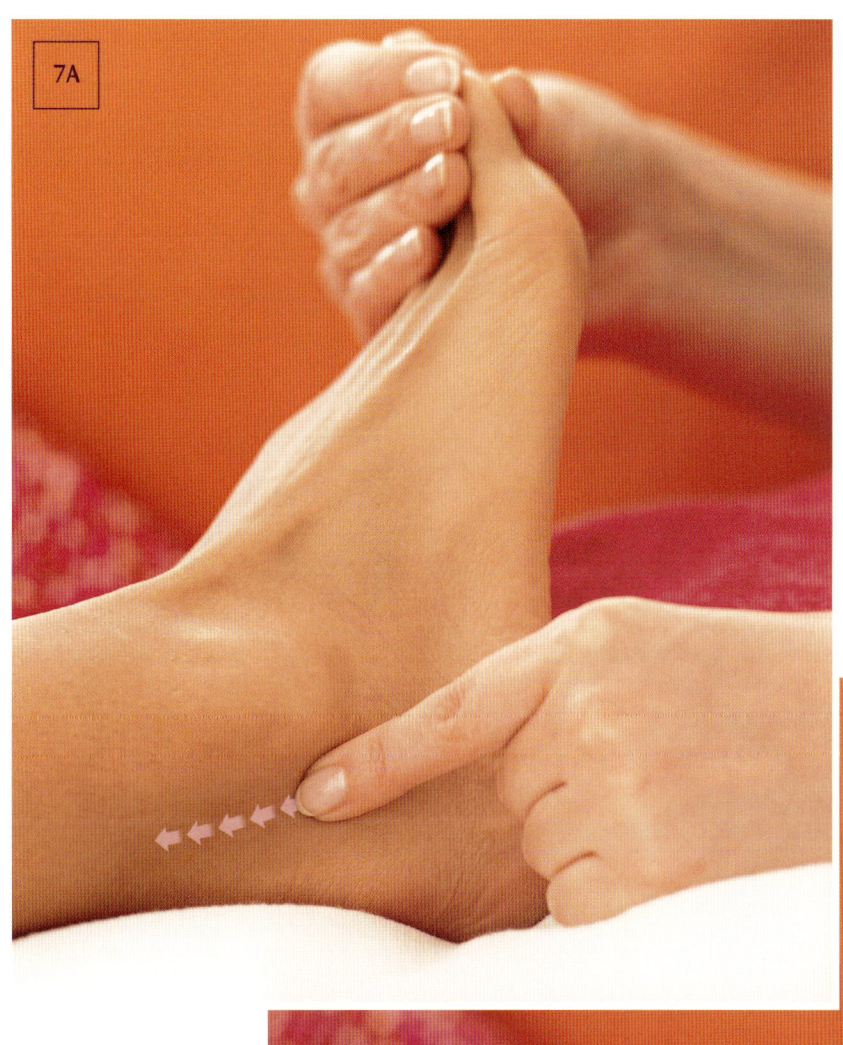

坐骨神経：1

右手で右足の上部を支えます。左手の人差し指でくるぶしの後ろを上向きにクリーピングします（7A）。さらに上に4cmほど押します（7B）。手をかえて左足にも行います。

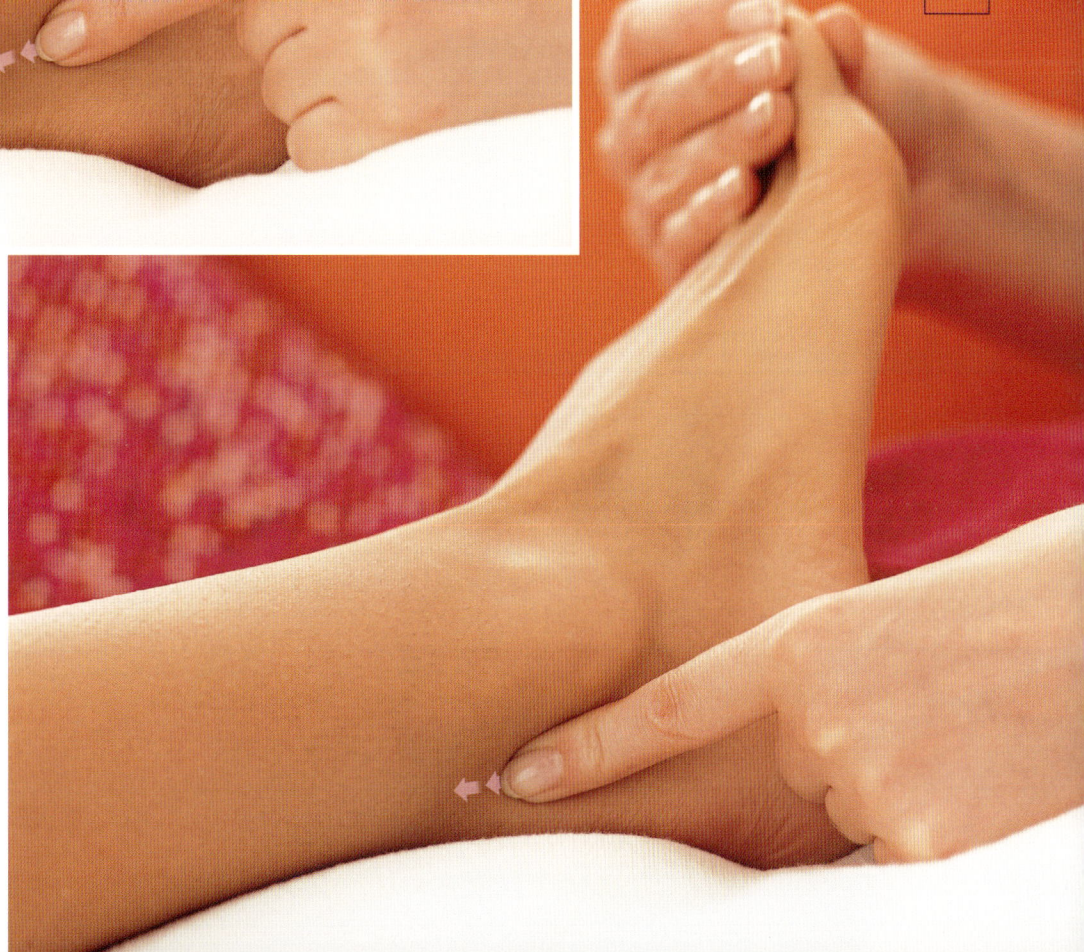

坐骨神経：2

坐骨神経の2番目の反射区はかかとと骨盤ラインの中間あたりを横切るようにあります。ここに親指で足の内側から外側にクリーピングを行います。2、3回繰り返します（8）。左足も同様に行います。

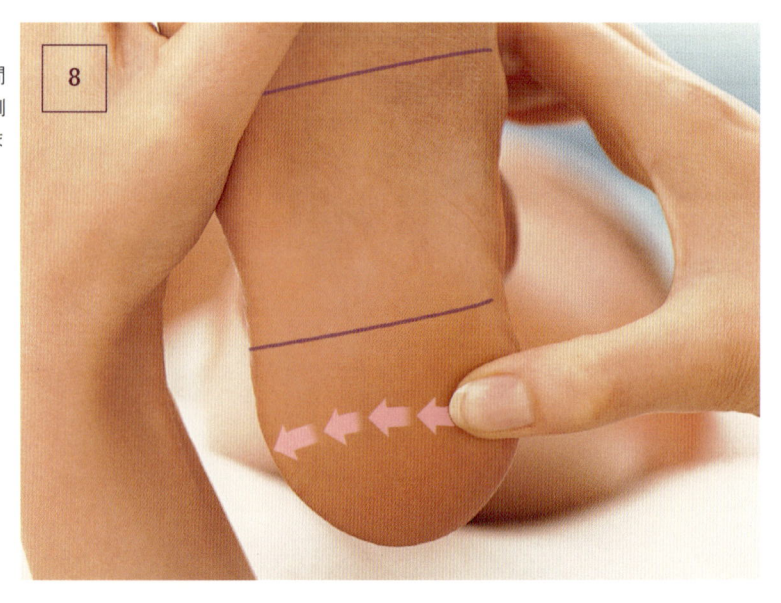

脊椎の刺激点

脊椎全体を活性化する反射点で、足の内側の中間にあります。この反射点に親指をあて、5、6回しっかりローテーティングを行います（9）。まず右足に行い、左足にも同様に行います。

腰のシンプル・エクササイズ

定期的な運動は、腰を動きやすくします。腰痛のある人はまず猫のポーズを行ない、次に子供のポーズで背骨を休めると、たいへん効果があります。

猫のポーズ

両手と両ひざをつきます。両手は必ず両肩の真下になるように、ひざは臀部の下になるようにします。背中を平らにして床を見ます。

息を吸い、背骨を天井のほうに丸め、頭を沈めるように下げます（1）。そのまま2、3回呼吸をします。次に息を吐きながら弓なりにゆっくり背中を下げます（2）。頭を上げ、前をまっすぐ見ます。

子供のポーズ

正座し、かかとに臀部をのせたまま、額を床につけます。両腕を前にのばし、約3分間そのままの姿勢で静かに呼吸します（3）。

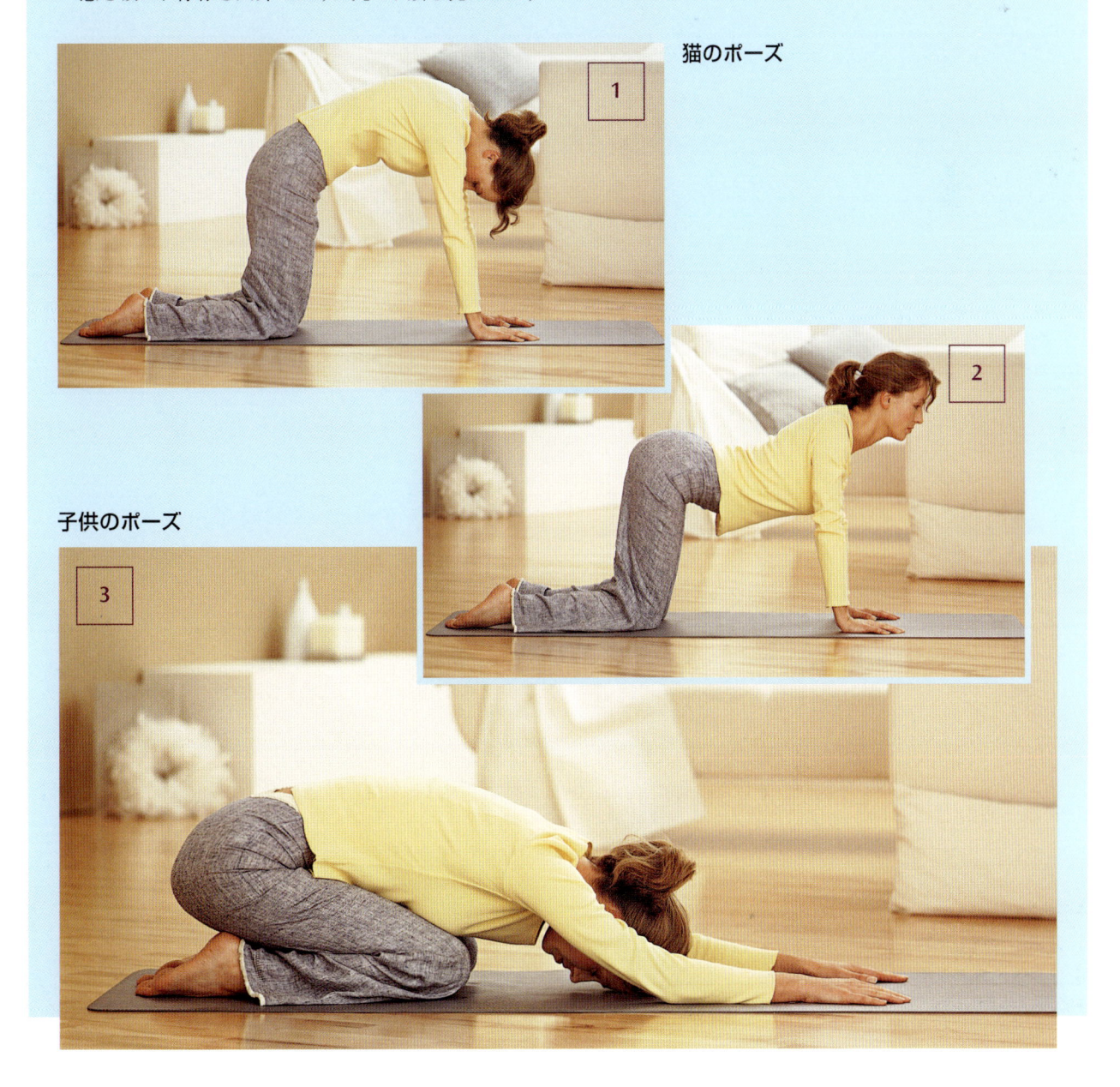

猫のポーズ

子供のポーズ

ひざとひじのトリートメント

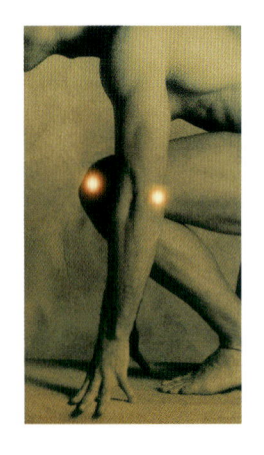

ひざは体の中でもっとも大きな関節です。体重を支えるために安定性があり、歩く、しゃがむ、走る、跳ねる、ひねるなどの動作をするために柔軟性も必要です。ひざは体の中で唯一前後に動かせる関節ですが、実際にはお皿ともいわれる膝蓋骨がひざの蝶番関節にくさびのようにはまっているため、前後の動きを抑えています。膝蓋骨を損傷すると、下肢が前に曲がるようになります。

ひじの関節は腕を曲げのばしすることを可能にしていますが、ひざほど大きな負担がかかったり、摩耗したりすることはありません。

蝶番関節
ひざもひじも蝶番関節です。脚や腕を曲げのばしする働きがあります。ひざは少しねじることもでき、ひじよりも複雑な構造をしています。

ひざは多くの役割を担っているため、損傷を受けやすい部位です。ひざのトラブルは大きく2つに分けられます。ひとつは事故やけがなど物理的な要因によるもの、もうひとつは滑液包炎や関節症などの病気による炎症です。原因がどちらであっても、リフレクソロジーはひざの痛みを和らげる効果があります。

ひざのけが

スポーツでひざをけがすることはよくあります。骨への衝撃を和らげる軟骨組織が裂けたり、傷ついたり、関節に負担がかかりすぎて脱臼したり、靱帯や筋肉が傷ついたりすることもあります。このようなけがを負った後はじゅうぶんにひざを休め、アイスパック(82頁参照)を1日に数回あてましょう。

軟骨軟化症

軟骨軟化症は膝蓋骨のうしろにある軟骨組織に影響が出る病気で、ひざの使いすぎが原因とされます。ランナー、スキーヤー、自転車に乗る人、および球技をする人によく見られ、たいてい10代の頃や青年期に発症します。膝蓋骨の下やまわりに痛みが起こり、階段や坂などをおりると悪化します。また、ひざを曲げると、こわばりを感じたり、音が鳴ったりします。通常、片方のひざだけに起こり、症状はだいたい数か月で良くなってきます。重症の場合は手術が必要なこともあります。穏やかなエクササイズをして筋肉を鍛えたり、アイスパックを使ったりすれば、痛みや炎症を抑えられます。

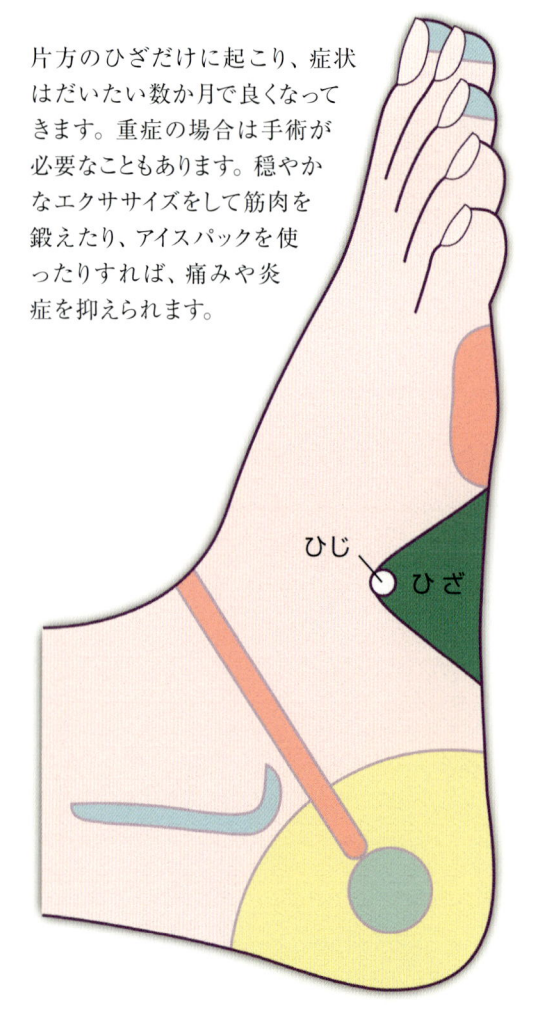

反射区
ひざとひじの反射点はともに足の外側の三角形の反射区にあります。

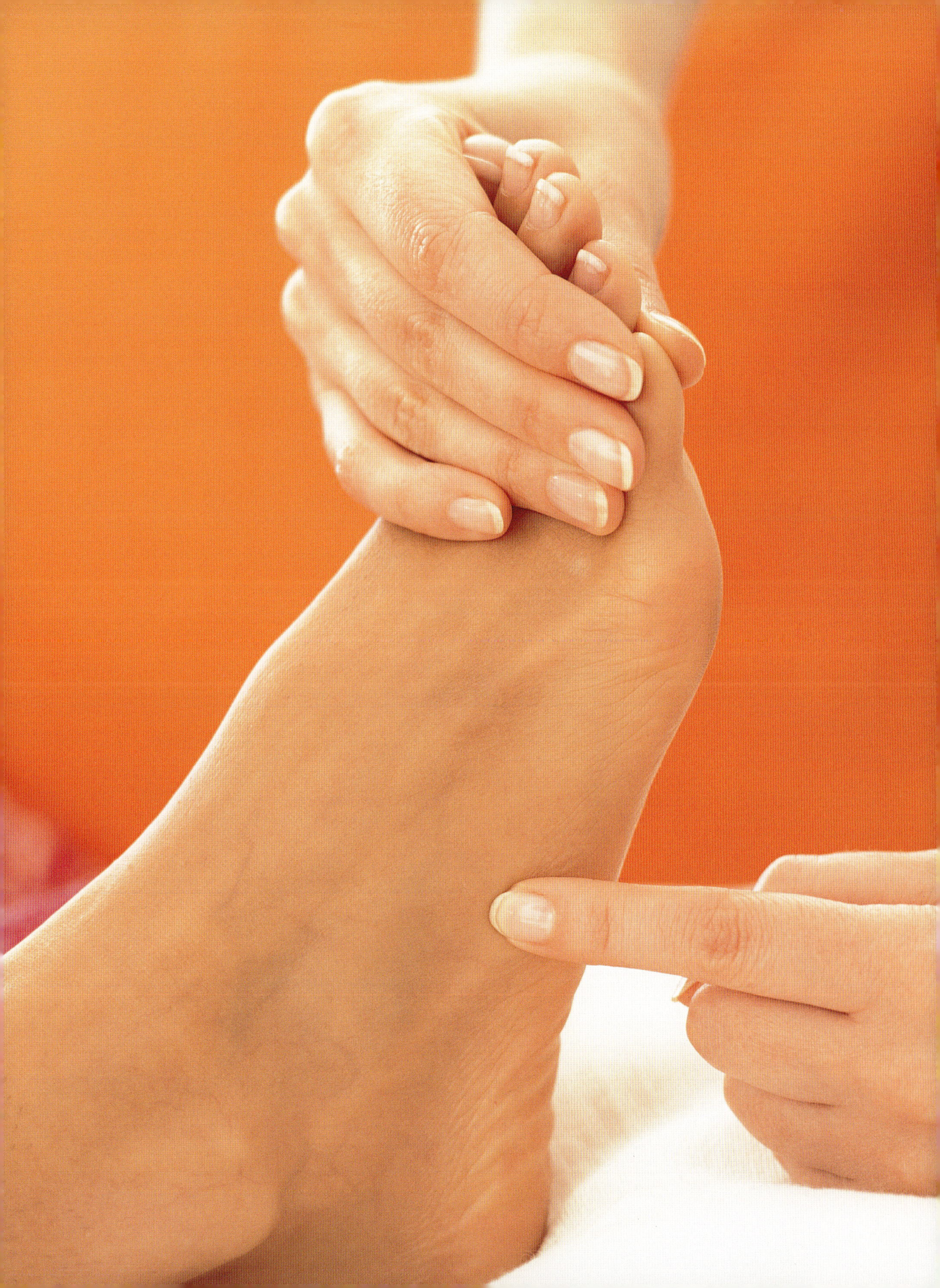

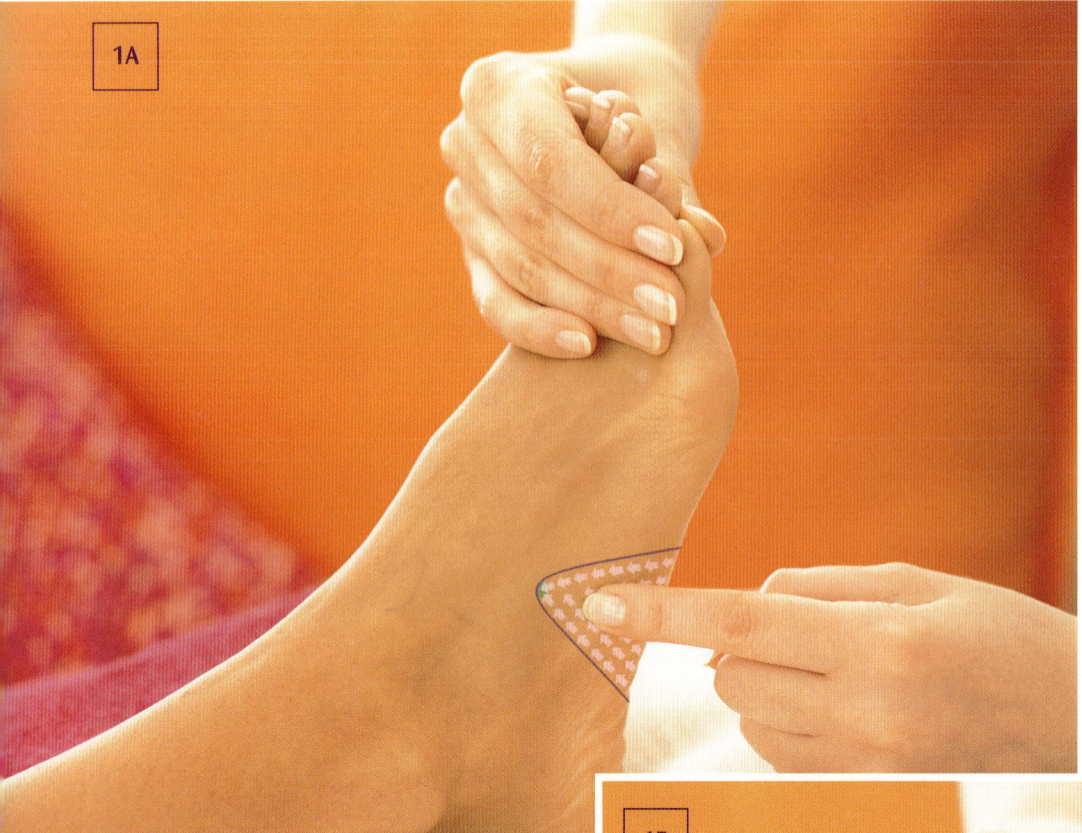

ひざとひじ

右手で右足を支えます。左手の人差し指で、足の外側にある三角形のひざとひじの反射区に優しくクリーピングを行います（1A、1B）。ひじの反射区は三角形の頂点にあります。ひざの反射区は三角形全体です（102頁参照）。手をかえて左足にも行います。

滑液包炎

滑液包はひざにある液体の入った小さな袋で、ひざが滑らかに動くのを助けます。長時間ひざをついているなど、ひざへの負担が長引いたり、繰り返したりすると、滑液包炎と呼ばれる症状を起こすことがあります。（かつて多くの女性が長時間ひざをついて床の拭き掃除をしていた時代には、滑液包炎は"女中ひざ"と呼ばれていました）

滑液包炎にかかると滑液包が炎症を起こし、ときには腫れあがって関節の動きが悪くなり痛みます。痛風やリウマチ性関節症などの症状がある人は滑液包炎になる確率が高くなります。滑液包炎はひじの関節にも影響を及ぼします。

変形性関節症

ひざの変形性関節症はひじょうに一般的です。変形性関節症になると、痛み、腫れが生じ、ひざが曲がりにくく感じます。ひざの関節症では、朝とくにこわばりがひどく、動かしているう

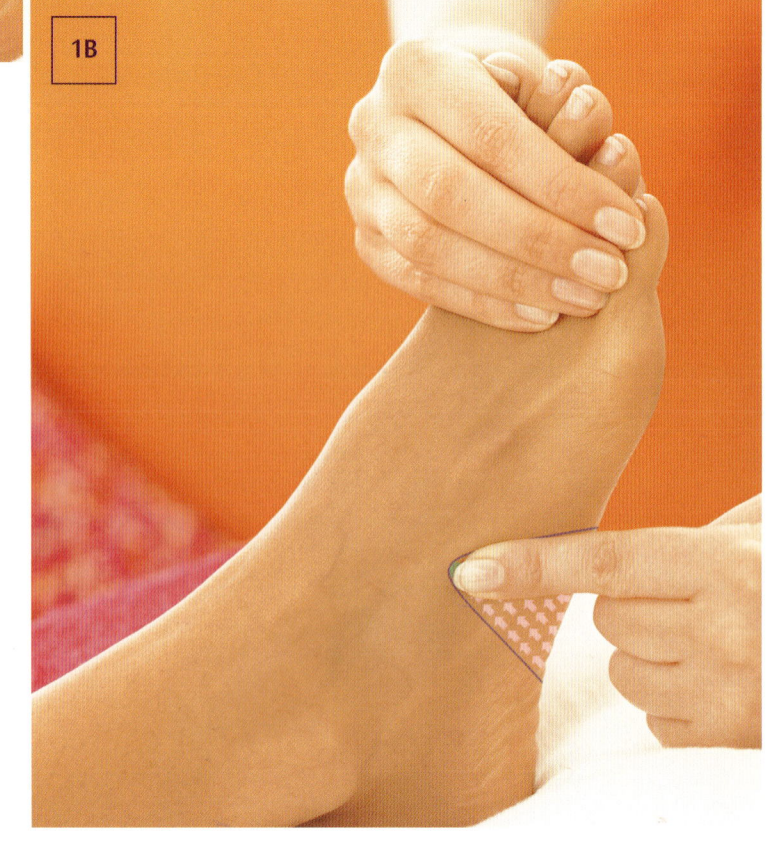

ちに楽になります。ひざを曲げのばししているときに、動かなくなったり、音が鳴ったりすることもあります。

ひざの関節症は損傷を繰り返したり、体重が増加したりすることで、余分な負担がかかり起こることがあります。変形性関節症はほとんどが中高年に起こります。若年で発症する場合は遺伝や度重なる損傷が原因になります。

ひざを健康に保つ

日頃からひざをケアしておくと、トラブルや損傷を防げます。ケアの方法をいくつか紹介しましょう。

スポーツの前、ジムで体を動かす前には必ずストレッチをしてウォームアップしておきます。

また、運動後にもさらにストレッチを行なってクールダウンしておくと、捻挫や筋肉の損傷を防げます。

エクササイズで脚の筋肉を鍛えましょう。筋肉が弱くなると、ひざの担う働きが増し、負担がかかり傷つきやすくなります。

姿勢をチェックしましょう。悪い姿勢で歩いたり立ったりすると、ひざに負担がかかります。

ひざを健康に保つためにも体重増加を抑えましょう。体重が重くなれば、ひざの抱える負担が大きくなり、トラブルを起こしやすくなります。

ひじの痛み

ひじの一般的なトラブルはテニスひじです。これはひじの腱が損傷し炎症を起こしたときになります。テニスだけではなく、関節に過剰な負担がかかったり、繰り返し圧力がかかったりすると起こります。

テニスひじはひじの外側の腱が損傷を受けます。ゴルフひじは内側の腱が損傷を受けます。どちらの場合もリフレクソロジーを行い、ひじをじゅうぶんに休ませ、アイスパックで手当てするとよいでしょう。

ひざとひじのシンプル・トリートメント

ひまし油の湿布はひざやひじの関節症による痛みを和らげる方法として古くから用いられています。ひまし油は関節から不純物を引き出し、痛みを取り除きます。

市販のひまし油湿布もありますが、自分でも簡単に作ることができます。

小さなボールにひまし油を大さじ3杯入れます。ボールを湯煎にかけ、弱火で熱します。厚めの脱脂綿を温めたひまし油に浸し、それを痛む関節にあてます。食品用のラップを巻いておくと湿布がずれず、油の保温もできます。ひまし油がつくと染みになるので、必ず湿布全体にラップを巻いてください。

上から全体を包むようにタオルを巻いて一晩おきます。あるいは、ひまし油湿布の上から温湿布をあて、2時間ほどおいておきます。

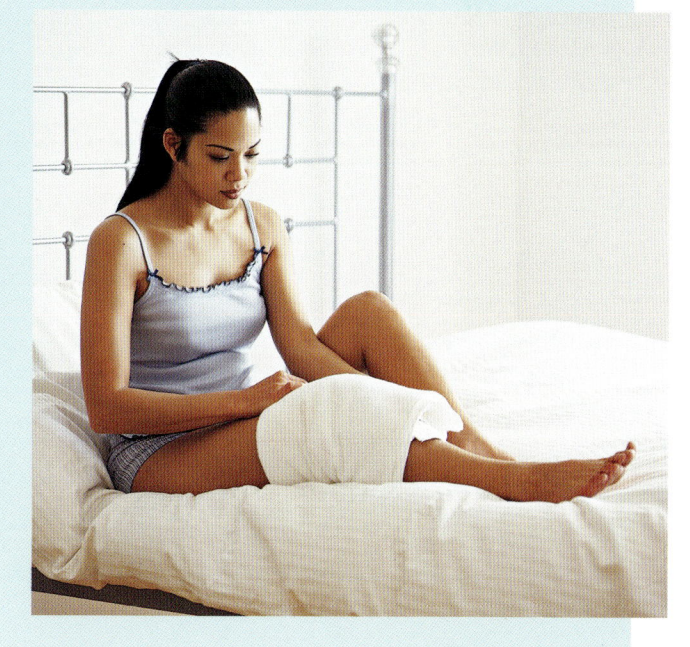

慢性的な背中・腰の症状のためのトリートメント

一生に一度も背中・腰の痛みを経験しない人はごくまれです。年を重ねるにつれて慢性的な痛みに悩む人が増えます。骨が弱くなり、筋肉の柔軟性も失われていくため、できるだけ背中を健康に保つことが大切です。

慢性的な痛みは長期にわたり、およそ3か月以上にもなります。骨粗鬆症や骨軟化症といった骨の健康に影響を及ぼす病気や、強直性脊椎炎などの症状が原因となる場合もあります。椎間板ヘルニアのような背骨のトラブルは長期間続き、激しい痛みを伴います。

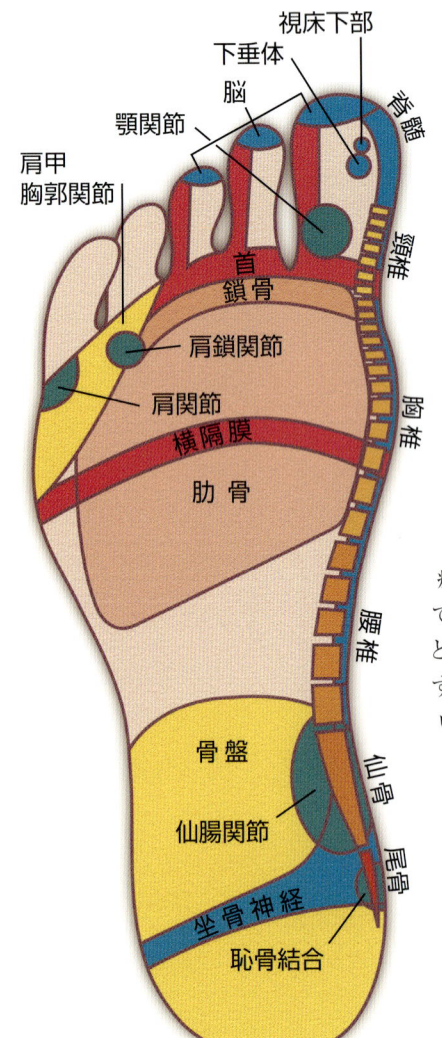

慢性的な背中・腰の痛みの一般的な原因をあげます。

骨粗鬆症

高齢になると、骨は細く軽くなり、それを元に戻す身体能力も低下します。健康な骨は密度が高く、カルシウムなどのミネラルをたっぷり含んでいます。骨粗鬆症になった骨にはミネラルが不足し、もろく穴だらけになります（骨粗鬆症は英語で「Osteoporosis」といい、穴だらけの骨いう意味です）。高齢になれば誰にでもある程度は起こる症状ですが、人によっては骨がとてももろくなって簡単に骨折することもあります。骨格全体に影響しますが、骨量の減少がいちばん大きいのはふつう、背骨、股関節部、肋骨です。背骨と股関節部は体重の大部分がかかるために痛みを感じやすく、変形や骨折を起こしやすくなります。

反射区

左図の背骨と臀部の反射点を押せば慢性的な背中・腰の痛みが和らぎます。

骨粗鬆症そのものが背中と腰に痛みを起こすのではありません。しかし椎骨がとても弱くなって通常の圧力に耐え切れなくなったり、転倒などの事故にあったりすると、痛みを起こすこともあります。

骨粗鬆症は女性のほうが男性の4倍もかかりやすく、特に閉経後の白人女性に多く見られます。身長が低くなるのも症状のひとつです。

骨粗鬆症は防げるか？

もちろん防げます。骨量の減少を防ぐためにカルシウムの摂取が強く勧められていますが、骨粗鬆症は食生活のカルシウム不足だけで起こる病気ではありません。ホルモンの変化、生活習慣、栄養、環境などの要因があわさって生じます。若い頃にカルシウム豊富な食生活をし、定期的にウェイト・ベアリングの運動をしていた人は、後年、骨粗鬆症にかかりにくくなります。

カルシウム不足の大きな原因は現代の欧米社会で大量に消費されているコーラなどの炭酸飲料です。このような飲み物の多くにはリン酸が含まれ、リン酸がカルシウムの吸収を妨げ、骨量に影響を及ぼします。健康な骨のためには、炭酸飲料は避けましょう。

ステロイドも骨量減少の原因になります。現在5人に1人の子供が喘息治療にステロイド吸入薬を使用しているため心配されますが、当然ながら医師がつねに子供たちの骨量に注意して

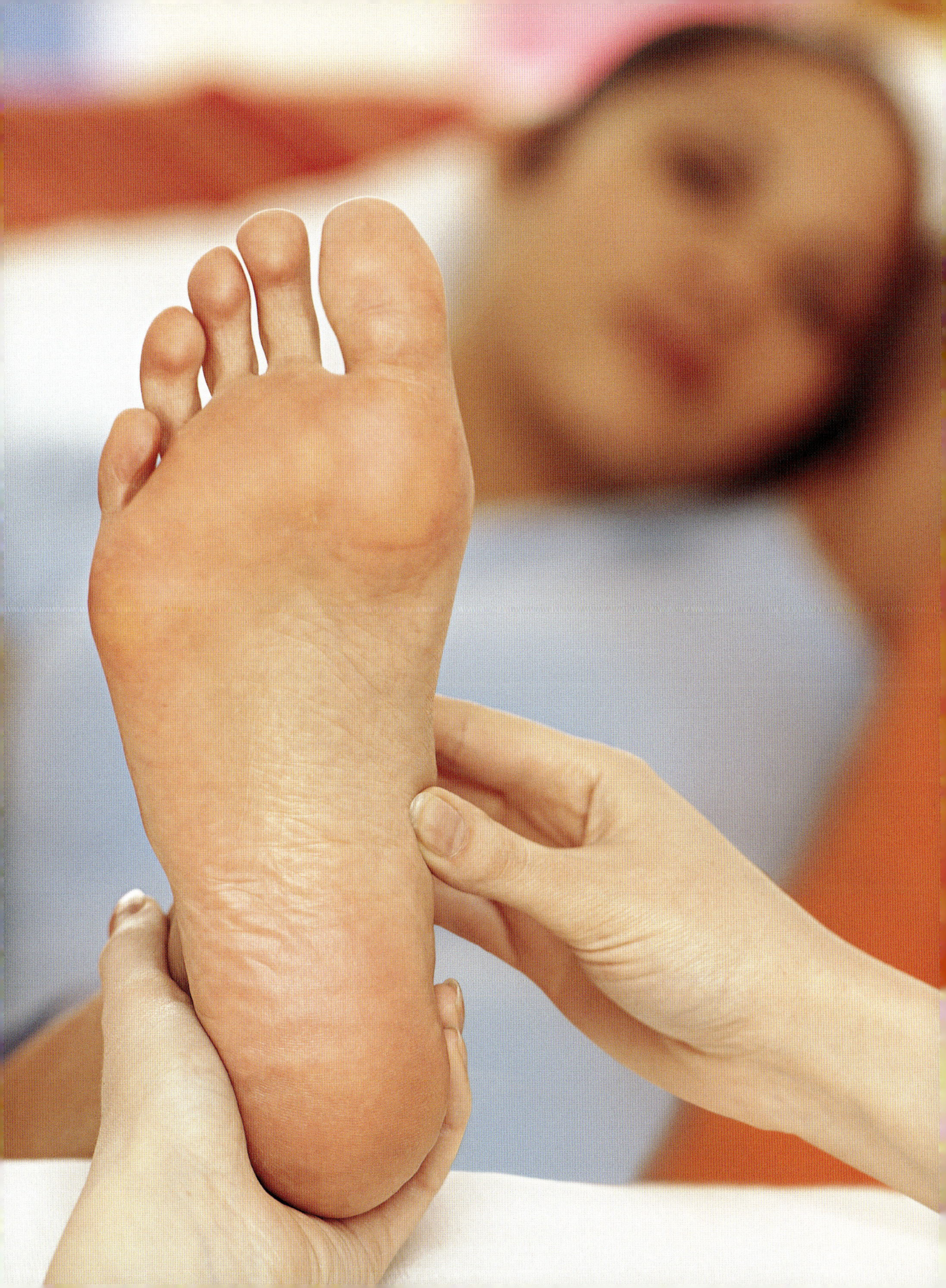

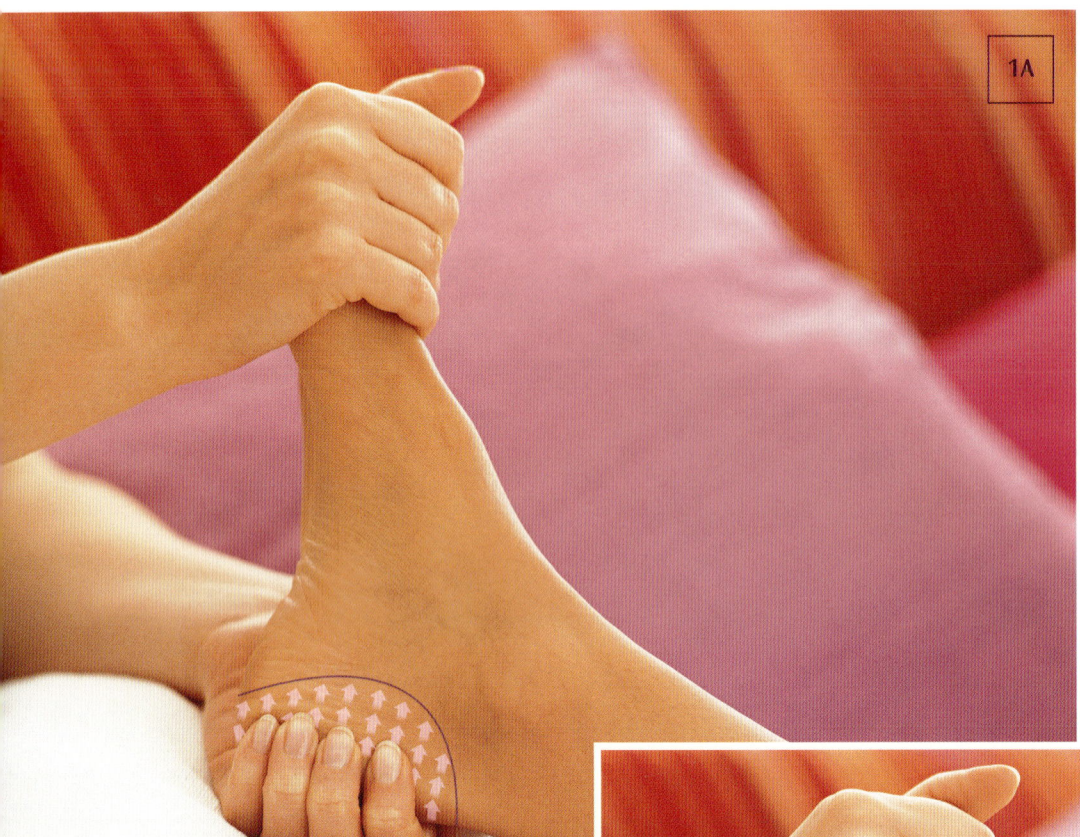

尾骨

脊椎のトリートメントは尾骨から始めます。右足の上部を右手で持ちます。左手の4本の指を尾骨の反射区にあて、かかとの内側に上向きに細かくクリーピングを行います（1A、1B）。手をかえて左足も行います。

います。

症状が現れてからではなく、若いうちに骨量を増やし、骨を守ることが大切です。予防はつねに治療に勝ります。骨粗鬆症の症状がある人は背中をマッサージすると、背骨の筋肉への血流が増し、苦痛が和らぎます。

骨軟化症

骨軟化症は"柔らかい骨"と呼ばれます。ビタミンD不足によるものですが、不足の原因は摂取量が少ない場合と吸収できない場合があります。骨が弱く、欠けやすくなるため、痛みが生じます。特に臀部と脚が痛みます。リフレクソロジーを繰り返し行えば、かなり楽になります。

強直性脊椎炎

強直性脊椎炎はあまり一般的ではない症状ですが、背骨だけでなく仙腸関節や骨盤にも影響を及ぼします。関節に炎症が起こり、そのため骨

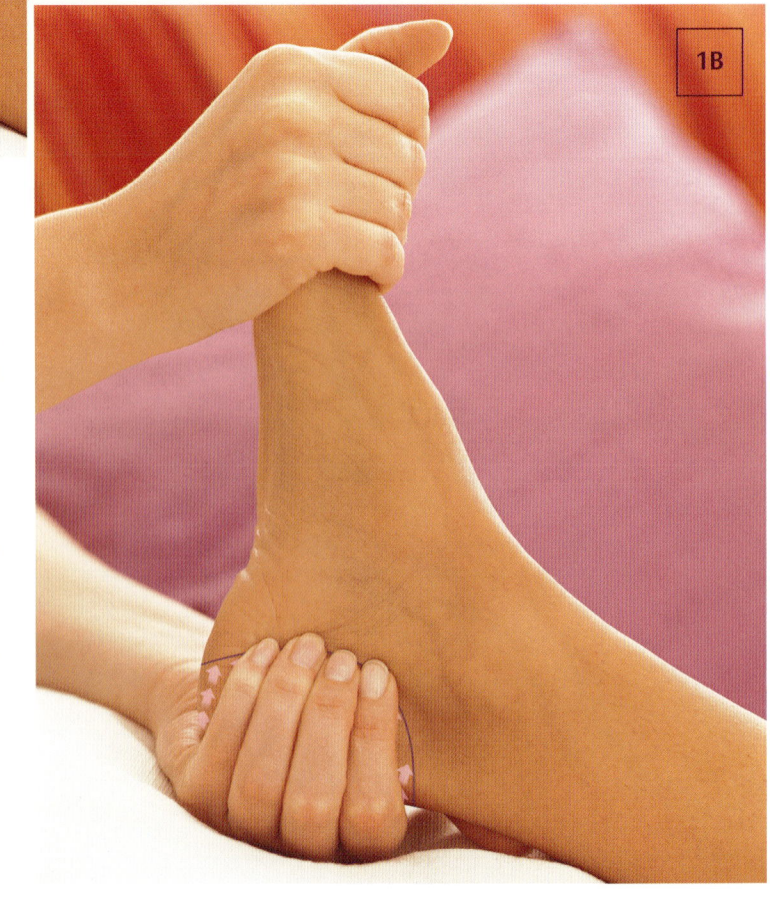

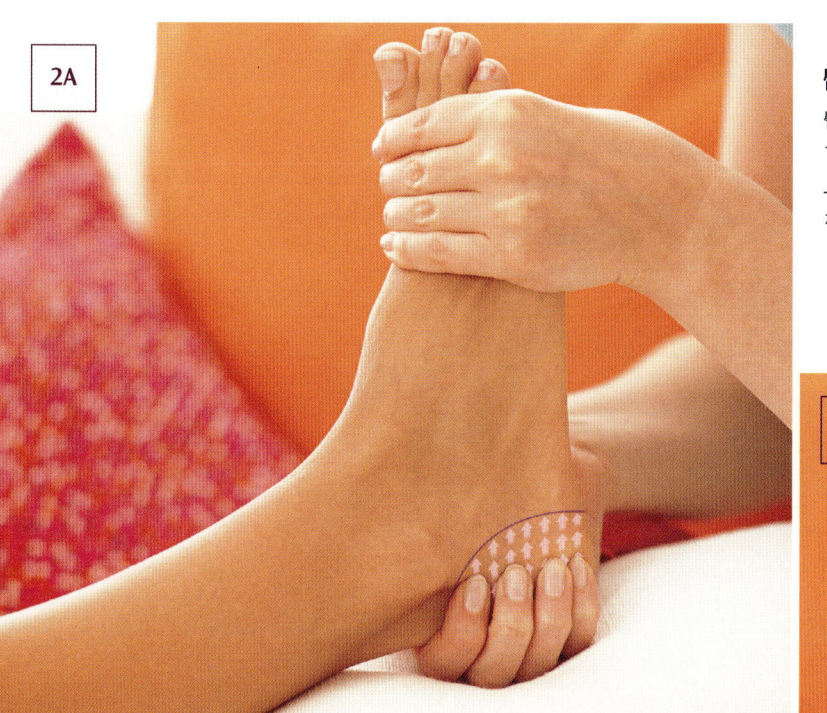

慢性的な背中・腰の症状のためのトリートメント　　**109**

臀部と骨盤（足の外側）

臀部と骨盤のトリートメントは、右足の上部を左手で支えます。右手の4本の指をかかとの外側にあて、上向きにクリーピングを行います（2A、2B）。手をかえて左足にも行います。

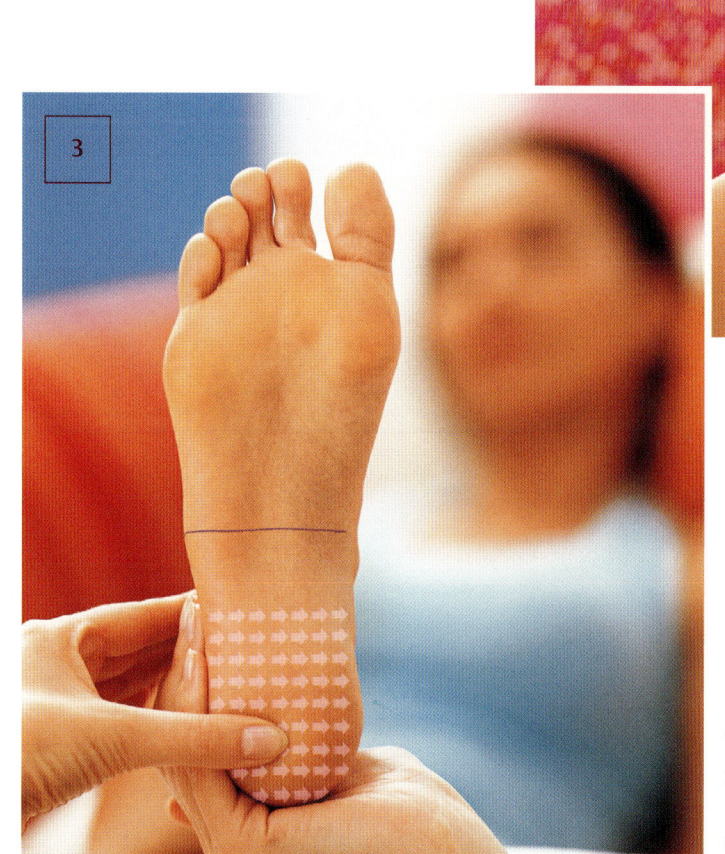

臀部と骨盤（足の裏側）

右足を右の手のひらで支え、足の裏のかかと部分を押します（3）。ここは骨盤の背部の反射点です。手をかえて左足にも行います。

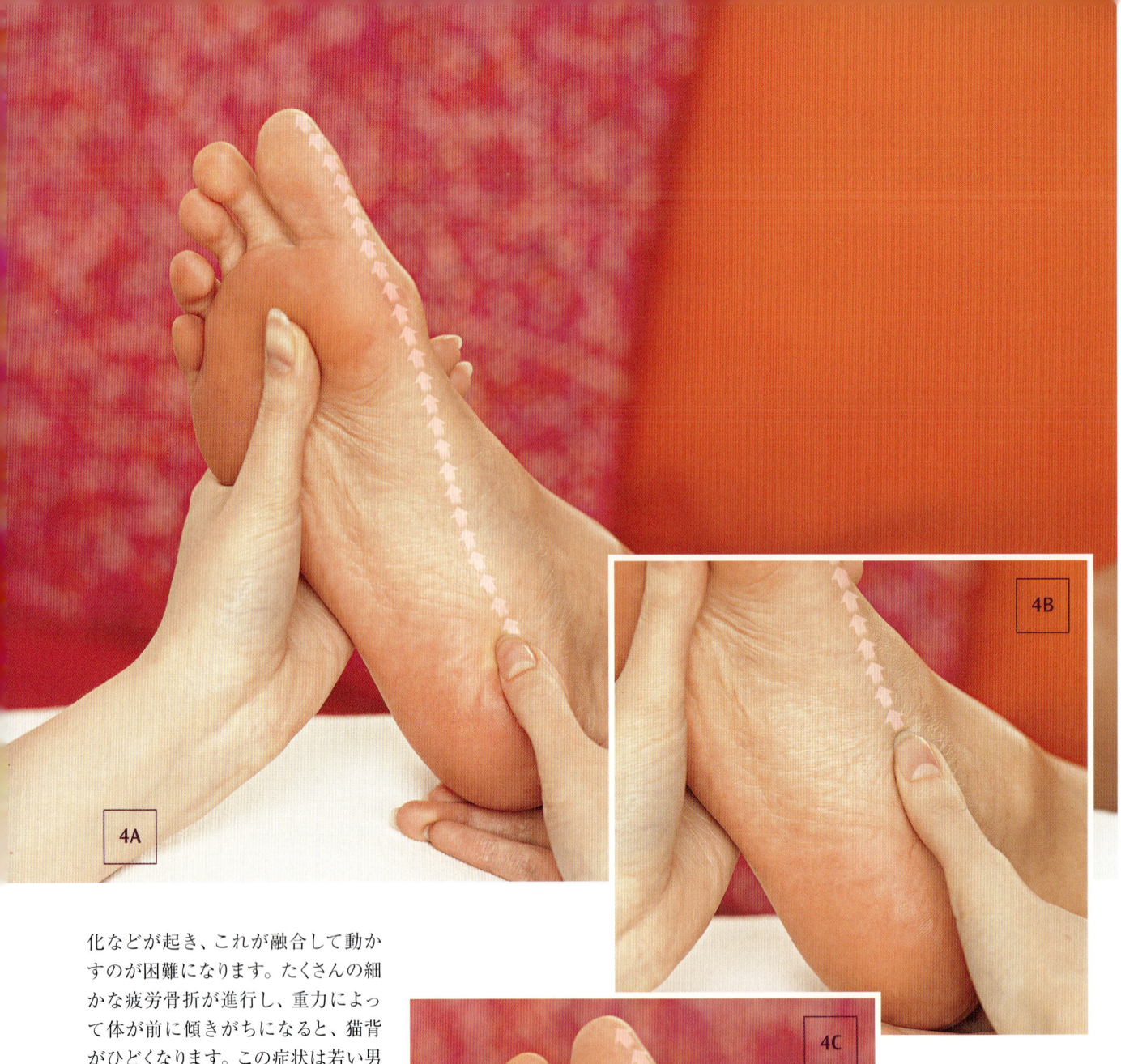

化などが起き、これが融合して動かすのが困難になります。たくさんの細かな疲労骨折が進行し、重力によって体が前に傾きがちになると、猫背がひどくなります。この症状は若い男性に典型的なものです。症状が出ると、抗炎症薬をのみ、腰椎と股関節を動かす特別なエクササイズをするように勧められます。

リフレクソロジーは背骨を確実に楽にし、この症状のあるほとんどの人がトリートメントの後、柔軟性が増し、痛みが和らいでいます。より良い効果を得るため、強直性脊椎炎の人は定期的なリフレクソロジーをやめずに続けましょう。

脊椎（上向き）

背中・腰のトリートメントは、必ず脊椎の反射区を上向きに行い、次に下向きに行います。両方向に行うことで、治癒効果が一段と上がります。脊椎の反射点は足の裏側ではなく、足の内側のラインにあります。左手で右足を支え、右手の親指を脊椎の一番下の反射点にあて、上向きにクリーピングを行います（4A、4B、4C）。

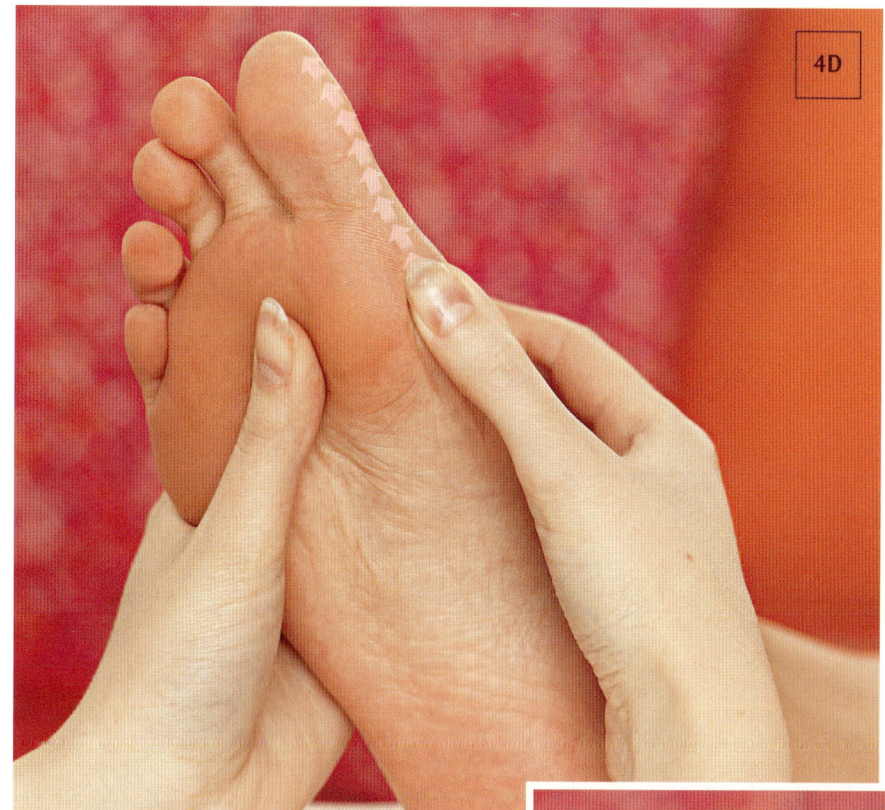

脊椎（上向き）

続けて首の反射点まで脊椎のラインを上向きに押していきます（4D、4E）。手をかえて左足にも行います。このトリートメントは骨軟化症や脊椎炎、関節症など、背中・腰のすべての症状を緩和します。

椎間板のトラブル

椎間板はごつごつした椎骨と椎骨の間にある軟骨のクッションです。椎間板は椎骨どうしがつかないようにすると同時に、背骨の緩衝材の働きもしています。椎間板は外側にかたい層があり、内側にゼリー状の柔らかい髄核があります。年をとると椎間板は薄くなります。これは老人の身長が縮む理由のひとつです。

椎間板にはつねに圧力がかかっていますが、ずれることはありません。椎間板ヘルニアとは椎間板が飛び出してしまった状態をいいます。椎間板の柔らかい髄核が外に染み出すと、椎間板がゆがみます。そのまわりに炎症や腫れがおき、神経を圧迫し、痛みが生じます。

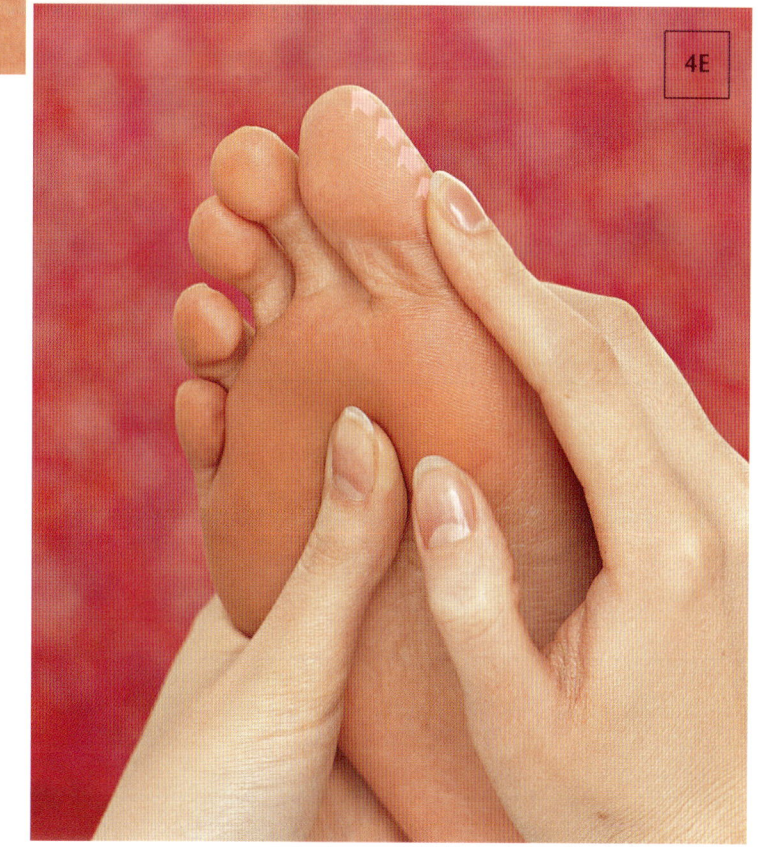

脊椎（下向き）

脊椎を上向きに押し終えたら、下に向かいます。あいている方の手の指の背で足の裏を支えます。手の親指を足の親指の内側にあて、下向きにクリーピングを行います(5A、5B)。

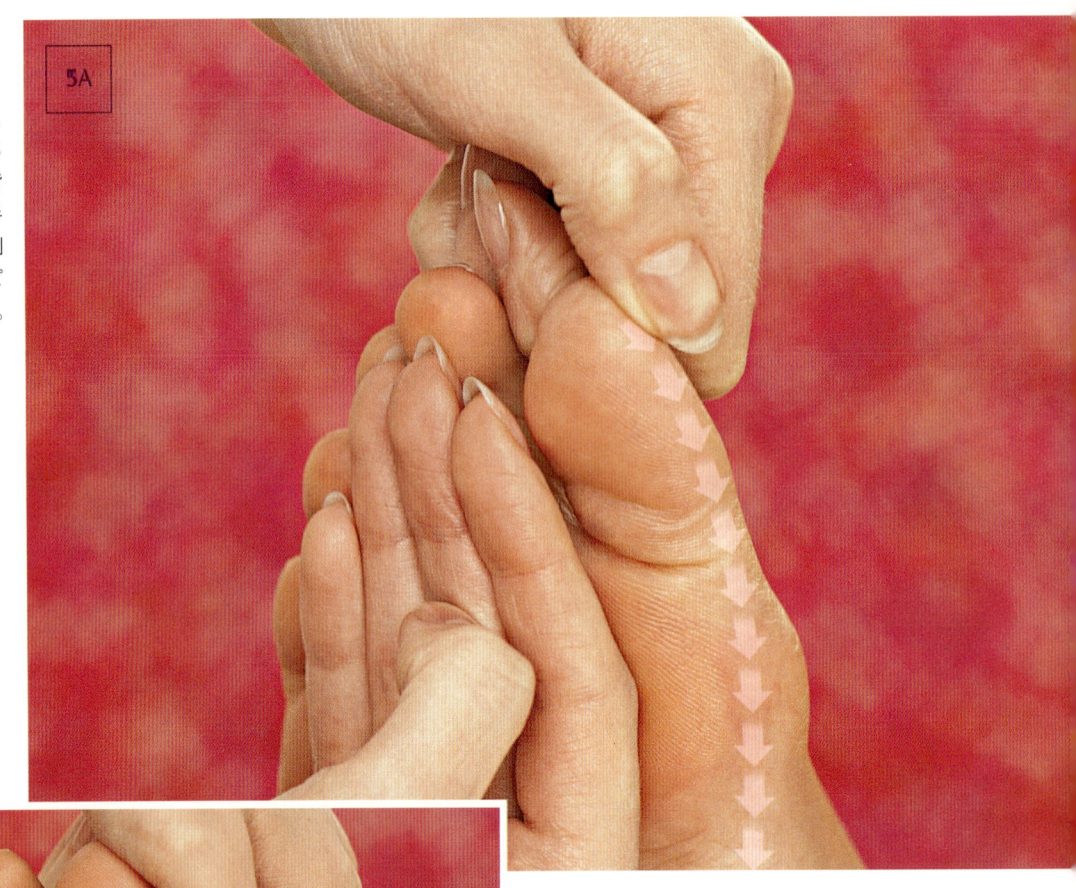

椎間板のトラブルは下背で起きることが多く、症状は数週間かけて現れることもあれば、突然始まることもあります。腰や脚の裏側が激しく痛み、動けなくなり、筋肉がけいれんします。椎間板が回復するまで寝て休むのが良いでしょう。しかしこの部位の弱さは残るので、後から腰に特別なケアをする必要があります。

骨格に関するすべての痛みや症状は、この章で取り上げる反射区のトリートメントが効きます。

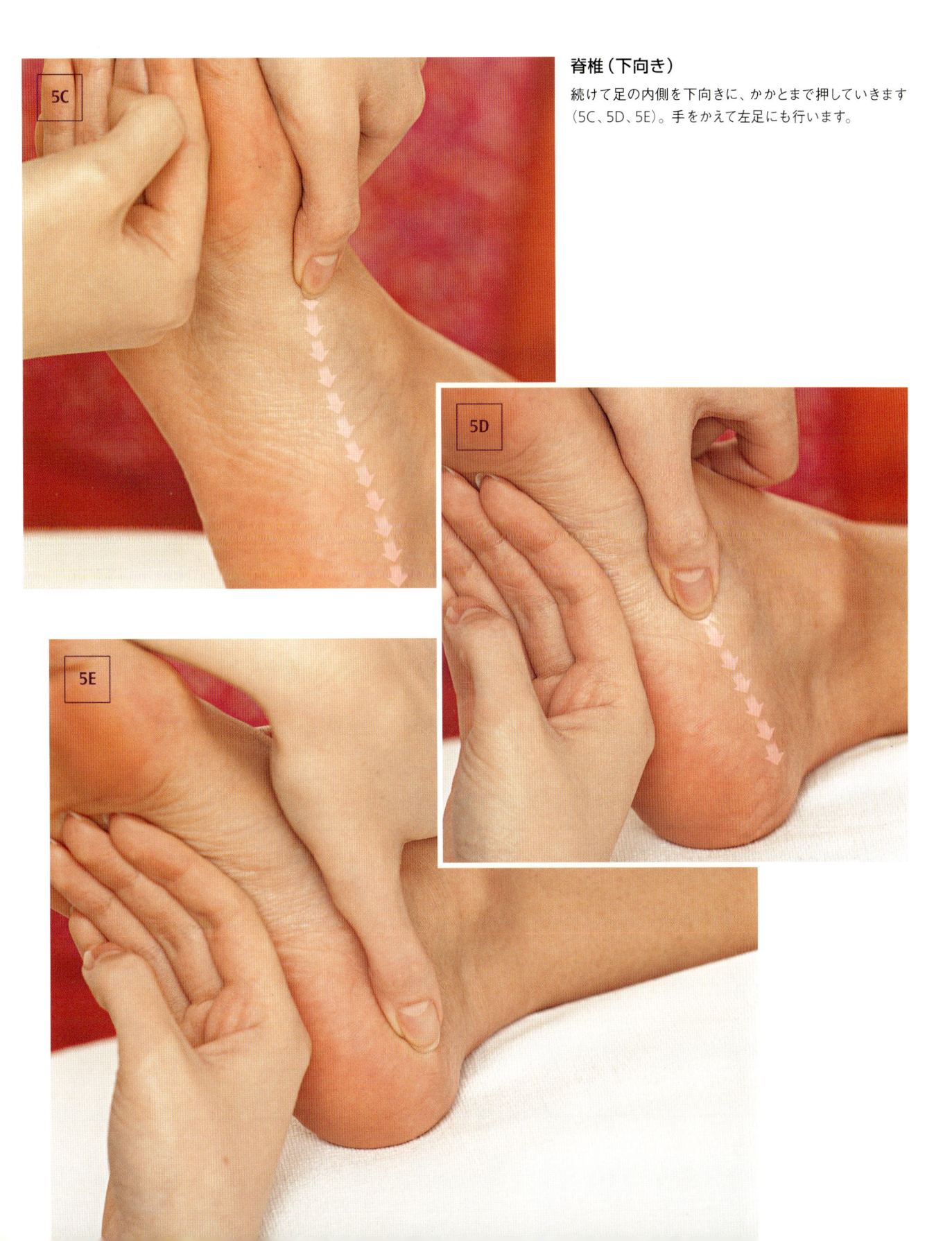

慢性的な背中・腰の症状のためのトリートメント　113

脊椎（下向き）

続けて足の内側を下向きに、かかとまで押していきます（5C、5D、5E）。手をかえて左足にも行います。

慢性的な首の痛み

慢性的な首の痛みには、まず右足を左手で支えます。右手の親指で足の親指、第二指、第三指の外側を下向きに押します（6A、6B、6C）。手をかえて左足にも行います。

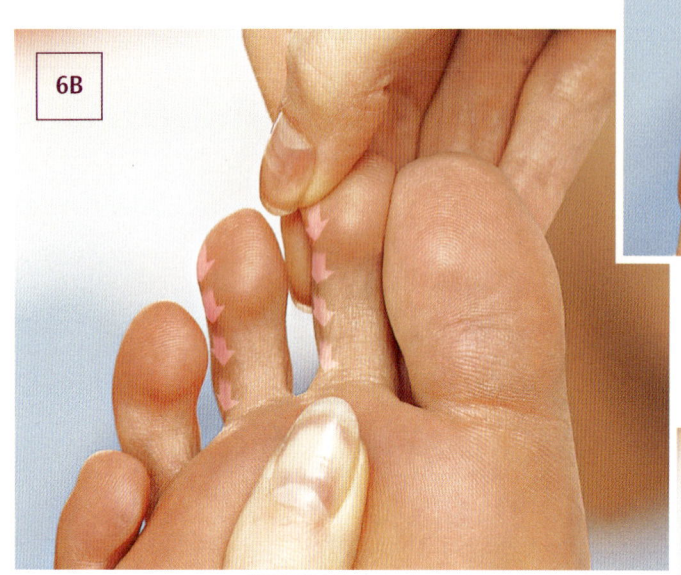

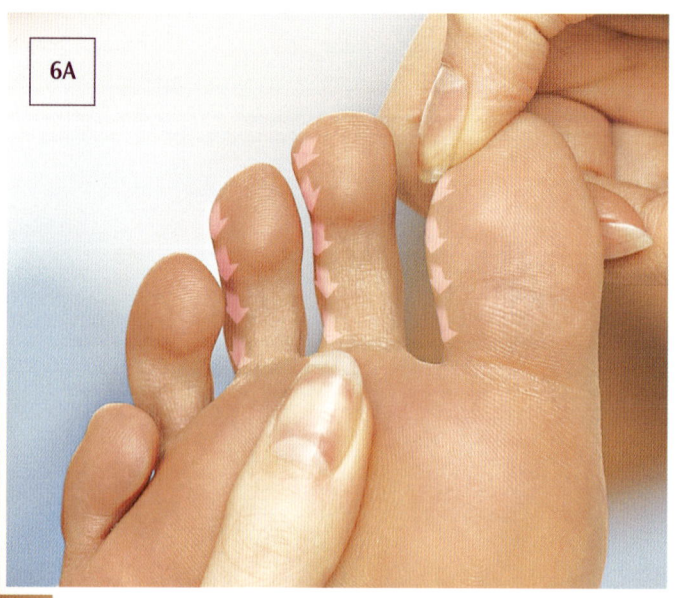

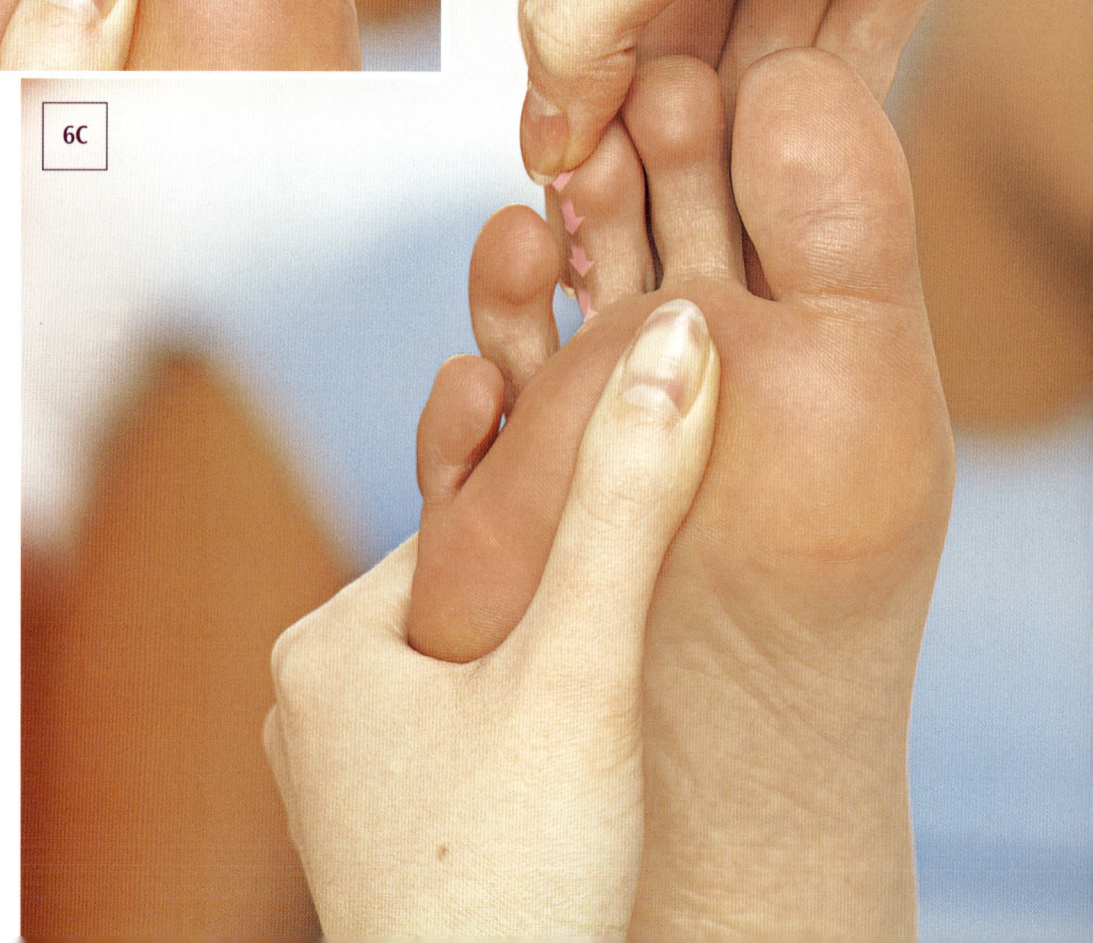

慢性的な背中・腰の症状のためのトリートメント　115

首の痛み（足の裏側）

首のこり、関節症、むち打ち症には、まず右足を左手で支えます。右手の親指で足の親指、第二指、第三指の根元を押します（7）。手をかえて左足にも行います。

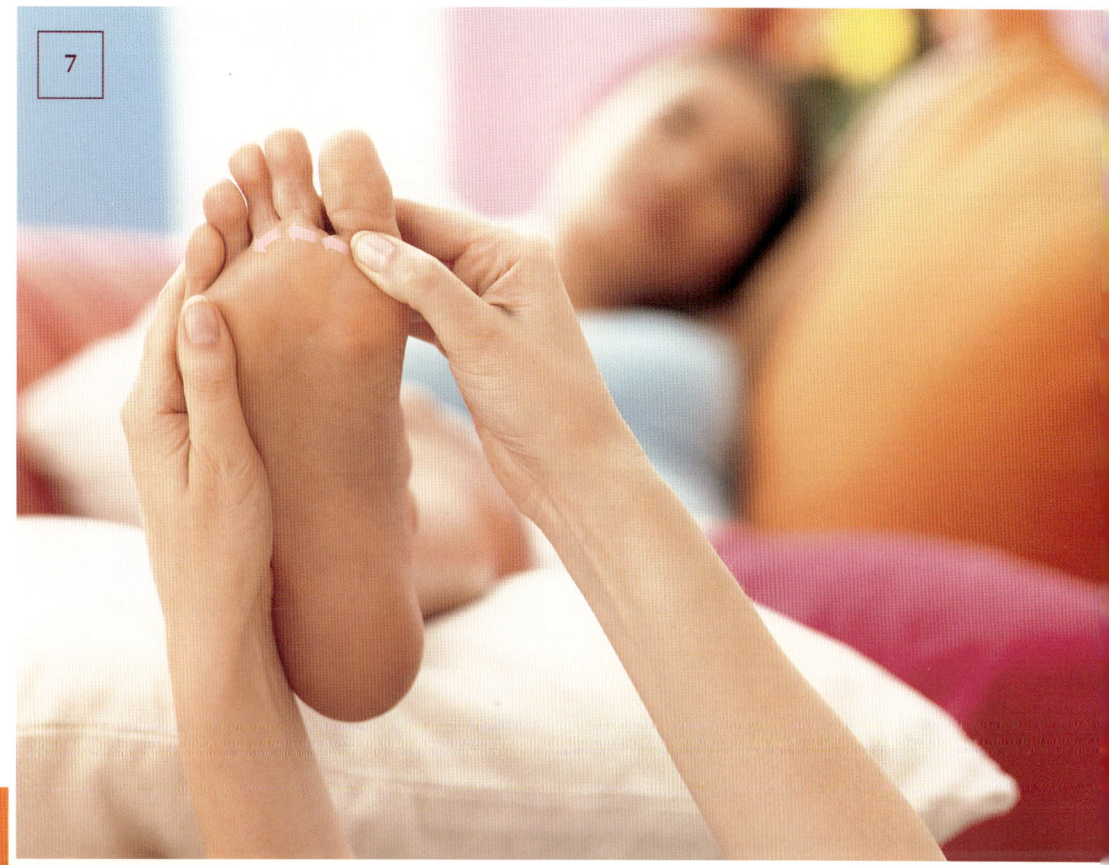

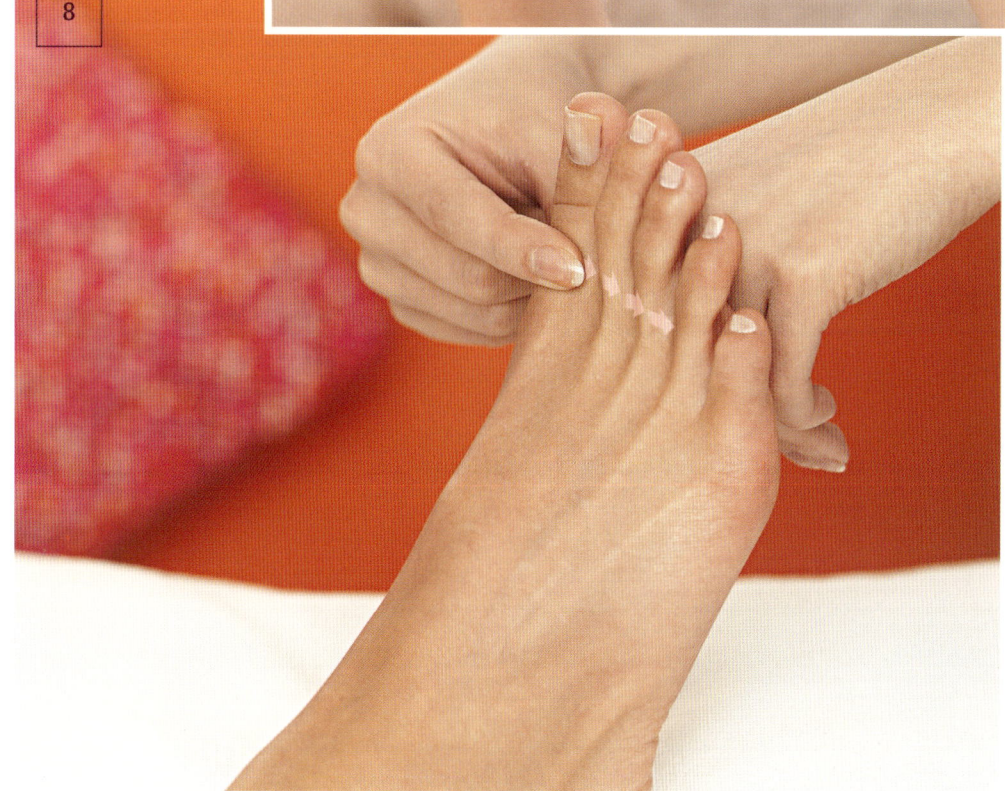

首の痛み（足の甲側）

左手のこぶしを右足の裏側にあてます。右手の人差し指で足の親指、第二指、第三指の甲側の根元を押します（8）。手をかえて左足にも行います。

肩（足の裏側）

慢性的な肩の痛みにはまず、右足の上部を左手で支えます。右手の親指で肩の反射区に外向きにクリーピングを行います（9A）。次に右手で右足を支え、左手の親指で同じ反射区に内向きにクリーピングを行います（9B）。手をかえて左足にも行います。

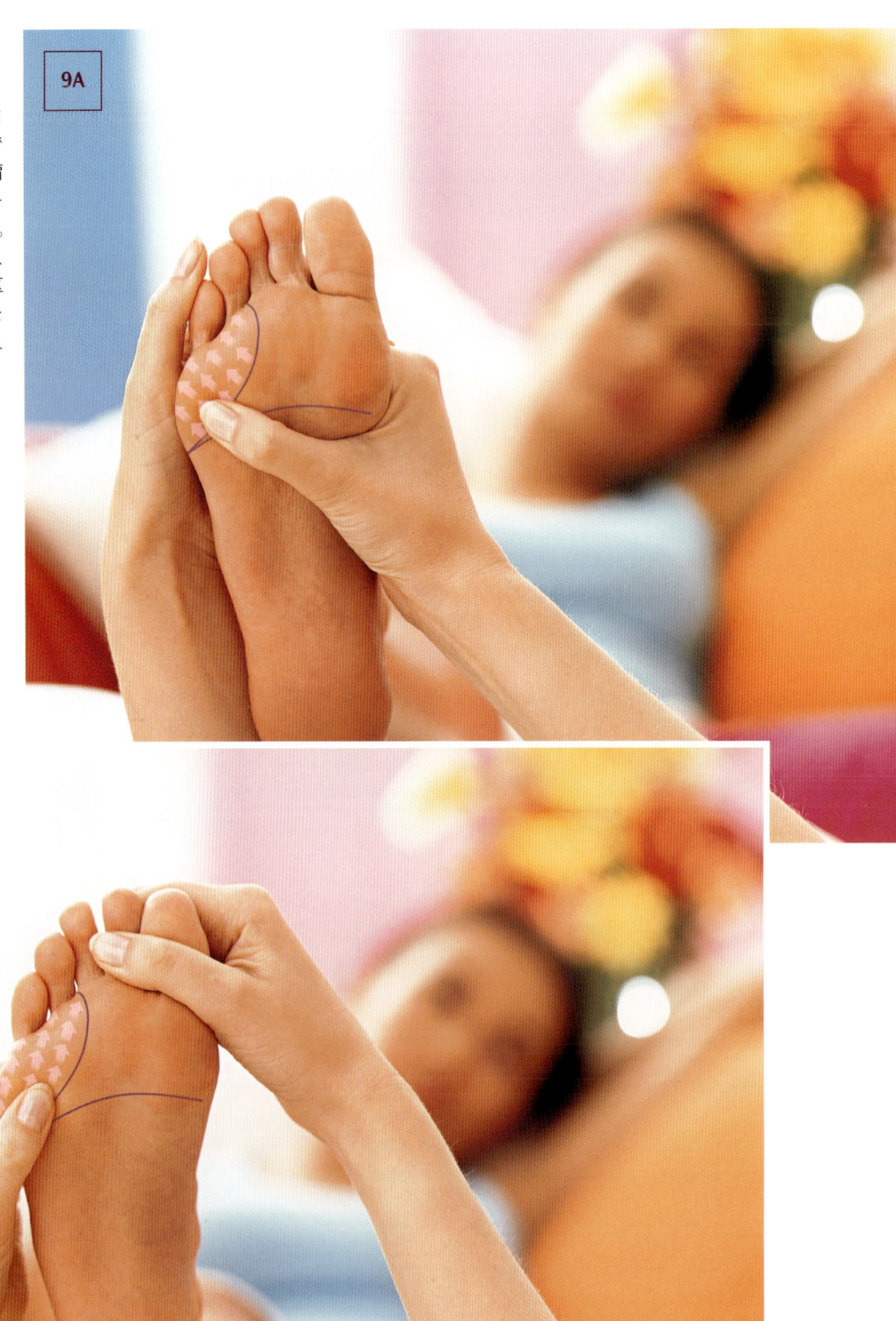

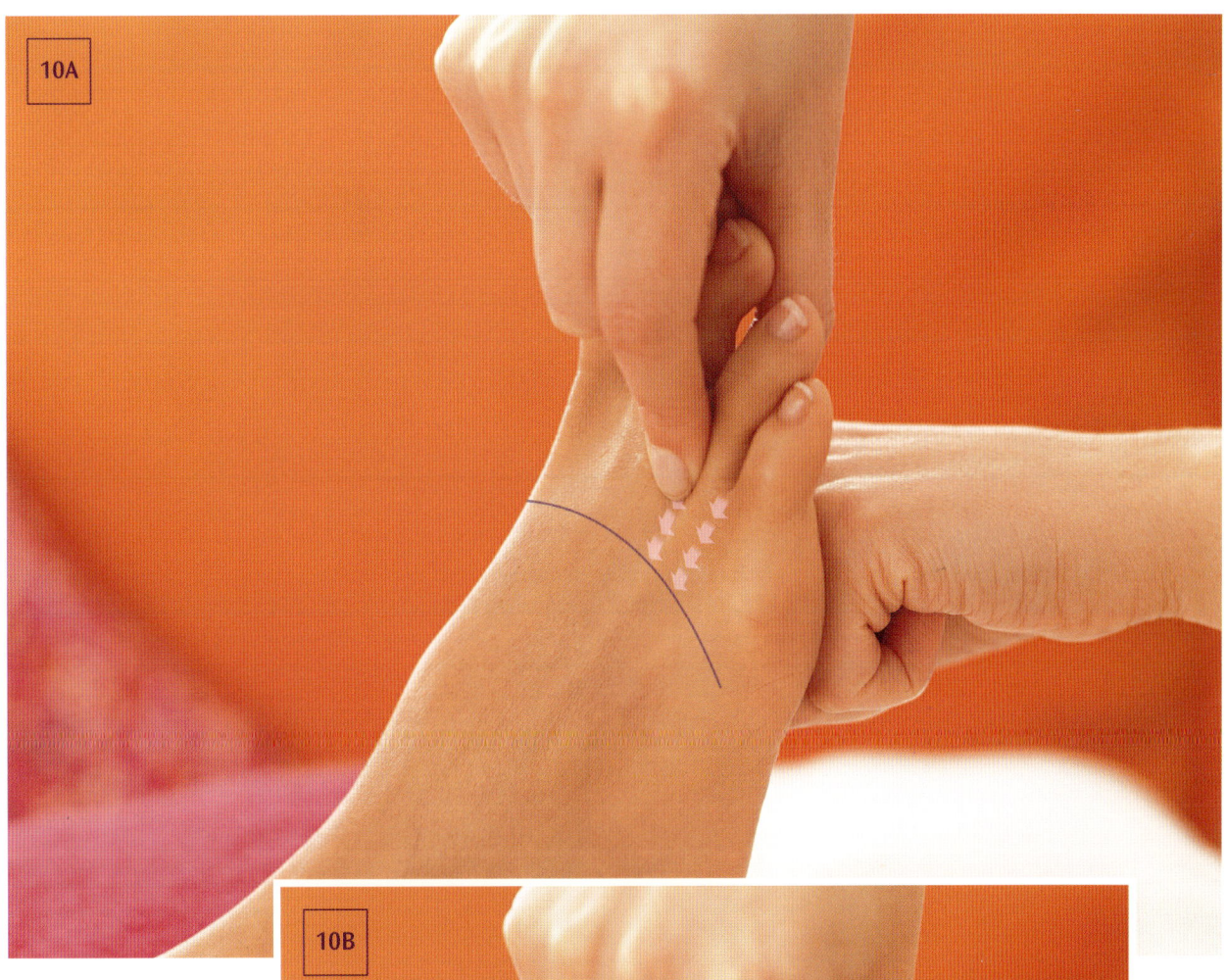

慢性的な背中・腰の症状のためのトリートメント　**117**

10A

10B

肩（足の甲側）

肩関節の前部のトリートメントはまず、右足を左手で支えます。右手の人差し指で足の第四指と小指の骨の間の溝を押します（10A、10B）。手をかえて左足にも行います。

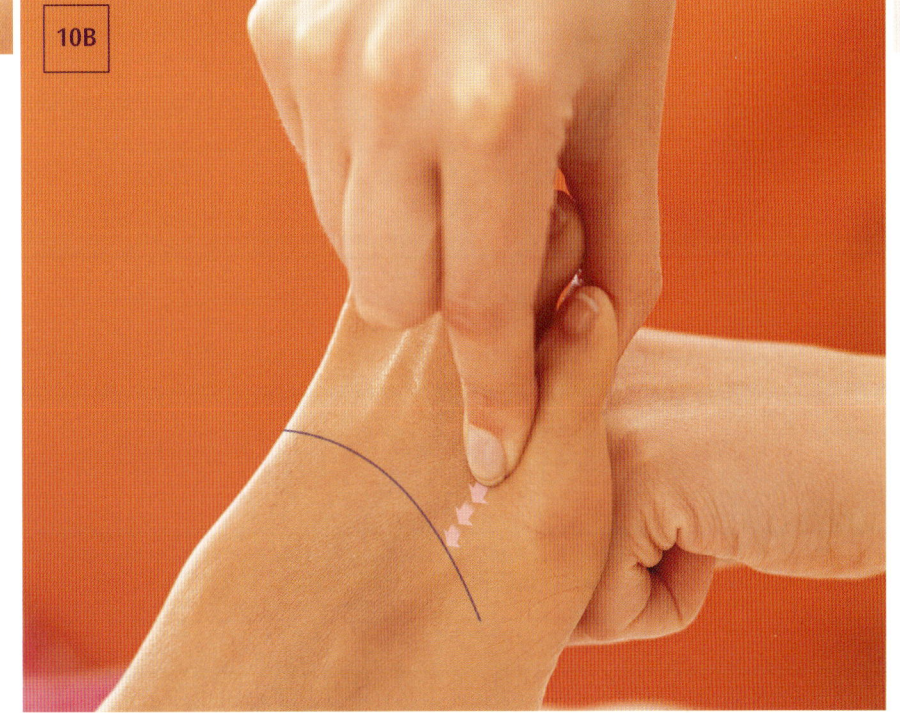

118 背中と腰のためのリフレクソロジー

11A

11B

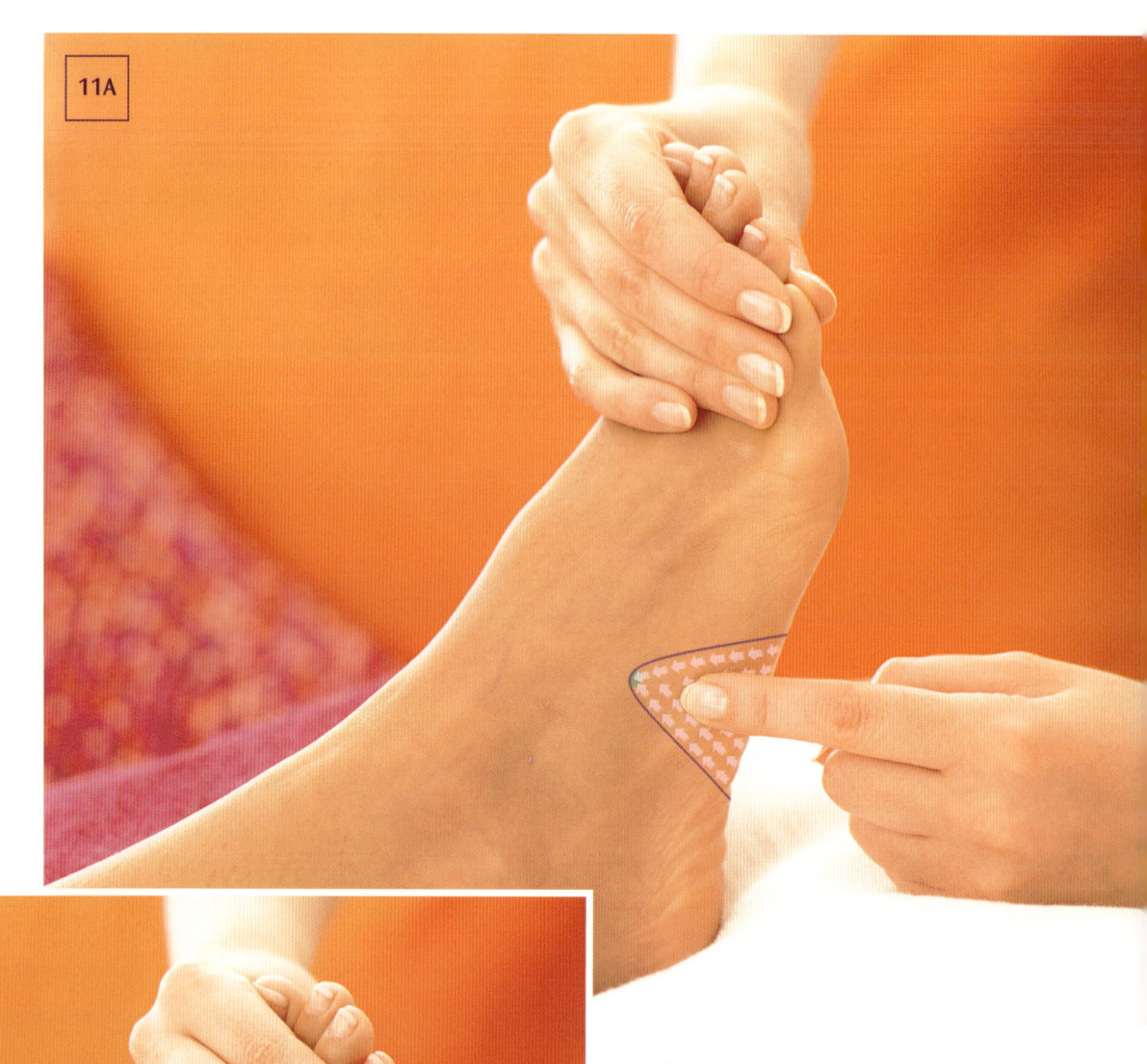

ひざとひじ

慢性的なひざとひじの痛みにはまず、右足を右手で支えます。左手の人差し指で足の外側の三角形の反射区全体にクリーピングを行います（11A）。足の外側のごつごつした突起のある三角形の頂点まで押していきます（11B）。手をかえて左足にも行います。

12A

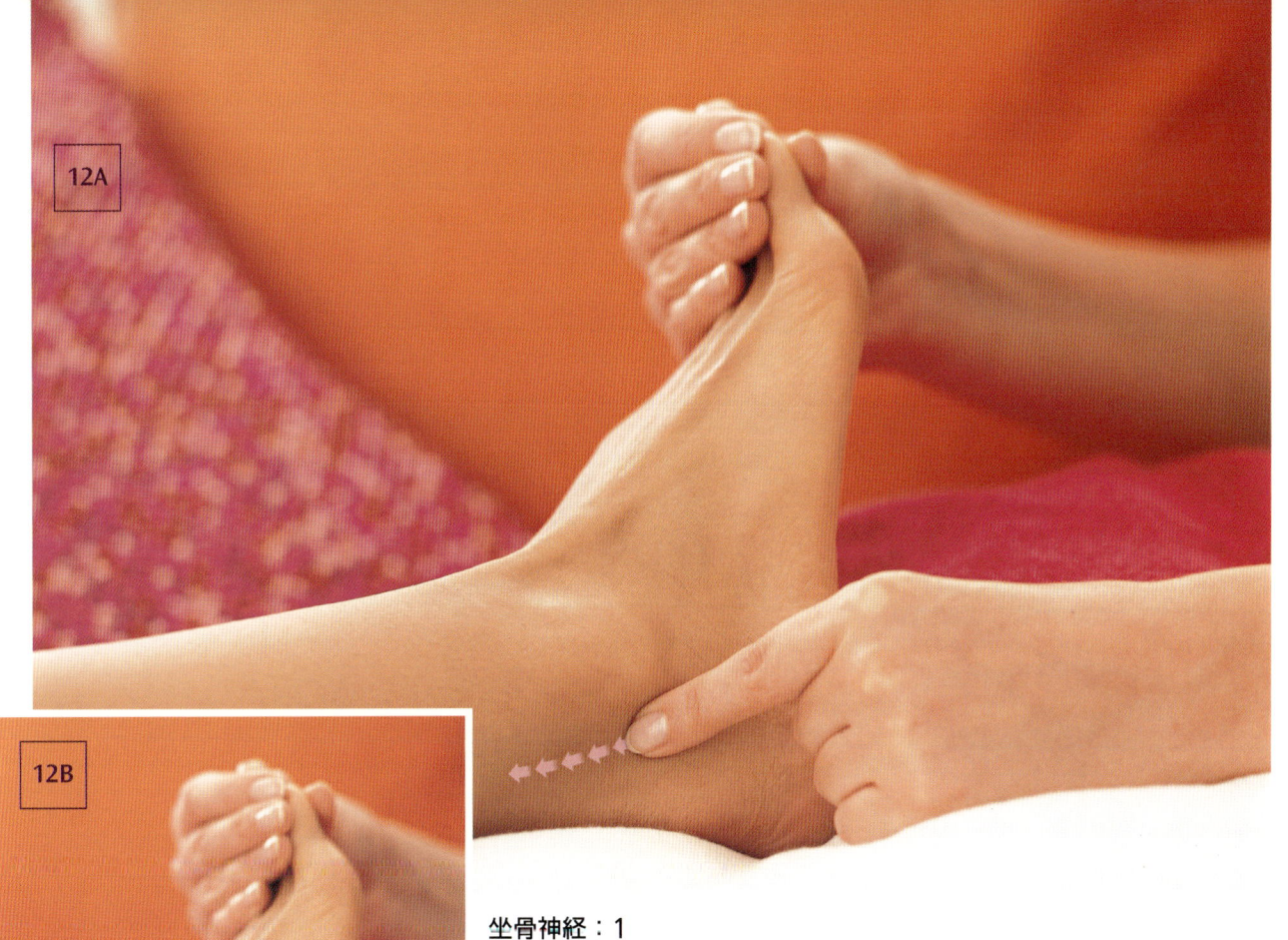

12B

坐骨神経：1

坐骨神経痛にはまず、右足を右手で支えます。左手の人差し指をくるぶしのすぐ後ろにあてます。そこから約4cm上向きにクリーピングを行います（12A、12B）。手をかえて左足にも行います。

坐骨神経：2

坐骨神経のふたつめの反射点は足の裏側の骨盤ライン（18頁参照）とかかとの先の中間くらいにあります。坐骨神経のトリートメントは、親指でこの反射区にそって、足の内側から外側に、2、3回クリーピングを行います（13）。手をかえて左足にも行います。

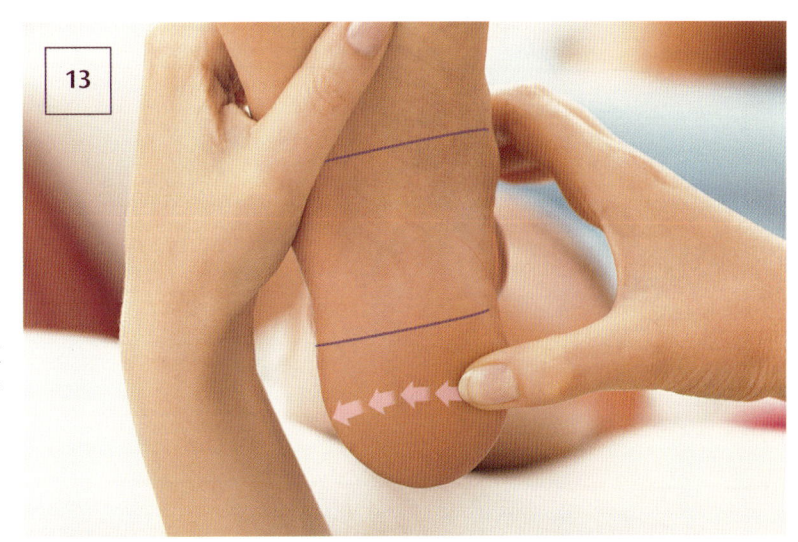

13

14A

14B

14C

胸郭

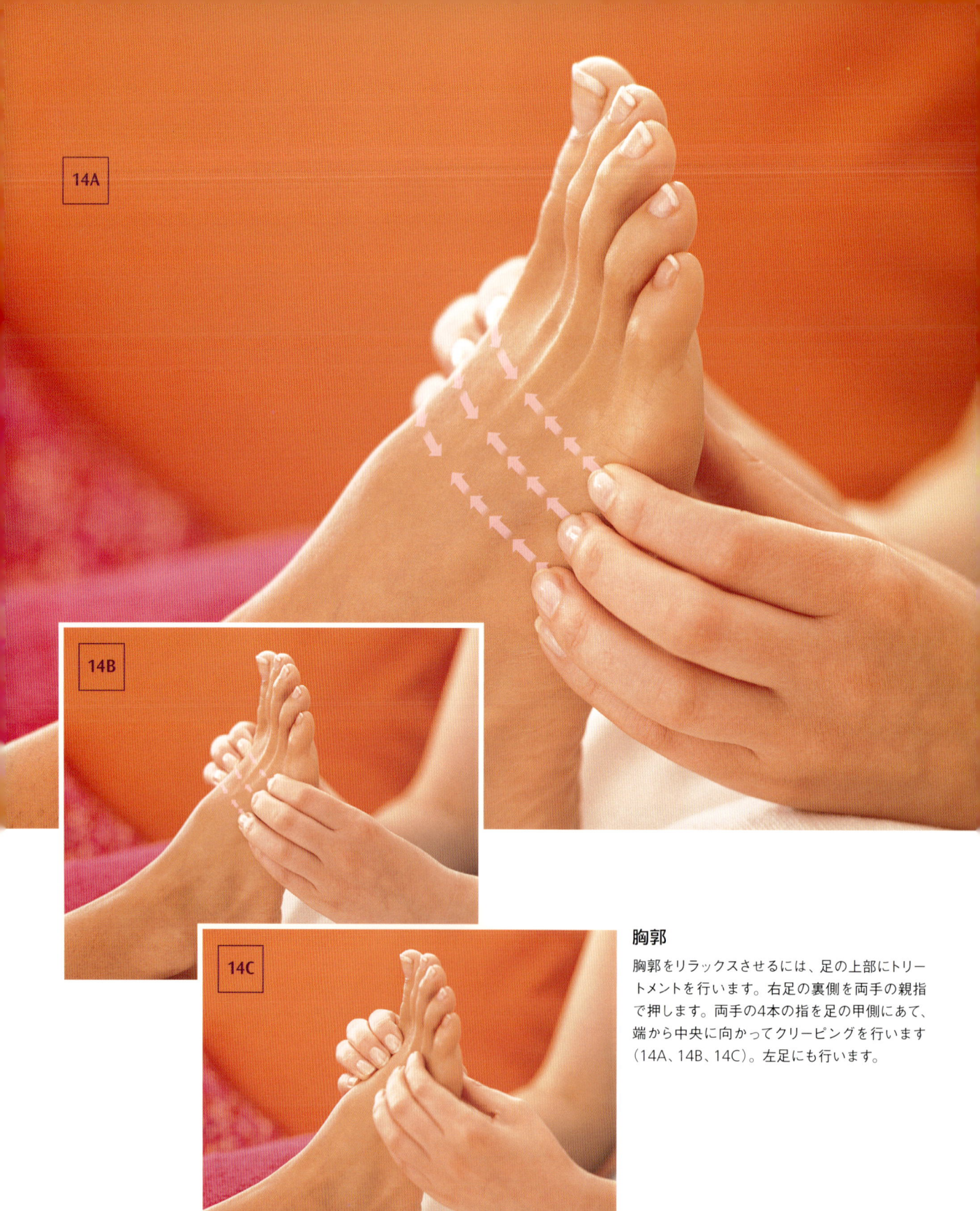

胸郭をリラックスさせるには、足の上部にトリートメントを行います。右足の裏側を両手の親指で押します。両手の4本の指を足の甲側にあて、端から中央に向かってクリーピングを行います（14A、14B、14C）。左足にも行います。

腰・背中の痛みのセルフトリートメント

手にも足と同じように反射点がありますが、手は足よりも小さいために個々の反射点の特定が容易ではありません。しかし手であれば、いつでもどこでも自分でできるため、ぜひ背骨に効くトリートメントを覚えましょう。

手を小さなクッションか枕の上にのせます。別の手の親指を写真のように手の下側にあて、親指の外側まで、脊椎の反射区にクリーピングを行います（1、2、3）。手をかえて反対の手にも行います。

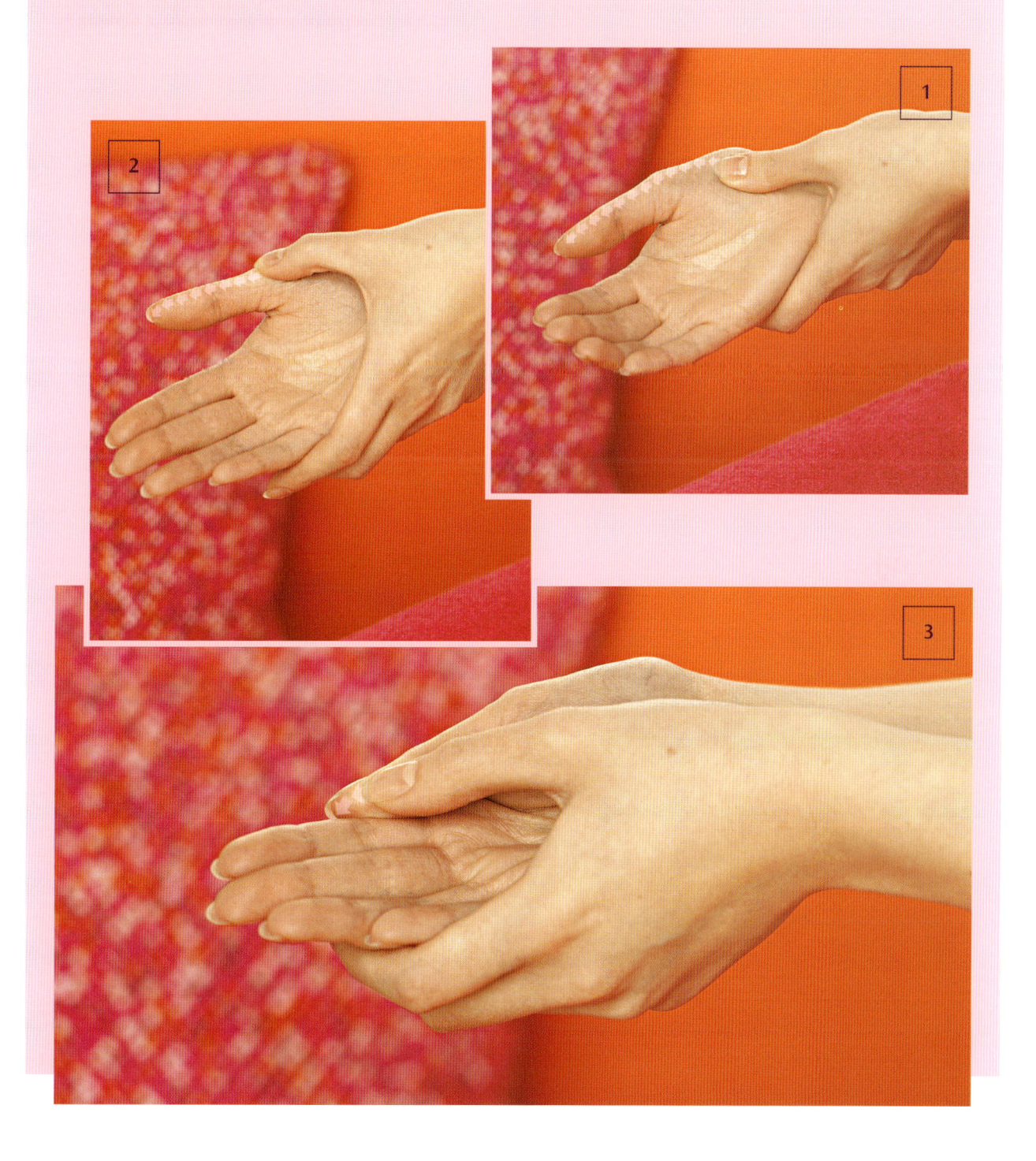

Useful addresses

If you'd like more information about reflexology or reflexology training, please contact the author:

Ann Gillanders
BSR (British School of Reflexology)
92 Sheering Road
Old Harlow
Essex CM17 0JW

Tel: 01279 429060
Fax: 01279 445234
Email: ann@footreflexology.com
Website: www.footreflexology.com

You may also like to contact the charity BackCare for more information about dealing with back pain.

BackCare
The Charity for Healthier Backs
16 Elmtree Road
Teddington
Middlesex TW11 8ST

Tel: 020 8977 5474
Fax: 020 8943 5318
Email: website@backcare.org.uk
Website: www.backcare.org.uk

If you'd like to know more about healthy eating or about other therapies that may be helpful for back pain, contact the organizations below.

AROMATHERAPY

Aromatherapy Organisations Council
PO Box 6522
Desborough
Kettering
Northants NN14 2YX

Tel/Fax: 0870 7743477
Email: info@aromatherapy-regulation.org.uk
Website: www.aromatherapy-regulation.org.uk

HEALTHY EATHING

Institute for Optimum Nutrition
13 Blades Court
Deodar Road
London SW15 2NU

Tel: 020 8877 9993
Fax: 020 8877 9980
Email: reception@ion.ac.uk
Website: www.ion.ac.uk

HOMEOPATHY

The Society of Homeopaths
11 Brookfield
Duncan Close
Moulton Park
Northampton NN3 6WL

Tel: 0845 450 6611
Fax: 0845 450 6622

Email info@homeopathy-soh.org
Website: www.homeopathy-soh.com

NATUROPATHY

General Council and Register of Naturopaths
Goswell House
2 Goswell Road
Street
Somerset BA16 0JG

Tel: 08707 456984
Fax: 08707 456985

Email: admin@naturopathy.org.uk
Website: www.naturopathy.org.uk/

OSTEOPATHY

General Osteopathic Council
176 Tower Bridge Road
London SE1 3LU

Tel: 020 7357 6655
Fax: 020 7357 0011
Email: info@osteopathy.org.uk
Website: www.osteopathy.org.uk

索引

太字は主要な見出しのあるページです。

あ

アームウォーキング　88
アイスパック　14, **82**, 86, 95
亜鉛　13
足　12, 33
足首　14
　の腫れをしずめる　36
足首をほぐす　33
足の内側　18, **26-27**
足の裏側　18, **22-24**
足のガイドライン　**18**
足の甲側　18, **24-25**
足の外側　18, **28-29**
足の地図（フットチャート）　18, **22-29**
足のフル・トリートメント　**30**
　仕上げのリラックスマッサージ　66-67
　全身のためのトリートメント　40-65
　手順　30
　リラクゼーション・エクササイズ　30-39
足をこねる　38
頭
　動き　68, 71
　（首を）まわす　70, 75
アルコール　16
アンダーグリップ　**21**, 37
胃　64, 65
癒しに必要なもの　8
インガム, ユーニス　8
ウエストライン　**18**
ウォームアップ　12
動かせない　10
うずき　82, 84

腕　82-87
　のエクササイズ　88-89
運転　15, 16
運動とカルシウムの吸収　14
エクササイズ　14
　ウォームアップ　12
　腕　88, 89
　肩　88, 89
　首　75
　腰　101
　上背　80, 81
　肋骨／胸郭　80, 81
S字結腸　65
エストロゲン　10, 85
エネルギーゾーン　**10**
エネルギーを与える反射点　34
エプソム塩入浴　14
炎症　12, 82, 94
塩分　14, 84, 85
オーバーグリップ　**21**, 36
横隔膜のリラックス　30
横隔膜ライン　**18**

か

回盲弁　60
顔　50
顔の痛み　70, 74
下肢帯　10
下垂体　41
肩　54, 55, 82-87
　エクササイズ　88, 89
　慢性の痛み　116, 117
肩の回転　89
肩ライン　**18**
滑液包炎　102, 104

滑膜　12, 82
カモミールティー　14
カルシウム　11, 14, 16, **17**
　と骨粗鬆症　106, 107
加齢・高齢　8, 13, 94
関節　11, **12**, 13, 82, 90, 92
　球関節　82
　蝶番関節　102
　椎間関節　71
関節炎（症）　12, 90, **115**
　足　33
　首　72
　ひざ　104, 105
肝臓　59
喫煙　16, 90
基本テクニック　**18-21**
胸郭　10, 76, **79**
　エクササイズ　80
　のリラックス　**39**, 120
強直性脊椎炎　108-110
胸椎　11, 76
胸部　40
拒食症　14
緊張　68
筋肉　10, 11, **12**
　首　68, 70
　腰・下背　92, 93, 94
肉離れ　12
肋間筋　76
靴　15
首　12, 43, 48, 49, **70-73**, 114, 115
　痛みの原因　68
　エクササイズ　75
　緊張　68, 70
　損傷／症状　72
　慢性の痛み　48, 114, 115
首のこり　68, 71, 115
首をまわす　**49**, 74

クリーピング 18, **19**
頸椎 11, **68**, 72
腱 12, 105
肩甲骨 76
コーヒー 16
甲状腺 43
高齢 8, 13, 94
呼吸と肋骨の痛み 76
　　エクササイズ 80, 81
腰・下背 **90-101**
腰を曲げる 14, 16
骨格 10-11
骨粗鬆症 10, 78, 90, **106-108**
骨軟化症 108
骨盤 10, 45, 57, **93**, 98, 109
骨盤ライン 18
骨密度 13, **17**
子供のポーズ 101
こわばり 10
コンピュータ
　　首の痛み 68
　　手根管症候群 84, 85
　　座る姿勢 15
五十肩 **82**, 84, 88
ゴルフひじ 105

さ

左右のリラックス 32
酸を作る食品 17
坐骨神経 14, **93**, 94, 95
坐骨神経：1 58, 99, 119
坐骨神経：2 58, 100, 119
坐骨神経痛 10, **14**, 90, **93-95**
　　慢性 119
　　　参照→「坐骨神経：1」「坐骨神経：2」

シェイエルマン病 13
子宮 62
視床下部 41
姿勢 **15**, 110
手根管症候群 **84-87**
松果体 41
食事 13, **17**
食物アレルギー 13
神経系 8
神経根 11
神経痛 72, 74
心臓 64
身体的負担とストレス 12
身長と背中の状態 10
　　低くなる 11
自分で牽引
　　首の痛み 75
　　上背 80
上肢帯 10
上背 **76-81**
女中ひざ 104
靭帯 12, 68, 70
靭帯ライン 18
水泳（平泳ぎ） 71
膵臓 64, 65
水分摂取と関節 92
ステロイド 106
スパイナルフリクション 18, **20**, 34
スポーツ
　　ウォームアップ 12
　　損傷 10, 76
座る 15
頭蓋 10, 70
精管 63
精巣 63
脊髄 11
脊柱後弯症 78
脊柱前弯症 78

脊柱側弯症 76
脊椎 10, **11**, 13, 20
　　カーブ 11, 76
　　脊椎の刺激点 100
脊椎（上向き） 94, 95, 110, 111
脊椎（下向き） 52, 53, 86, 87, 96, 97, 112, 113
脊椎のトリートメント 46, 47, 108, 110
脊椎の反射区（手） 121
脊椎の反射点 34
背中
　　参照→「腰・下背」「上背」
　　健康に保つ **15-17**
　　子供の背中 13
背中の痛み 10
　　種類と原因 **12-14**
　　セルフトリートメント 121
　　を和らげるヒント **14**
冷やさない 16
曲がる 78
セレン 13
仙骨　参照→「仙椎」
仙腸関節 11, 110
仙椎 11, 90, 93
前立腺 62

た

ターメリック 86
体液貯留 84
退行変性の病気 13, 68
体重 16, 90
帯状疱疹 72
立つ 15
炭酸飲料 106
第一頸椎 68

第二頸椎　68
中枢神経系の反射点　34
中足骨をもむ　34
腸　60-61
直腸　65
椎間板　**11**
　ずれ　11, 111
　損傷　11
　退化・退行変性　11, 68
　トラブル　94, 111-112
　ヘルニア　68, 90, 94, 111, 112
椎骨　**11**
　参照→各種椎骨
手　10, 82　参照→「手根管症候群」
手首　12, 82, 87
　参照→「手根管症候群」
テニスひじ　105
手の反射点／セルフトリートメント
　121
臀部　13, 14, 45, 57, **93**, 98, 109
糖分　17

な

軟骨　11, **90**, **92**, 102
軟骨軟化症　102
妊娠
　坐骨神経痛　94, 95
　手根管症候群　85
　脊柱前弯症　78
猫のポーズ　101
寝ちがえ　71
寝て休む　95, 112
喉　41
歯　51

は

肺　40
歯痛　51
鼻　41
反射区
　腕　82
　肩　82
　首　68
　腰・下背　90
　上背（胸椎）　76
　背骨　106
　手　82
　臀部　106
　ひざ　102
　ひじ　102
反射点　**8**
反射点（部位別）
　胃　64, 65
　S字結腸　65
　回盲弁　60
　顔　50
　下垂体　41
　肩　54, 55, 84, 85
　肩（慢性的な痛み）　116, 117
　肝臓　59
　胸部　40
　首　48, 49, 114, 115
　骨盤　45, 57, 109
　甲状腺　43
　坐骨神経　58, 98, 119
　子宮　62
　視床下部　41
　松果体　41
　心臓　64
　膵臓　64, 65
　精管　63

精巣　63
脊椎　46, 47
脊椎（上向き）　94, 95, 110, 111
脊椎（下向き）　52, 53, 86, 87, 96, 97, 112, 113
前立腺　62
直腸　65
手首　87
臀部　45, 57, 109
喉　41
歯　51
肺　40
鼻　41
ひざ　56, 104, 118
ひじ　56, 104, 118
尾骨　44, 92, 108
副鼻腔　41
膀胱　61
耳　42
目　42
卵管　63
卵巣　63
右足から左足へ　18
反復運動過多損傷　84
ひざ　13, 56, **102-105**, 118
　シンプル・トリートメント　105
　損傷／症状　104-105
　慢性的な痛み　118
ひじ　56, 102, 104, **105**, 118
　慢性的な痛み　118
ひまし油の湿布　105
尾骨　11, 44, 90, 92, 108
ビタミン
　B12　17
　B6の不足　86
　C　11, 13
　D　11, 108
　E　11, 13

とミネラルのサプリメント　17
ピリドキシン（ビタミンB6）　17
副鼻腔　41
婦人科系のトラブル　14
腹筋　92
フッキングアウト　18, **21**
変形性関節症　12, **13**, 68, 78
　　ひざ関節　104, 105
ベリー類　17
骨　**10-11**, 12, 17
膀胱　61

や

柔らかい骨　108
葉酸　17
腰椎　14, 90, **93**
腰椎（骨）　11, 76, 78, 93
腰痛　10, 90

ま

枕　70
マグネシウム　17
マッサージ　66-67
まわす
　　アンダーグリップ　37
　　オーバーグリップ　36
慢性的な背中・腰の症状　**106-121**
ミネラル　10, 17
耳　42, 70
むち打ち　10, 68, 71, **115**
胸を張って歩く　15
目　42
免疫機能　12
持ち上げ方　14, **16**

ら

卵管　63
卵巣　63
リウマチ性関節症　**12-13**, 68
リフレクソロジー　**8**, 10
　　お互いに行う　18
　　　　参照→「足のフル・トリートメント」
　　基本のテクニック　**18-21**
　　力の入れ具合　18
レタスの葉　14
ローテーティング　18, **20**
肋骨　76

産調出版の関連書籍

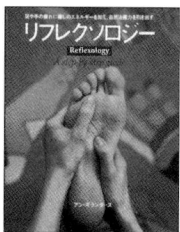

足と手の リフレクソロジー
手足の反射点を圧して自然治癒力を引き出す。
アン・ギランダース 著
日本のリフレクソロジーブームの火付け役となったガイドブック。さまざまな病気を治療する際に役立つ反射点を詳しく紹介。
本体価格2,820円

ハンドリフレクソロジー
体のヒーリングシステムを高める
健康促進トリートメント
マイケル&ルイーズ・キート 著
どんな場所でも誰にでも簡単に10〜15分で出来るやさしいエクササイズを紹介。体のシステムバランスを整えて心の健康を増進しよくある軽い不調や病気のトリートメントがわかる。
本体価格2,200円

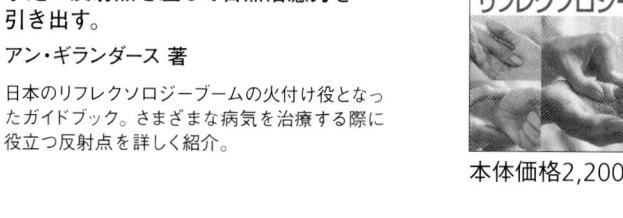

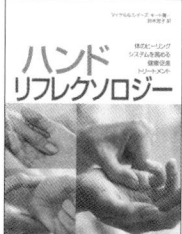

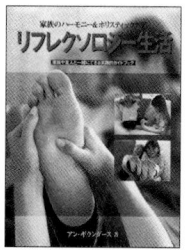

リフレクソロジー生活
家族や友人と一緒にできる
実践的ガイドブック
アン・ギランダース 著
赤ちゃんからおじいちゃま、おばあちゃままでをケア。リフレクソロジーを日常生活にとり入れることで、家族の健康を守り、明るい家庭をつくるためのセルフヘルプマニュアル。
本体価格2,800円

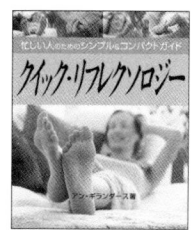

クイック・リフレクソロジー
忙しい人のための
シンプル&コンパクトガイド
アン・ギランダース 著
いつでも、どこでも、リフレクソロジーの癒しの力で、身体と心のバランスを整え、さまざまなストレスや病気を乗り切るためのユニークで実践的なマニュアルを紹介。
本体価格1,600円

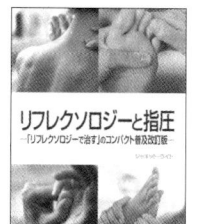

リフレクソロジーと指圧
「リフレクソロジーで治す」の
コンパクト普及改訂版
ジャネット・ライト 著
リフレクソロジーと指圧はツボの科学に由来するもので、従来の方法を補完する実践的なセラピーとして人気がある。
本体価格1,600円

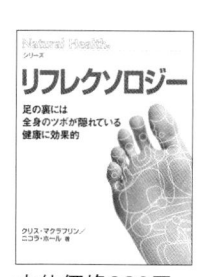

ナチュラルヘルスミニ本シリーズ
リフレクソロジー
足の裏には全身のツボが隠れている
クリス・マクラフリン／ニコラ・ホール 共著
理論と実践を組み合わせたユニークな見地からリフレクソロジーについて平易な言葉で解き明かし日々の生活に取り入れていく方法を解説。文庫本サイズ、オールカラービジュアル版。
本体価格980円

REFLEXOLOGY for Back Pain
背中の痛みをとるリフレクソロジー療法

発　　　行	2005年9月20日
本体価格	2,600円
発 行 者	平野　陽三
発 行 所	産調出版株式会社
	〒169-0074 東京都新宿区北新宿3-14-8
	TEL.03(3363)9221　FAX.03(3366)3503
	http://www.gaiajapan.co.jp

著　者：アン・ギランダース(Ann Gillanders)
世界的に著名なリフレクソロジスト。30年にわたって治療とセラピストの育成に携わってきた。イギリスのみならず、日本、香港、フランス、スイスなどにリフレクソロジーの学校を設立し、普及に貢献している。他の著書に『足と手のリフレクソロジー』『リフレクソロジー生活』(産調出版)など。

翻 訳 者：藤本　知代子（ふじもと ちよこ）
大阪市立大学文学部卒業。訳書に『ピラーティス』『アーユルヴェーダ式ヘッドマッサージ』『もうこわくない腰痛』(産調出版)など。

Copyright SUNCHOH SHUPPAN INC. JAPAN2005
ISBN 4-88282-440-X C0077
Printed and bound in China

フル・トリートメント早見表

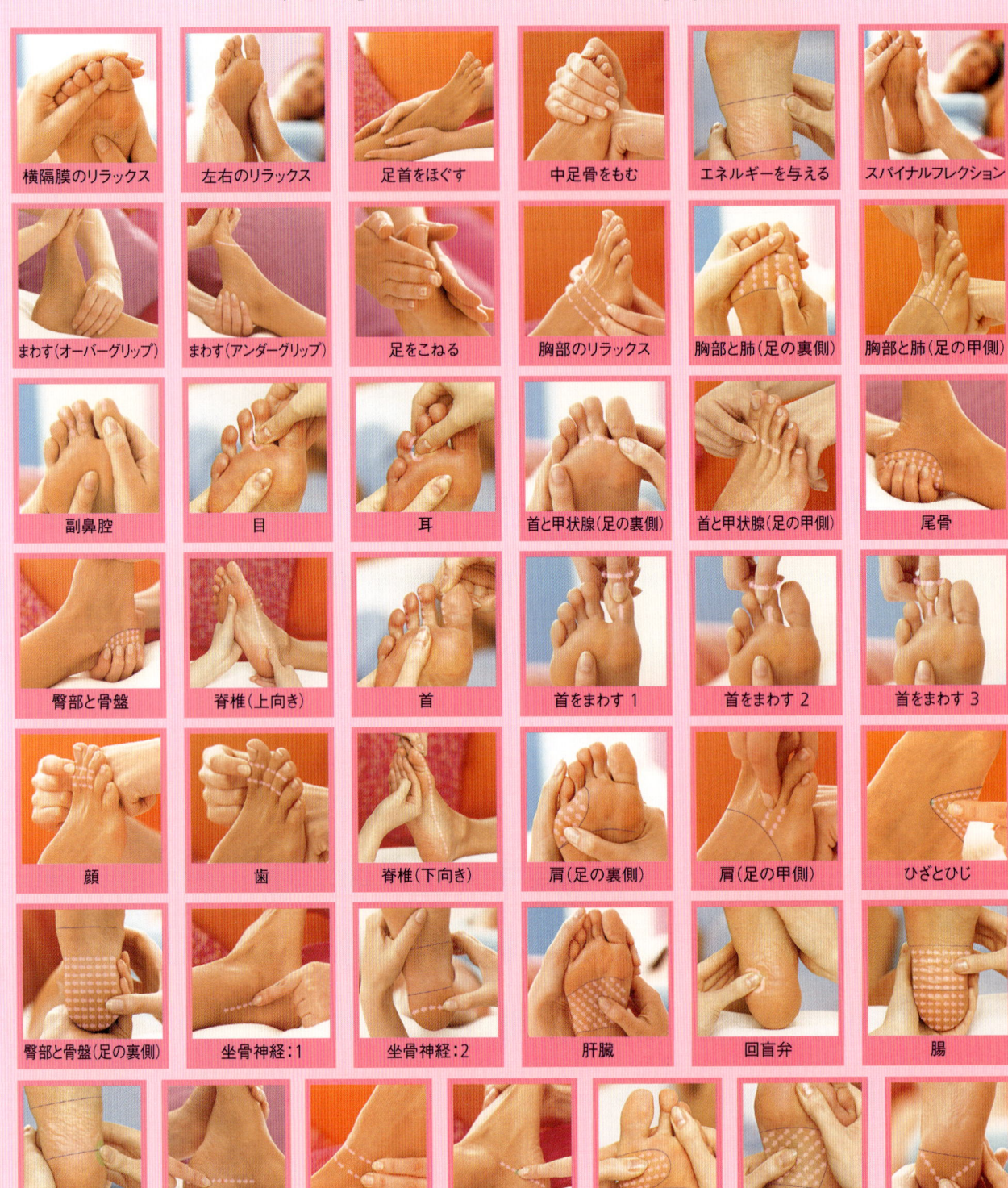

横隔膜のリラックス	左右のリラックス	足首をほぐす	中足骨をもむ	エネルギーを与える	スパイナルフレクション
まわす(オーバーグリップ)	まわす(アンダーグリップ)	足をこねる	胸部のリラックス	胸部と肺(足の裏側)	胸部と肺(足の甲側)
副鼻腔	目	耳	首と甲状腺(足の裏側)	首と甲状腺(足の甲側)	尾骨
臀部と骨盤	脊椎(上向き)	首	首をまわす1	首をまわす2	首をまわす3
顔	歯	脊椎(下向き)	肩(足の裏側)	肩(足の甲側)	ひざとひじ
臀部と骨盤(足の裏側)	坐骨神経:1	坐骨神経:2	肝臓	回盲弁	腸
膀胱	子宮/前立腺	卵管/精管	卵巣/精巣	心臓	胃と膵臓	S状結腸と直腸